口腔修复的磁附着固位技术

THE MAGNETIC ATTACHMENT RETENTIVE TECHNIQUE FOR PROSTHODONTICS

赵铱民 著

世界图书出版公司

西安 北京 广州 上海

图书在版编目(CIP)数据

口腔修复的磁附着固位技术/赵铱民著. —西安:世界图书出版西安公司,2009.12
ISBN 978 - 7 - 5100 - 1425 - 3

Ⅰ.口... Ⅱ.赵... Ⅲ.口腔科材料:磁性材料—研究
Ⅳ.R783.1
中国版本图书馆 CIP 数据核字(2009)第 222055 号

口腔修复的磁附着固位技术

主　　编　赵铱民
责任编辑　樊　鑫

出版发行　世界图书出版西安公司
地　　址　西安市北大街85号
邮　　编　710003
电　　话　029 - 87214941　87233647(市场营销部)
　　　　　87235105(总编室)
传　　真　029 - 87279675
经　　销　全国各地新华书店
印　　刷　陕西金和印务有限公司
开　　本　889 ×1194　1/16
印　　张　15
字　　数　280 千字

版　　次　2010 年 1 月第 1 版
印　　次　2010 年 1 月第 1 次印刷
书　　号　ISBN 978 - 7 - 5100 - 1425 - 3
定　　价　182.00 元

作者简介

赵铱民，少将，教授，主任医师，第四军医大学口腔医学院院长，第十一届全国政协委员，世界军事齿科大会主席，国际颌面缺损修复学会理事，中华口腔医学会副会长，中华医学会理事，国务院学位委员会学科评议组委员，中华口腔医学会医院管理专业委员会主任委员，全军口腔医学会主任委员，陕西省口腔医学会会长，中华口腔医学会修复学专业委员会副主任委员，总后科技银星，《实用口腔医学杂志》主编，《中华口腔医学杂志》、《Journal of Chinese Dental Research》、《华西口腔医学杂志》、《上海口腔医学杂志》、《中国口腔医学年鉴》等杂志副主编，日本大阪齿科大学名誉教授，美国加州大学洛杉矶分校牙科学院客座教授。1983 年毕业于第四军医大学口腔医学系，1991 年于同校获医学博士学位。先后留学日本、美国，长期从事口腔颌面修复体的固位和颌面战创伤缺损的仿真修复、功能重建的研究。创造了 7 种临床修复新技术，获国家科技进步二等奖 2 项、军队科技进步一等奖 1 项、军队科技进步二等奖 2 项、陕西省科技进步二等奖 1 项，2006 年获军队"十五"重大科技贡献奖，获国家实用新型专利 3 项；主持国家自然科学基金重点项目，"十一五"科技支撑计划项目等多项国家军队重点课题。发表论文 126 篇，被 SCI 收录 20 篇；独著有《颌面赝复学》等系列专著三部，培养博士研究生 25 名、硕士研究生 23 名。

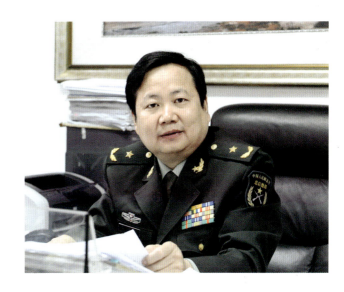

序（一）

当代科学技术发展的一个重要趋势是多学科知识的交叉和融合，这种交叉和融合形成了一大批边缘学科，产生了一些新知识、新技术、新材料，它们的出现，推动着社会的不断进步。磁附着固位技术就是将磁学、材料学、生物磁学、生物力学与口腔修复学结合而产生的，它的出现促进了口腔修复学的发展。

磁附着固位技术从最初的探索到形成成熟的技术已走过了七十多年的路，经过几代人不懈的努力，终于使这一设想变成了现实，使磁力能作为固位力为广大口腔及颌面缺损患者服务。作为第三代附着体，磁性附着体有着固位可靠、体积小巧、不传递侧向力、利于基牙健康、操作技术简单、应用范围广泛等等多种优点。这些优点使得它在修复体的固位中发挥着特殊的作用。今天，磁附着固位技术已经成为口腔颌面修复体固位的重要手段，被用于各种口腔颌面修复体，使修复体获得良好的固位与稳定，特别是可被用于解决许多常用固位方法难以解决的修复体固位问题，已为越来越多的口腔修复医生所接受和喜爱。本书是我国第一本系统介绍磁附着固位技术理论与实践的专著。

作者赵铱民教授是我国最早、最深入研究磁附着技术的学者，也是这一领域的国际知名学者。在二十余年的研究工作中，他在磁性材料、磁性附着体设计、磁学的生物效应、磁附着固位修复体的生物力学、磁附着体固位技术的临床应用技术等方面进行了深入的研究，完成了两千余例磁性附着体的应用病例，积累了丰富的临床经验，形成了一系列新的知识，为磁附着固位技术的发展和普及做出了贡献。这本书将他二十年来在此领域中的思考、研究、技术、经验集于一体与大家分享，相信读者们能够从中得到自己需要的东西。一个学者能在一个领域中进行二十年的坚守，持之以恒地向一个既定目标努力，特别是能耐受寂寞，对这一技术进行长期的观察和评价，将真正成熟的知识和经验献给大家，是难能可贵的。作者在写作中曾四易其稿，历时近十年，应该倡导这样严谨的学风。

作者赵铱民教授从临床发现问题到解决问题，在长达二十年的研究过程中，向我们展示了大学高等院校的口腔科技工作者一条重要研究方向：大学教授不仅仅通过科研生产新知识、新概念、新理论那种传统的以发表论文为终极目标，而是去和企业生产厂家结合走科研开发的道路，把科学研究与应用直接联系起来，在生产知识的同时还生产财富。在建设创新型国家的艰难征途中，这将是更为重要的一条研究方向。

期望这本书带给大家更多的收益与启迪，希望中国的口腔修复学不断发展。

2009年5月

序（二）

　　良好的固位是口腔及颌面修复体实现功能的基础，解决好修复体的固位是修复医师首先关注的问题。磁附着固位技术是近年间出现的新的固位方式，它以固位可靠、体积小巧、使用方便，不传递侧向力而利于基牙健康，应用技术简单便捷，用途广泛等优点成为口腔颌面修复体固位的重要手段，并为越来越多的修复医师所接受。本书是我国首部介绍磁附着固位技术的专著。

　　作者赵铱民教授从研究生起便潜心研究颌面赝复技术，在临床工作中，他认识到赝复体固位效果差是颌面赝复中必需解决的首要问题，便决心攻克这一难题。在查阅文献中，他发现应用磁体引力解决颌面赝复体的固位是一个很有希望的思路。这样，他将探索的目光投向了磁附着这一在当时尚鲜有人知的新领域。经过多年的潜心研究和反复实践，他和他的团队终于成功研制出四种具有自主知识产权的磁性附着体，完成了大量的应用基础研究，并形成了一系列临床应用技术，使得这一技术得以普及，不仅在学术上走到了国际的前列，而且实实在在地改善了多种口腔颌面修复体的固位，解除了许多口腔颌面部缺损畸形患者的痛苦。记得十多年前，一位在战场上失去全部牙齿及双侧上颌骨的英模，面部畸形，咀嚼功能丧失，完全靠流食度日，健康质量极为低下，戴上赵教授为他制作的磁附着颌面赝复体后，激动地流着眼泪说："我吃了二十多年的流食，今天我终于又能像正常人一样的吃饭了。"现场的情景十分感人。为患者解除了痛苦正是对医生的最大奖赏和鼓励，也是对一项科研成果的最大肯定。

　　赵铱民教授并没有满足于已有成就，为了回答磁附着固位技术中的未知问题和建立磁附着技术的知识体系，他在磁性材料、磁学的生物效应、生物力学、种植磁附着体等多个方面进行了深入研究，积累了丰富的经验，形成了一系列新的知识。赵铱民教授是国际上在该领域中研究最为深入，也最具影响力和话语权的学者之一。此外，他将磁附着技术、种植磁附着技术用于颌面缺损的赝复治疗，创造了多种颌面缺损修复的新方法，研制出系列颌面赝复材料，创造了颌面部缺损的智能化设计及快速制作技术，使我国的颌面缺损赝复实现了跨越式发展，达到了国际领先水平，受到了国际同行的高度评价。

　　赵铱民教授受过良好的家庭教育，文化知识扎实，有良好的人文素养，通今博古，通晓诗词书画。他不仅学识渊博，勤奋努力，而且为人谦逊正直，善于团结同事，能充分调动团队成员的积极性。这些背景和优点使他逐步成长为一名优秀的学者和学术界的领导者。作为他的老师和同事，我是他成长的见证人，我为他和这一代人的成长感到欣慰。

　　本书是作者继《颌面赝复学》之后的又一力作，是他在大量的行政和医疗、教学、科研工作中挤时间完成的，作者将自己二十年来的研究成果和临床经验进行了系统的分析，整理成书，近三十万字的文稿、四百余幅照片皆亲手为之，的确难能可贵。此书的出版为口腔修复学的大花园中又增添了一朵艳丽的花朵，相信不仅可以帮助专业人员提高对磁附着技术的认识，而且为临床选择合理的治疗方案提供了理论和实践依据。

（签名）

2009.11.8

前言

Preface

  磁附着固位技术是近年间口腔修复学领域出现的一种新的固位技术。磁性附着体是继简单附着体、精密附着体后的第三代附着体。磁附着固位技术具有应用简单，使用方便，不传递侧向力等多项优点，一经问世便得到了修复医生和广大患者的欢迎。这项技术目前已在全世界得到了广泛的应用，成为修复医生改善修复体固位的有效措施，也成为口腔修复学发展的研究方向之一。这是一门年轻的技术，因为他的时间还不长，人们对他的应用技术、应用经验、应用规律还缺乏更多的了解。因为新，还有许多新的问题没有得到解决，这就需要进一步通过实践和探索来回答这些问题。这本书就是作者二十多年来关于磁附着固位技术的研究思考，它囊括了国内外关于磁附着固位技术的研究经验，特别是作者及其团队在这一领域中多年的精心研究。它包括了：磁性附着体、磁性材料的研制，磁性附着体的设计和测试，磁体的生物磁学效应，磁性附着体的生物力学效应，磁性附着体的固位特性，磁性附着体对咀嚼效能的影响及磁性附着体在不同修复体中的不同应用经验，种植磁附着体以及对磁性附着体仍存在的问题的思考。将这些研究成果和临床经验总结出来奉献给广大读者朋友，奉献给中国的修复医生们是一件有益的事情。大家能够从这些研究和经验总结中获益，提升对磁附着固位技术的认知程度，帮助我们提高对磁性附着体的应用水平。

  本书共11章，第1至第5章为磁性附着体的基本知识，第6章为磁性附着体应用的基本方法和技术，第7章至第10章为磁性附着体在各种修复体中的应用，第11章是对磁性附着体存在问题的思考。全书收入插图400余幅，收入作者完成的各种彩色图片400余幅，可以帮助修复医师直观地了解磁性附着体研究应用的主要技术环节，更快地掌握这些技术。我愿意通过这本书与同行们做更多的交流，一起来总结磁性附着体的应用经验，一起来探讨磁性附着体存在的问题，使更多的人能掌握磁性附着体的应用技术，对这种新的修复固位方式有更多的了解、更多的探索，进一步提升它的应用水平。限于作者的经验和水平，作者对磁性附着体的认识仍然比较浅薄，对不少问题也只是提出了初步的探索，诚挚希望读者们在读过这本书后，能对其中的谬误给予指正，也更希望越来越多的人参与磁性附着体的研究和探讨，让磁性附着体这朵新花在修复研究领域中开放得更加鲜艳。

目　录

第五章 磁性附着体的固位特性

第六章 磁性附着体的应用方式及技术

第九章　种植磁附着体

第十章　磁性附着体在颌面缺损修复中的应用

第十一章　磁性附着体应用中的相关问题

第一章 磁附着固位技术的概况

Survey of magnetic attachment retentive technique

良好的固位是口腔及颌面修复体成功的基础，应用附着体技术改善修复体的固位是口腔修复学的重要发展趋势。磁性附着体（Magnetic Attachment，MA）是利用磁性材料的磁力将修复体吸附到基牙或种植体上，使修复体获得固位和稳定的一种装置。它由一个装置在患者口内余留牙根或种植体上的衔铁和一个设置在修复体基板上的闭路磁体两部分组成，利用二者间的磁吸引力使修复体牢固地保持在患者的缺损区上。磁性附着体具有其他机械性附着体不具备的突出优点，如稳定而持久的固位力、简便易行的操作、广泛的应用范围等。而其最突出的特点是磁性附着体在修复体取戴或行使功能时，能使修复体所受到的应力中断，从而使基牙或种植体所受的侧向力和损伤力减小，有利于基牙及种植体骨界面的健康。因而磁性附着体被认为是继简单附着体、精密附着体之后的第三代附着体，也被认为是最具发展前景的附着体，可能成为新世纪口腔修复体固位的主导技术之一。本世纪初，日本学者进一步提出了"磁性修复学"（Magnoprosthetics）的概念，对此，学术界虽未形成一致的意见，但也足以体现此技术在口腔修复学发展中的地位。

第一节 磁附着固位技术的发展沿革

The development of magnetic attachment retentive technique

利用磁性辅助义齿固位的尝试可以追溯到二十世纪三十年代，先后有多位修复医生提出了采用磁力来增加义齿固位力的设想。

1953 年，Freedman 首先将四只马蹄形磁铁分成同极相对的两组分别装置在上、下颌全口义齿磨牙及前磨牙区的基托中，使每组磁体呈同极相对，依靠磁体间的排斥力，使全口义齿保持在上、下颌骨上（图 1-1）。在二十世纪五十至六十年代，毛利、鹳鸟、Winkler 等都先后报道了应用此方法改善义齿固位的病例，遗憾的是这种应用方法有较大的局限性。当时应用的磁体是铁氧体（Ferrite）和铝镍钴（Al-Ni-Co）磁体，其最大磁能积分别为 4 百万高斯和 10 百

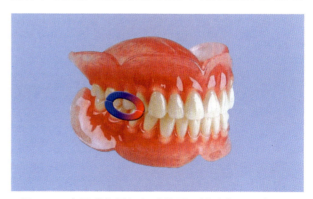

图 1-1 应用磁体同极相斥的原理辅助全口义齿固位

万高斯，因而在特定的，即义齿基板中能够容纳的体积下，磁体并不能为义齿提供足够的固位力，故应用这种义齿的患者在张口初时感觉义齿固位较好，而当张口到一定程度，即上下颌义齿分开有一定距离时，即会感到义齿固位不良，其原因是在此距离下，磁体间的排斥力过小而不足以维持义齿固位。这种方法最终因未能获得良好的临床效果而被废弃，然而它却开辟了应用磁力辅助义齿固位的新思路。

Behrman 等从五十年代起即开始探索将磁体埋植入颌骨中，利用磁体辅助义齿固位的方式。他尝试用白金包裹的永磁体植入狗的下颌骨中，观察组织对磁体及磁场的反应，结果表明埋入的磁体对机体组织未造成有害的影响。在此基础上，他在义齿基板的相应位置上以异极相对的形式设置了另一磁体，依靠两磁体间的磁引力使义齿获得固位（图 1-2）。初始阶段，这种方法取得了良好的效果，两对磁体可使义齿固位力增加 100g-150g，显著地改善了义齿的固位。但随着使用时间的延长，问题便开始暴露出来，在磁引力的作用下，埋入骨内的磁体被逐渐的吸出骨组织，压迫介于两磁体之间粘膜组织，使粘膜组织出现炎症、溃疡，最终磁体被吸出组织。在后来的研究中，Toto，Schmitz 等人也获得了类似的结果。此方法仍未能获得理想的临床效果。

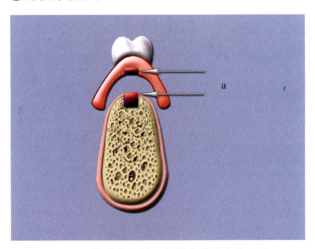

图 1-2　将磁体埋置于颌骨上辅助义齿固位
a. 磁体

这一尝试的意义在于提出了利用保持在颌骨上的磁体与义齿上的磁体间的磁引力帮助义齿固位的思路，这一思路日后成为磁附着固位的基本模式。

在以上经验教训的基础上，二十世纪七十年代后，人们开始尝试利用口内余留的残根、残冠来固定磁体。佐佐木、木内等将不锈钢和合金包裹的钐钴（$SmCo_5$）永磁体，粘接固定在经过根管治疗的余留牙根上，在对应的义齿基板上设置异极相对的永磁体，利用两者间磁引力使义齿固位（图 1-3）。这种方法取得了较满意的结果，使用两对磁体可使义齿的固位力增加 300g 左右，已具有明显的临床应用价值。此方法的不足是其远期应用效果和固位力问题。在余留牙根上设置磁体，需要将余留牙根磨出一个足够大的空间来容纳磁体，牙体组织大量切割后，余留牙体组织会变得很脆弱，在承受一定拾力后，易于折裂而导致修复失败。此外，这种方法应用的是开放磁体，所能为义齿提供的固位力仍有限，并不能完全满足义齿固位的要求。

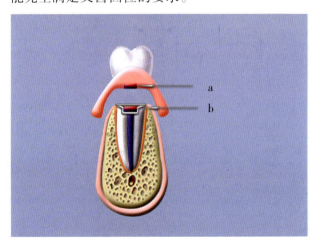

图 1-3　将磁体固定于余留牙根上辅助义齿固位
a 磁体　b 包裹了不锈钢壳的磁体

上述研究都存在着固位力不足、开放磁场等问题。上世纪七十年代末，随着人类对磁体性质认识的深入，在磁学应用理论上有了突破，从而使磁性附着体的研究进入了一个新的阶段。

闭合磁场理论的引入使磁性附着体技术有了突破。如果将磁体与以导磁材料制作的磁轭

(yoke)、衔铁（keeper）等做成一个组合体，形成一个完整的磁回路，这样不仅大大减小了外磁场，且可充分利用两个磁极，产生更大的附着固位力。基于这一理论，1978年，澳大利亚学者Gillings首先提出了裂极式闭合磁路磁附着体（split pole closed field magnet）设计，即以两只异极相对，间隔一定空隙的小磁体，共同吸附衔铁而形成闭合回路（图1-4），这一设计被认为是磁性附着体研究中的一个重大进展，它可将磁体的外磁场减小到7-20毫特斯拉（mTesla），为开放磁场的1/30-1/20，与地球磁场相近，这就从根本上解除了外磁场对人体的可能影响。同时使磁性附着体的固位力较等体积的开放磁场磁体增加了近一倍，达到400余g。由于闭合磁路设计的显著优越性，使得闭路磁体成为磁性附着体研究的主要形式。

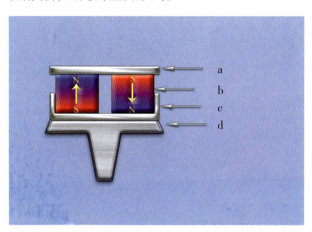

图1-4　裂极式闭合磁路磁性附着体
a 软磁合金磁轭　b 永磁体　c 不锈钢极靴　d 软磁合金衔铁

磁性固位研究的另一重要发展，是以软磁材料（soft magnetic materials）如铁铬钼等耐蚀软磁合金、钯钴镍软磁合金等取代磁体作为衔铁。软磁材料本身并无磁性，但其具有低的矫顽力（coercivity），在强磁场中，可被迅速磁化，成为继发磁体，与磁体共同构成磁回路，一旦脱离磁场，则磁性消失。利用软磁合金材料，可将单纯的永磁体，发展为永磁体与软磁合金组成的磁性附着体。其应用方式也有了很大变化，将软磁合金制作的钉帽状衔铁固定于经根管治

疗的牙根上，在覆盖义齿基板的相应部设置闭路磁体，实现义齿的固位。还可直接采用软磁合金来铸造钉帽状衔铁，或根据需要铸造成任何形状，如赝复体的连接杆等，并可在形态上补偿磁体侧方吸引力弱的缺点。闭合磁路设计和软磁合金应用是磁附着技术发展中的最重要的进展。

1983年日本学者佐川真人等研制出第三代稀土族钕铁硼（Nd-Fe-B）永磁体，其具有创纪录的高磁能积和很强的固有矫顽力（intrinsic coercivity），同等体积的钕铁硼磁体可以比钐钴磁体的磁引力增加一倍以上。这就使得磁体更加小型化，同时获得更大的固位力的设想成为可能。

磁路理论的突破和高性能钕铁硼磁体的出现大大推动了磁性附着体的研究。二十世纪八十年代成为磁性附着体研究最活跃，进展最快的年代。Gillings、田中贵信、赵铱民等先后提出了"三明治"、"极板"式设计，使闭路磁体的固位力达到了500g-950g；蓝稔、水谷纮、石幡伸雄等提出了钢帽式设计，其固位力达到了400g-600g；Jackson等还提出了球面式磁性附着体等设计；本藏义信、田蕾等提出了带有缓冲结构的磁性附着体。在日本、欧美、中国先后有十余种磁性附着体问世。磁性附着体已不再是研究室里的实验品，而已成为修复医师用以改善修复体固位的有效手段。同时关于磁性材料、磁体腐蚀、磁场生物学效应，磁性附着体应用的生物力学效应等研究也日趋深入，回答了磁附着技术应用中的许多疑难问题，从理论上为磁附着技术的推广应用奠定了基础。

近年来磁附着技术的研究集中在磁性附着体的进一步小型化、磁性附着体的防腐蚀、磁性附着体对磁共振图像的影响等方面。新型耐蚀软磁合金材料和激光连续焊接技术的应用，解决了磁性附着体在口腔内的腐蚀——这一长期困扰研究者和修复医生，影响磁性附着体临床应用的问题。可卸式衔铁可以显著减小衔铁对MRI图像的影响，铂-铁（Pt-Fe）薄膜状闭路磁

体的出现，将磁性附着体的体积减小了80%，这一进展使得磁性附着体的应用领域可进一步扩展。目前常用的磁性附着体不仅有较好的耐蚀性而且体积很小（图1-5，图1-6，图1-7）。

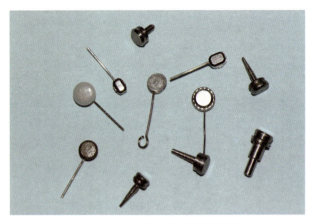

图1-5　目前常用的磁性附着体

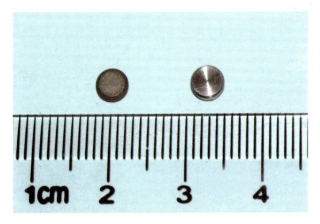

图1-6　磁性附着体直径 3mm-4mm

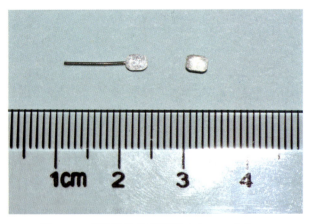

图1-7　磁性附着体截面积 3.8mm × 2.8mm

第二节　磁附着技术的临床应用
The Clinical application of magnetic attachment technique

上世纪七十年代起，磁性附着体便开始作为一种有效的固位方式被应用于全口覆盖义齿。经过几十年的尝试和不断改进，磁性附着体已形成了一系列临床应用技术，目前这一技术已被广泛应用于多种口腔颌面修复体，如全口覆盖义齿、部分覆盖义齿、固定-活动义齿、分部义齿，以及颌面赝复体。由于磁性附着体固位的修复体具有固位可靠、容易取戴、自动复位、应力中断而利于基牙健康、制作技术简单、便于清洁维护等优点，现已为越来越多的修复医生和患者所接受并应用于临床。

一、应用磁性附着体固位的全口覆盖义齿

全口覆盖义齿是磁性附着体应用的最重要领域，约占我国应用磁性附着体修复体总数的80%。应用磁性附着体是解决全口覆盖义齿固位的非常有效和简便的途径，其不仅可使全口覆盖义齿具有良好的固位和稳定，显著提高患者的咀嚼效能，缩短义齿的适应期，还可显著减小义齿基板，使患者更为舒适。全口覆盖义齿今后仍将是磁性附着体应用的最重要领域。

二、应用磁性附着体的可摘部分义齿

可摘部分义齿也是磁性附着体应用的重要领域。其特点是应用形式多样，固位稳定可靠，美观效果好。其主要应用形式有以下6种。

（一）完全由磁性附着体固位的部分覆盖义齿

即在缺牙区的保留牙根上设置 2-3 只衔铁，在义齿基底面设置闭路磁体。义齿完全依靠磁力固位，主要依靠覆盖基牙和粘膜组织支持，也可在相邻的余留牙上设置支托，形成共同支持。这种义齿主要用于缺牙多，有较多可利用

的余留牙根的病例。

（二）磁性附着体与卡环共同固位的部分覆盖义齿

即在一副可摘部分义齿上，既采用磁性附着体，也采用卡环做为固位体。在余留牙上设置粭支托，采用基牙与粘膜共同支持。通常用于缺牙区大，而可用于设置磁性附着体的余留牙根较少的情况。

（三）磁性附着体与其他附着体共同固位的部分义齿

除卡环外，磁性附着体还可与其他机械式附着体，如杵臼式附着体、杆式附着体、套筒冠等结合起来共同实现可摘部分义齿固位。可在不同基牙上设置不同的附着体，还可在套筒冠上再设置磁附着体，形成磁附着-套筒冠。用于解决应用一种附着体所不能解决的部分义齿的固位和稳定问题。

（四）应用冠外磁性附着体的可摘部分义齿

即将磁性附着体的衔铁铸接在基牙冠缺牙侧的邻面，在义齿基板的组织面相应部位设置闭路磁体。义齿依靠磁力固位，并通过衔铁将部分粭力传递到基牙上，亦为基牙与粘膜组织共同支持。设置衔铁的基牙通常应设计为2个单位以上的联冠。义齿上通常需采用导面式栓道增加义齿的稳定性。主要用于缺牙多的单侧或双侧游离端缺失。

（五）应用磁性附着体的过渡性可摘部分义齿

当原有可摘部分义齿的基牙龋坏或折断后，在余留牙根面设置磁附着体，代替原基牙上的卡环，使义齿保持原有的固位和稳定。这种方法通常作为制做新义齿前的过渡义齿。

（六）应用磁性附着体的分部式可摘义齿

在少数后牙非游离端缺失时，若粭龈距较高，牙冠外形倒凹大，可将义齿的粭舌（腭）面及粭支托，铸造成一整体，在其内面设置衔铁，另用塑料制做义齿的颊侧部分，在衔铁相应部位设置闭路磁体。分别从舌（腭）侧和颊侧戴入义齿的粭舌（腭）部和颊侧部，两部分靠磁力连接在一起形成一个整体，利用牙颈部倒凹实现固位，通过粭支托部分传递粭力，通常为基牙支持式。

三、种植-磁附着式修复体

种植式修复体具有广泛的适应证，有效的支持，良好的固位和稳定等优点，是目前和未来最有前景的修复形式，但也存在着一些不足，如需种植体数量多，手术创伤较大，手术要求高、制做技术复杂，后期清洁维护不便以及费用较高等。将种植体技术与磁附着技术结合起来，将种植体的螺丝固定式上部结构改为磁吸附式上部结构；将种植体与修复体间的固定连接改为可摘式连接；将单一的种植体支持改为种植体-粘膜-颌骨共同支持，将需要多的种植体改为需要较少的种植体。用这种方法，将种植体和磁性附着体的优点结合起来，可弥补各自的不足，特别是显著扩展了两者的应用范围，简化了应用技术。

应用种植磁附着体解决无牙颌患者的全口义齿固位是非常有效且相对简单的途径。通常设置两只种植磁附着体即可使单颌总义齿获得良好的固位与稳定，与种植固定式全口义齿相比，具有种植体数量少，手术损伤小，制做技术简单，便于清洁维护，费用低等诸多优点，今后将成为全口义齿修复的重要固位方式。

此外，应用种植磁附着体设计固定-活动式义齿，也将成为种植义齿修复的一种新的方式。

四、磁性附着体固位的颌面赝复体

颌面缺损赝复是口腔修复学中最富有挑战性的领域。与牙列缺损相比，颌面缺损虽数量较少，但对患者的影响和修复意义却十分重要。应用磁附着固位技术，种植磁附着技术，可以满意地解决多种用常规手段难以解决的赝复体的固位问题，如磁性附着体与硅橡胶阻塞器结合修复无牙颌患者的上颌骨缺损；用种植磁附着体解决耳、眶、鼻赝复体的固位；种植体、磁附着体结合修复全上颌骨缺失等。磁性固位技术和种植磁附着技术，今后将成为颌面缺损赝复的主导固位技术。

第三节　磁附着固位技术的前景
The Prospect of magnetic attachment retentive technique

磁性附着体作为一种成熟的固位技术已逐渐为世界各国的口腔医师和患者所接受。十几年前由于永磁体的腐蚀问题而对磁性附着体报有怀疑的许多欧美口腔医生，因看到了磁性附着体的巨大进步，转而以积极的态度研究和应用磁性附着体。目前世界上已有数百万患者在应用磁性附着体固位的各种修复体。在我国，自1985年程祥荣教授首次在国内发表介绍磁附着技术的综述以来的近二十年中，我国学者如赵铱民、张富强、冯海兰、巢永烈、杜莉等教授也进行了大量的基础和临床研究，先后形成了 Z-1，Z-2，Z-3，Z-4 系列，以及 JJ 等磁性附着体，并总结出一系列应用技术和方法。90年代中期，Magfit，Magnedisk 系列磁性附着体的引入，更促进了磁附着技术的推广应用。在我国的大、中城市中，现已有相当多的口腔医生掌握了这一技术，并将其用于各种口腔、颌面修复体中。

对磁附着技术的研究还远没有完结，在此领域还有不少问题需进行深入的探索，其主要集中在以下几个方面：

（1）通过新的磁性材料及设计的研究，进一步提高磁性附着体的固位力/体积比。即提高单位体积的固位力，其目的是使磁性附着体进一步小型化。以现有的 Magfit-600 和 Z-2，Z-3 型磁性附着体为例，在保持已有固位力的条件下，将其体积再减小 1/3-1/2，则将大大扩展其应用范围。

（2）探求超薄型闭路磁体在口腔修复体上的应用方式，以较简单的方法使修复体达到良好的固位及稳定效果（图1-8）（图1-9）。

（3）研究不同牙根长度与适宜固位力设计的对应关系和不同骨吸收状态下基牙（或保留牙根）最适宜的固位力配比，使余留基牙能得以有效利用，同时又有利于基牙的健康。

（4）改进缓冲型磁性附着体的缓冲结构及材料，使之能在长期咀力的作用下，仍能保持缓冲作用。

（5）寻求更加简单便捷的可卸式磁性附着体设计，以解决 MRI 检查的问题。

此外，从生物磁学的角度和分子生物学水平深入探讨强、弱磁场对机体组织的远期影响及其机理，将丰富生物磁学的理论，深化对磁附着技术的认识。

随着上述研究的深入，磁附着技术将更加成熟与完善，也将作为二十一世纪口腔修复的重要固位方式得到更广泛的应用。

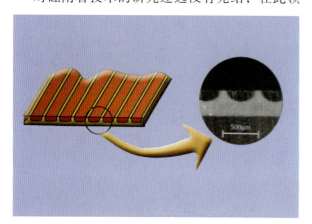

图1-8　超薄型铂铁闭路磁体，本图引自本藏义信、田蕾论文

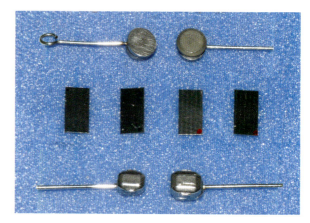

图1-9　超薄型磁性附着体与其他磁性附着体的比较

参考文献

1. Allen PF, Ulhuq A, Kearney J. Strategic use of a new dental magnet system to retain partial and complete overdentures. Eur J Prosthodont Restor Dent. 2005 Jun; 13 (2) :81-6.

2. Behrman SJ. Magnets implanted in the mandible: aid to denture retention. J Am Dent Assoc 1964;68:206-15.

3. Behrman SJ. The implantation of magnets in the jaw to aid denture retention. J Prosthet Dent 1960;10:807-41.

4. Cerny R. Magnetodontics. The use of magnetic forces in dentistry. Aust Dent J. 1978 Oct;23 (5) :392-4.

5. Connor RJ, Svare CW. Proplast-coated high-strength magnets as potential denture stabilization devices. J Prosthet Dent. 1977 Mar;37 (3) :339-43.

6. Freedman H. Magnets to stabilize dentures. J Am Dent Assoc 1953;47:288.

7. Gillings B: Magnetic retention for Complete and partial overdentures, sectional dentures and implant overdentures. The Dental Annual 1985;242.

8. Gillings B: The dental application of rare earth magnet alloys. Materials Australasia 1987; May: 22.

9. Gillings BR. Magnetic denture retention systems: inexpensive and efficient. Int Dent J. 1984 Sep;34 (3) :184-97.

10. Gillings BR. Magnetic retention for complete and partial overdentures. Part I. J Prosthet Dent. 1981 May;45 (5) :484-91.

11. Gillings BR. Magnetic retention for overdentures, Part II. J Prosthet Dent. 1983 May;49 (5) :607-18.

12. Honkura Y: Progress of Magnetic Application in the Dental Field. J Mag in Jpn. 2002. 26 (1) .13-17.

13. Jackson TR, Healey KW. Rare earth magnetic attachments: the state of the art in removable prosthodontics. Quintessence Int. 1987 Jan;18 (1) :41-51.

14. Jackson TR. New rare earth magnetic technology: the Jackson solid state attachment system. Trends Tech Contemp Dent Lab. 1986 May;3 (4) :31-9.

15. Kinouchi Y, Ushita T, Tsutsui H, Yoshida Y, Sasaki H, Miyazaki T. Pd-Co dental casting ferromagnetic alloys. J Dent Res 1981;60:50-8.

16. Laird WR, Grant AA, Smith GA. The use of magnetic forces in prosthetic dentistry. J Dent 1981;9:328-35.

17. Minoru Ai, Yuh-Yuan Shiau: New Magnetic Applications in Clinical Dentistry Quintessence Publishing Co, Ltd. Tokyo. 2004. 51-55.

18. Riley MA, Walmsley AD, Harris IR. Magnets in prosthetic dentistry. J Prosthet Dent. 2001 Aug;86 (2) :137-42.

19. SP Ramfiord: Dentistry in the 21st Century. Quintessence Int 1989;20 (3) :167.

20. Tegawa Y, Kinouchi Y. Dental magnetic attachment: toward third generation devices. IEEE Trans Biomed Eng. 2008 Mar;55 (3) :1185-90.

21. Thean HP, Khor SK, Loh PL. Viability of magnetic denture retainers: a 3-year case report. Quintessence Int. 2001 Jul-Aug;32 (7) :517-20.

22. Thompson IM. Magnetism as an aid to a prosthetic problem.Br J Oral Surg. 1964 Jul;2 (1) :44-6.

23. Tian L, Watarai A. Development of a Thin Dental Magnetic Attachment with a Capped Magnetic Circuit. J Mag in Jpn. 1999. 23 (4-2) .1573-1576.

24. Toto PD, Choukas NC, Abati A. Reaction of bone to a magnetic implant. J Dent Res 1963;42:643-52.

25. Winkler S, Pearson MH. The effectiveness of embedded magnets in complete dentures during speech and mastication: a cineradiographic study. Dent Dig 1967;73:118-9.

26. 田中贵信著. 磁性アタッチメント——磁石を利用した新しい補綴治療. 医歯薬出版株式会社. 東京, 1992.

27. 田蕾，本藏義信. 薄型の歯科用磁性アタッチメントの開発. 日本応用磁気学会誌. 1999. 23.

28. 程祥荣. 托牙固位和稳定的探讨:磁力的使用.国外医学.口腔医学分册.1982 (04) .

29. 程祥荣.磁铁固位的覆盖义齿. 国外医学.口腔医学分册.1985 (01) .

30. 郭瑜. 第七届国际口腔磁性附着体专题研讨会纪要. 中华口腔医学杂志, 2005, 40 (2) , 116-117.

31. 林丽红. 磁性固位技术的研究进展. 国外医学：口腔医学分册.2002,29 (3) .166-168.

32. 石幡伸雄等:磁性合金在补缀临床的应用.补缀临床昭和59年; 17 (2) :217.

33. 水谷等. 磁性合金在补缀领域的临床应用.补缀志. 1981; 25 (4) :68-70.

34. 张骏，肖雪. 磁性附着体的研究进展. 国际口腔医学杂志.2007,34 (2) .134-136.

35. 赵铱民. 磁性固位的新进展. 国外医学：口腔医学分册. 1991,18 (3) .160-164.

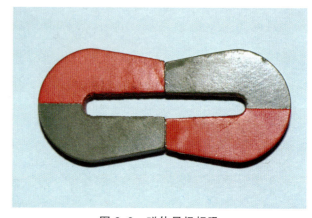
图 2-2 磁体异极相吸

第二章　磁附着固位技术的基础知识

The basic knowledge of magnetic attachment retentive technique

磁附着固位技术的基本原理是利用磁性材料所产生的磁力。那么什么是磁性材料？什么是磁性？什么是磁力？将磁性材料用于人体，并在人体中长期存留，这又必然地要涉及磁场的生物学效应等问题。那么，磁性附着体的磁场效应以及与人体健康的关系是什么？磁性附着体的长期应用是否会产生远期不良影响？这是人们在学习磁附着技术时所必须了解的问题，作者将在本章介绍有关磁学的基础知识。

第一节　磁学的基本知识

The basic knowledge of magnetism

磁性、磁力是人们耳熟能详的字眼，由此而联想到磁石吸铁，罗盘指南，电磁感应等现象。同极相斥、异极相吸，是大家熟悉的磁学特性（图 2-1，图 2-2），其实磁性的存在远远超过人

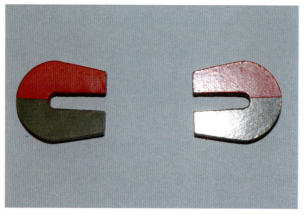
图 2-1　磁体同极相斥

们所知的现象。磁性是世间一种极为普遍的物理现象，也是任何物质都具有的一种基本的属性，小到电子、质子、中子以及组成各种基本粒子的层子和夸克，大到太阳、月亮以及我们所生活的地球，都具有磁性，可以说世界上所有的物质都有磁性，只是各种物质的磁性有强弱之分，一般说来，能为磁体吸引的物质的磁性强，称为强磁物质，不能为磁体所吸引的物质磁性弱，被称为弱磁性物质，这类物质的磁性一般不为人们所感知，习惯上被称为无磁物质或非磁性物质，但准确地说，应称为弱磁性物质。

世界上只有少数物质具有强磁性，而绝大多数物质的磁性很弱。物理学上常采用磁天平法来测量和区分物质的磁性，即将一小块要测量的物质放在极强而又不均匀的磁场中，然后测量该物质在不均匀磁场中受力的大小和方向。

如该物质在磁场中受到力的作用，即此物质有磁性，反之相反。如物质在不均匀磁场中受到的磁力是使它趋向强磁场区域，这一物质即为顺磁性物质；如果物质在不均匀磁场中受到的磁力是使它趋向磁场弱的区域，其即是抗磁性物质。例如：水是一种抗磁性物质，铝则属于顺磁性物质，而铁则属于强磁性物质。

物质的磁性来自原子的磁性，原子的磁性又主要来自核外电子的轨道磁矩和自旋磁矩。由带有满电子壳层的原子组成的物质表现抗磁性，由带有未满电子壳层的原子组成的物质表现顺磁性。顺磁原子的未抵消自旋之间如果存在着强相互作用（称为交换作用），还可使这些顺磁原子的磁矩有序地排列起来，产生比抗磁性和顺磁性强几十万倍的强磁性（图2-3，图2-4）。

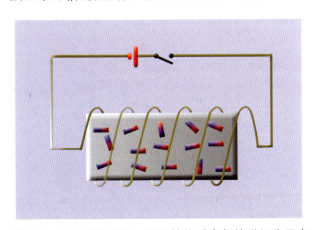

图2-3 在自然状态下，顺磁性物质内部的磁矩为无序排列，因而对外不显磁性

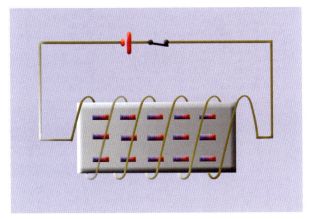

图2-4 在外磁场的作用下，使顺磁性物质内部的磁矩有序的排列，则使该物质对外显示强磁性

所谓磁场是传递运动电荷或电流之间相互作用的物质场，由运动电荷或电流产生。同时对场中其他电流发生力的作用，运动电荷或电流之间的相互作用是通过磁场或电场来传递。永磁体之间的相互作用只通过磁场传递。不仅永磁体有自己的磁场、宇宙空间到处都有不同强度的磁场存在，例如地球表面的磁场约0.5奥，太阳表面的磁场约1奥，而月亮表面的磁场却仅为10^{-5}-10^{-3}奥。

磁场强度（H）的单位在厘米、克、秒电磁单位制中为奥（奥斯特0c）。定义真空的磁导率值为1，故有时也用高斯为磁场强度单位。磁化强度是用于表示物质磁性强弱的量，也是单位体积的物质中电子磁矩的矢量和，用M表示。其单位在厘米、克、秒电磁单位制中为高斯（G）。在国际单位制中为特斯拉（T），1特斯拉=10^3毫特斯拉，1特斯拉=10^4高斯。奥斯特与高斯两个单位在定义上有差异，但其值相等。

磁学在日常生活中的应用非常普遍，如各种电动机，无线电设备，以及各种磁疗设备，核磁共振设备等，都是磁体应用的证例。

磁极是磁体上磁性最强的部分，无论是条形、针形还是马蹄形磁体的磁极都在近两端处。可以在水平面内自由转动的条形磁体式磁针，在地磁场的作用下处于静止状态时，方向大致是指向南北。指北者称北极（N），指南者称南极（S）。我国古代四大发明之一的指南针就是根据这一原理发明的。磁体的同极间相排异，表现为排斥力，异极间相吸引，表现为吸引力。在任一磁体上，南极和北极总是成对出现，而且磁场强度和磁力相等。磁力线是用以描述磁场分布情况的曲线。曲线的密集程度反映磁场的强弱。磁体的磁力线总是从N极开始而止于S极，永远是一闭合的曲线（图2-5）。磁性附着体的设计和应用，总是应用磁体磁性最强的磁极部分，也依据磁力线闭合这一理论，使磁性附着体在磁阻最小的状态下形成闭合磁路，从而形成最大的磁力。

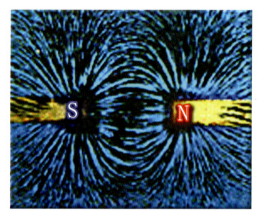

图2-5　磁力线总是由N极开始而终于S极，形成一闭合曲线

第二节　生物磁学
Biomagnetism

既然磁性是任何物质都具有的一种基本属性，那么生物活体和构成生物活体的各种生物材料也同样具有磁性。生物体所具有的磁性称为生物磁性。外加磁场也必然作用于生物体并影响到生物体的生物磁性。外加磁场对于生物的影响，生物材料的磁性与其结构和功能的关系，生物在其生命活动中产生的磁场以及其特点和规律，这些方面的研究结合起来，就形成一个新的边缘科学——生物磁学。

磁场对于生物体和生命活动的影响是显而易见的。将一只信鸽带到从未去过的遥远的异乡，鸽子会自己飞回家，它是靠什么找到回家的路呢？是什么在为鸽子导航呢？一个世纪前，科学家做了这样一个试验，他们在两群信鸽的翅膀上分别绑上同样大小的磁块和无磁性的铜块，将信鸽带到数千公里外放飞，结果发现，大多数绑铜块的鸽子飞回了家，而绑磁块的信鸽却无一飞回。这是为什么呢？进一步的研究表明，在鸽子的脑部发现带有强磁性的Fe_3O_4微小颗粒，它能感知大地磁场的梯度差，地球磁场为一不均匀的磁场，地球各地的磁场强度是不一样的，而且带有规律性，正是大地磁场在为信鸽导航，信鸽脑部的微小磁性颗粒，对地球磁场的差异高度敏感，能够辨识各地间磁场的微小差异。绑在鸽翅上的磁体干扰了信鸽对大地磁场的感知，因而它们就无法飞回家了。生物学家的研究也表明北大西洋的一种鳗鱼，每年能按季节回游数千公里到欧洲和北美的江河觅食，然后又回到海洋中去产卵，它们也是靠着感知和判定磁场梯度的差异而找到回游路线。

磁场不仅影响生物体的活动，而且还会影响到生物体本身的生长、发育。例如把细菌放在强度高于14千奥的均匀恒磁场中，细菌的生长受抑制。把果蝇养在不同强度的均匀恒定磁场中，发现当恒磁场在0.1-1.5千奥时，果蝇未出现明显的畸变，而当磁场增加到3-4千奥时，果蝇的畸变率迅速增大。这一结果表明磁场的生物效应有一个临界磁场，称为阈场，超过阈场，效应才显著。此外生物磁学的研究还证明磁场引起的生物效应不仅与磁场强度有关，而且与磁场作用的时间密切相关。故通常采用磁场强度与磁场作用时间的乘积表示对生物的影响，这一乘积称为磁场作用剂量。

强磁场是否对人体产生影响呢？研究人员将人的红血球分别放置在50奥、400奥和5000奥的均匀强磁场中，发现红细胞的凝集速率分别增加21%，25%和30%。科学家们还观察到在波多黎哥鸟的血压和白血球数量与该地区地磁的变化起伏之间有着密切的相关性。

既然磁场会对人体组织产生影响，那么磁性附着体在人体中的应用是否会对机体组织造成影响呢？人们有理由怀疑在口腔中应用磁性附着体会对人们中枢神经系统，循环系统产生影响。作者设计了这样一些实验，将人的牙周膜成纤维细胞分别培养在2500奥和250奥的磁场中72小时，观察结果表明在250奥磁场中培养的牙周膜成纤维细胞生长及增殖速率正常，细胞的形态正常（图2-6），电镜下各细胞器的形态结构无明显异常，在2500奥磁场中培养的牙周膜成纤维细胞，增殖速率增加，但细胞的形态正常，电镜观察表明，在这种磁场条件下，牙周

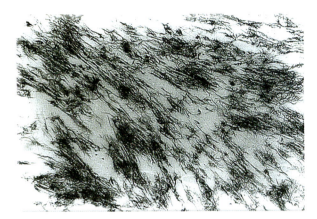

图 2-6　250 奥磁场中培养的牙周膜成纤维细胞生长增殖正常

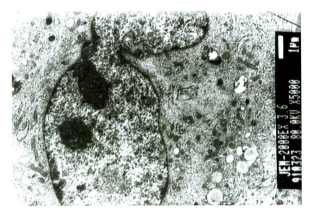

图 2-7　2500 奥磁场中培养的牙周膜成纤维细胞增殖速率加快，但细胞结构正常

膜成纤维细胞的细胞器无明显异常（图 2-7）。采用紫外光分光光度计法对两种磁场中培养的细胞的 DNA 进行测定，发现在 250 奥磁场中培养的细胞的 DNA 含量无改变，而在 2500 奥磁场中培养的细胞 DNA 有轻度的增加。上述结果提示我们，磁体所形成的弱磁场对机体组织无明显影响，而局部强磁场在人体口腔中的长期应用，也会对机体组织产生影响。国际生物磁学组织在大量研究的基础上，规定了 220 奥为人体中长期应用磁场强度的阈值。要避免人体受到磁场的影响，则应使在人体中长期应用的磁场强度，低于国际生物磁学组织所规定的阈值。也就是说在人体口腔中使用的磁性附着体的最大外磁场强度应该在 220 奥以内。如何使磁性附着体既可保持强大的磁力又能具有低的外磁场强度，本书将在第三章讨论这一问题。

第三节　磁性材料
Magnetic materials

磁性材料的研究方向是发展更硬即更具永久性的磁体，和更软即更少永久性的磁体。评价永磁体性能有许多参量，其中两个最重要的参量是固有矫顽力和磁能积。固有矫顽力（intrinsic coercivity）是材料退磁所需要的外磁场强度。磁性材料的硬软度即以固有矫顽力来表示，固有矫顽力越高，则硬度越高，抗磁化性越好，而一旦被磁化后，抗退磁性也越强。磁能积（BH）是一个由磁场强度和矫顽力所决定的复合参量，也是最常引用的性能参量，其越高，则永磁体抗退磁性越强，所产生的磁力也越大。

最初使用的磁性材料为铁氧体（Ferrite）和铝镍钴（AiNiCo）磁体。因其磁场强度过小，而不能提供足够的固位力，当其有足够固位力时又因体积过大而不能用于口腔修复体。50 年代初出现的铂钴磁体（PtCo），具有良好的生物相容性，磁场强度也明显强于铝镍钴磁体，但仍不能提供足够的固位力，且价格昂贵，难以用于口腔修复体。

1967 年，Becker 发现当过渡性元素（钴或铁）与一类稀土元素结合成合金时，能出现一类具有很优秀性能特点的永磁体。第一代稀土永磁体即钐钴合金（$SmCo_5$），其磁场强度为铂钴合金的两倍，它最突出的特点是具有很高的永久性磁力，固有矫顽力为铂钴合金的 5 倍。当其长度短于 2mm 时，仍可保持强的磁力。第二代稀土永磁体钐钴合金（Sm_2Co_{17}）较 $SmCo_5$ 的各种性能又有提高，最大磁能积可达 31 百万高斯。钐钴合金的这些特性，使它得以很快被用于改善口腔修复体的固位，获得了较好的临床效果。钐钴合金除具有磁体的一般共性，如侧方力弱，加热后退磁，不能铸造外，还存在着口腔环境中易腐蚀氧化、脆性大易碎裂，不耐酸等缺点。

1983年，日本学者佐川真人首先研制成了第三代稀土永磁体——钕铁硼磁体（NdFeB），其具有创纪录的高磁能积—35百万高斯，固有矫顽力也较钐钴合金更高（表2-1）。钕铁硼磁体每单位体积的磁场强度较钐钴合金强30%以上。此即可使磁体更加小型化，同时获得更大的固位力成为可能。Jackson，Gillings所设计的两种钕铁硼磁性固位体分别达到每单位700g和500g固位力。钕铁硼永磁体较钐钴永磁体除有很高的磁能积和矫顽力外，还有一些明显的优点：因其以铁为主要成份，故有良好的机械性能，抗压强度、抗弯强度为钐钴磁体的一倍以上，硬度亦优于钐钴，故采用钕铁硼磁体可以解决钐钴磁体脆性大易碎裂，在口内应用必须以镏金靴或不锈钢靴保护的问题；钕铁硼的价格远比钐钴为低，约为钐钴的50%左右，便于推广应用及成品化生产。同钐钴磁体一样，钕铁硼磁体亦具有在口腔环境中易于氧化的缺点，虽然两种磁体的氧化产物均系无毒无害物，但一经氧化，则可使磁力下降。故在口腔内应用，仍需采用防腐蚀措施。钕铁硼永磁体的居里点（即退磁温度）较钐钴永磁体为低，只宜在80℃以下使用，超过80℃则可使磁体的磁性减弱，这在一定程度上限制了其在磁性附着体中的应用。近年来材料学家们又研制出了居里点更高的耐温型钕铁硼永磁体，应用温度可达到120℃以上，完全可以满足临床应用的需要。

在最近的研究中，钕铁硼永磁体的各种性能都有进一步的提高和改善，其磁能积已突破56百万高斯，此即为钕铁硼永磁体在口腔修复中的应用开辟了更加广阔的前景。作者认为：目前发展的高性能钕铁硼永磁体已能满足磁性附着体研制的要求，在此基础上，将磁性附着体制做的更为小巧，更便于口腔应用是完全可行的，也应是磁性附着体进一步研究的方向。学者们还研究了一系列低矫顽力磁性合金，如钯钴镍铸造软磁合金等，用于铸造磁性固位体的衔铁等，国内已有学者作了介绍。

表2-1　常用永磁材料最大磁能积

单位：百万高斯（MG·Oe）

材　料	最大磁能积（BH）max
铁氧体 Ferrite	4
铝镍钴 AiNiCo	10
铂钴 PtCo	15
钐钴 (1) SmCo$_5$	25
钐钴 (2) Sm$_2$Co$_{17}$	31
钕铁硼 NdFeB	56

铂铁磁体（Pt-Fe）是目前合金体系非稀土类磁体中磁能积最大的一种，它是由铂（Pt）、铁（Fe）、铌（Nb）元素及少量硅（Si）、钛（Ti）等元素组成的合金，其具有以下特点：①有与铂相似的良好的耐腐蚀性，故不需要特殊的防腐蚀保护装置；②有良好的生物相容性；③铸造性能好，相同条件下铸造时的铸件表面粗度小于Ni-Cr合金，且铸造后磁性能无显著变化；④加工性能好，可根据需要进行切割；⑤抗拉强度好，有少量延展性等突出优点。目前它主要用于制作可卸式冠桥，内冠用可铸造软磁合金，外冠用Pt-Fe-Nb合金铸造而成，用这种方法制作的磨牙可卸冠固位力可达500g。它的优点在于内外冠均可进行铸造，适合于间隙较小的病例。缺点是没有形成闭合磁路，其生物安全性有待于进一步验证。

参考文献

1. Altay OT, Kutkam T, Koseoglu O, Tanyeri S. The biological effects of implanted magnetic fields on the bone tissue of dogs. Int J Oral Maxillofac Implants. 1991 Fall;6 (3) : 345-9.

2. Barnothy MF:Biological effects of magnetic field New York: Plenum 1964.

3. Beckey JJ: Permanent magnets. Sci Am 1970; 223;92.

4. Bondemark L, Kurol J, Larsson A. Human dental pulp and gingival tissue after static magnetic field exposure. Eur J Orthod. 1995 Apr;17 (2) :85-91.

5. Hiller H, Weissberg N, Horowitz G, Ilan M. The safety of dental mini-magnets in patients with permanent cardiac pacemakers. J Prosthet Dent. 1995 Oct;74 (4) :420-1.

6. Minoru Ai, Yuh-Yuan Shiau: New Magnetic Applications in Clinical Dentistry Quintessence Publishing Co, Ltd. Tokyo. 2004. 44-47.

7. Phillips, RW. Skinner's Science of Dental Materials, Seventh Edition. W.B. Saunders Company, London:225.

8. TOTO PD, CHOUKAS NC, SANDERS DD. Reaction of bone and mucosa to implanted magnets. J Dent Res. 1962 Nov-Dec;41:1438-49.

9. Tsutsui H, Kinouchi Y, Sasaki H, Shiota M, Ushita T. Studies on the Sm-Co magnet as a dental material. J Dent Res 1979; 58 (6) :1597-1606.

10. Watanabe I, Tanaka Y, Watanabe E, Hisatsune K. Tensile properties and hardness of cast Fe-Pt magnetic alloys. J Prosthet Dent. 2004 Sep;92 (3) :278-82.

11. Xu C, Fan Z, Chao YL, Du L, Zhang FQ. Magnetic fields of 10mT and 120mT change cell shape and structure of F-actins of periodontal ligament cells. Bioelectrochemistry. 2008 Feb;72 (1) :41-6.

12. 金重勋主编：磁性技术手册.磁性技术协会（台湾）出版.台北，2002. 5-15.

13. 李国栋：生物磁学及其应用.第一版.科学出版社

14. 罗阳主编:第三代稀土永磁体.四川磁性材料及器件协会 1985; 1-20.

15. 沈颉飞,杜莉,巢永烈,胥春. 静磁场对人牙龈成纤维细胞超氧化物歧化酶活性的影响.四川大学学报. 医学版，2007, 38 (2) ，276-278.

16. 胥春,范震,巢永烈,杜莉,张富强. 磁性附着体静磁场对人牙周膜细胞骨架影响的研究.四川大学学报. 医学版，2007, 38 (4) ，681-684.

17. 杨凌,巢永烈,杜莉. 磁性附着体模拟静磁场对人牙周膜成纤维细胞的生物学效应研究.华西口腔医学杂志，2007, 25 (4) ，316-319.

18. 姚蔚,赵煜,李冰雁,巢永烈,杜莉. 磁性附着体模拟静磁场对成骨细胞形态和表面超微结构的影响.中华口腔医学杂志，2008, 43 (1) ，48-49.

19. 张世远等.磁性材料基础.1988,第一版,科学出版社:1-57.

20. 赵桂芝,陈华,林珠,吴军正,柯杰. 恒磁场对人牙周膜成纤维细胞 DNA 代谢的影响.中华口腔医学杂志，1994, 29 (2) ，75.

21. 赵桂芝:磁场对牙周组织的生物效应的研究第四军医大学口腔医学院博士论文 1991.

22. 赵煜,李冰雁,巢永烈,杜莉. 磁性附着体模拟静磁场对成骨细胞增殖活性和周期分布及凋亡率的影响.华西口腔医学杂志，2007, 25 (5) ，437-440.

1983,24-136.

第三章 磁性附着体的设计

The design of magnetic attachments

如前章所述，磁场对机体组织的生物学效应深为广大医师和患者所关注，特别是磁性附着体作为一种义齿的固位装置，将长期用于患者口腔中，其磁场可能对机体组织产生长期的影响。大量研究告诉我们减小磁性附着体的外磁场即可减小其对机体组织影响的可能性。应用闭合磁路设计，可显著减小磁性附着体的外磁场。

第一节 开路磁场与闭路磁场

The open magnetic field and closed magnetic field

所谓开路磁场 (open magnetic field) 是指磁体的磁通量在由 N 极出发回到 S 极的过程中，直接发散到邻近的媒介中，在磁体周围所形成的磁场 (图 3-1)。距磁体的 N 极、S 极极面越

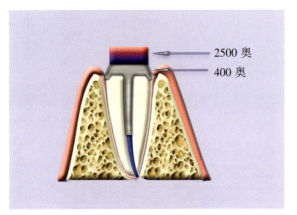

图 3-1 开放磁路的外磁场强度大

近则磁场强度就越强，相反，距磁体极面越远，则磁场强度减弱的越明显。在一只直径 4mm，高度为 3mm 的钕铁硼开放磁路磁性附着体的表面，其极面磁场强度和外磁场强度均可以达到 2500 奥。这种强度的磁场在人体中的长期应用，显然是不适宜的。

现代磁学的研究表明：磁通量实际上与电流相似，是称为电磁幅射同样力的变量。如果一个磁体的两极能为任一强导磁体（如铁或软磁合金）所连接，则磁体外磁场可闭合，这是因为导磁体是磁通量阻抗最小的通道。将永磁体与强导磁体材料制成的磁轭、衔铁等做成一个组合体，形成一个完整的磁回路，使绝大多数的磁通量通过这一回路由 N 极回到 S 极，即可大大减小外磁场，同时还可充分利用 N 极、S 极两个极面的磁力，形成更大的磁吸附力。在作者的实验中，将尺寸为 4.5mm×3.0mm×1.8mm 的钕铁硼磁体与铁铬钼软磁合金磁轭，组成直径为 4.5mm 高度为 3mm 的闭路磁体，其极面外磁场强度高达 2500 奥，而周边外磁场强度仅为 200 奥，较相同体积和相同永磁材料的开路磁体的外磁场减小 92%。特别是这种闭路磁体在与衔铁接触，构成完整闭路磁场后，其衔铁底部即与机体组织最接近的部位的外磁场强度接近零 (图 3-2)。按照国际生物磁学学会所制定的人体可持续应用的恒磁场强度为 220 奥的标准，这种闭合磁路磁体的应用对人体组织应无影响。

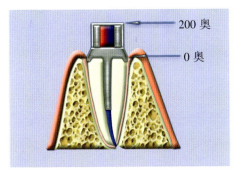

图3-2 闭合磁路的外磁场明显减小

闭路磁体设计的另外一个重要作用，是可以充分利用两个极面的磁力，使磁性附着体的固位力明显增加。实验表明，将同一永磁体做成闭合磁路磁性附着体较做成开放磁路磁性附着体，其固位力可增加10倍以上。总体积相同、磁性材料相同的开路磁性附着体和闭路磁性附着体两者间的固位力相差约4.8倍（图3-3）。

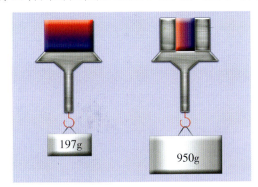

197g   950g

图3-3 同等体积下，闭路设计可使磁性附着体固位力增加4倍以上

因此，将磁性附着体设计为闭合磁路可以显著减小外磁场，减小其对人体的可能影响，同时可显著提高单位体积内的固位力，也为进一步减小磁性附着体的体积提供了可能（图3-4）。

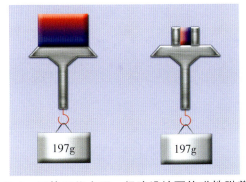

197g   197g

图3-4 同等固位力下，闭路设计可使磁性附着体的体积减小约3/4

第二节 闭合磁路磁性附着体的设计
The design of closed magnetic field attachments

闭路设计可以显著地减小磁性附着体的外磁场和提高磁性附着体的固位力，因而上世纪八十年代以后的磁附着技术研究都集中在闭合磁路磁性附着体上，对闭路磁体的设计也进行了多种探索。

一、不同磁路磁体设计固位力的比较

作者分别采用钕铁硼永磁体（40MGS）、钐钴永磁体（25MGS）和铁铬钼软磁合金研制磁性附着体。将永磁体与软磁合金分别组合成图3-5所示的5种试样，使其各自总体积保持一致，采用Instron试验机，对各试样进行固位力评价。

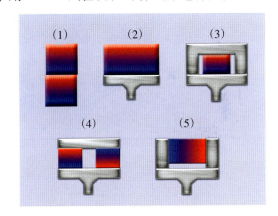

(1)   (2)   (3)

(4)   (5)

图3-5 不同设计的磁性附着体
（1）成对永磁体 （2）永磁体与钉帽状衔铁 （3）钢帽式闭合磁路 （4）裂极式闭合磁路 （5）三明治式闭合磁路

方法

（一）分别将永磁体、软磁合金磁轭，衔铁等组合为10种磁性附着体，每种附着体各5只。

1. 成对永磁体Dyna式设计 ①钕铁硼磁体；②钐钴磁体。磁体为底面直径4.2mm，高度2.6mm。

2. 永磁体与钉帽状软磁合金衔铁（石幡式）设计 ③钕铁硼磁体-软磁合金；④钐钴磁体-软磁合金。磁体为底面直径4.2mm，高度2.6mm。

3．钢帽式闭合磁路（Magnedisk 式）设计⑤钕铁硼钢帽式附着体；⑥钐钴钢帽式附着体。磁体为底面直径 3.5mm，高度 1.8mm。

4．裂极式闭合磁路（Split pole 式）设计　⑦钕铁硼裂极式附着体；⑧钐钴裂极式附着体。磁体体积为 3.2mm×2.4mm×2mm。

5．三明治式闭合磁路设计　⑨钕铁硼三明治式附着体。磁体体积为 4.5mm×3mm×1.8mm.

6．三明治式设计中的钕铁硼磁体与软磁合金衔铁，作为⑨组的对照组。

上述①-⑧均采用 0.03mm 的极面垫片。

（二）将各附着体的两部分分别以自凝塑料固定于试件杆上，轴线对齐，紧密吸附后，固定于试验机上、下夹具上。

（三）以 Instron 试验机作拉力脱载试验，移动速度为 20mm/min，记录附着体两部分分离时的力值，此即为附着体两部分间距为零时的固位力值。

（四）以 0.05mm 厚的塑料胶带贴于衔铁（或磁体）表面，同法测定附着体两部分距离为 0.05mm 时的固位力值。再以 0.05mm 为步长，逐渐增加间距至 0.6mm，分别测量并记录不同距离时各附着体的固位力值。

实验结果与分析

本实验获得以下结果：

（一）10种磁性附着体的最大固位力经统计学处理,其均值分别为：①322g；②228g；③274g；④186g；⑤331g；⑥239g；⑦366g；⑧252g；⑨989g；⑩193g。（图3-6、表3-1）

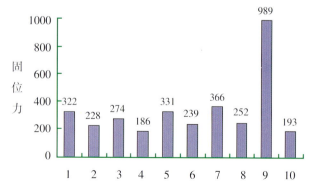

图 3-6　十种磁性附着体的最大固位力比较

表3-1　十种磁性附着体固位力的两两比较

	1	2	3	4	5	6	7	8	9	10
1	—	(**)	(**)	(**)		(**)	(**)	(**)	(**)	(**)
2		—	(**)	(**)	(**)		(**)	(**)	(**)	(**)
3			—	(**)	(**)	(**)	(**)	(**)	(**)	(**)
4				—	(**)	(**)	(**)	(**)	(**)	(**)
5					—	(**)	(**)	(**)	(**)	(**)
6						—	(**)	(**)	(**)	(**)
7							—	(**)	(**)	(**)
8								—	(**)	(**)
9									—	(**)
10										—

（二）本实验中，在等体积状态下，开路设计的成对磁体组（①、②）、开路设计的磁体-软磁合金组（③、④）、闭路钢帽式设计组（⑤、⑥）闭路裂极式设计组（⑦、⑧）中的钕铁硼磁体组分别比相同设计的钐钴磁体组的固位力强41.23%、47.31%、38.49%、45.23%（P值均小于0.01）。

本实验表明选用钕铁硼磁体显著优于钐钴磁体。在等体积状态下，开路设计的成对钕铁硼磁体较相同设计的钐钴磁体固位力高41.23%；在开路设计的磁体-软磁合金组，钕铁硼磁体较钐钴磁体固位力高47.31%；在闭路裂极式设计中，钕铁硼磁体组较钐钴磁体组固位力高45.23%。此结果与Gillings（1987）报道的高30%的结果不同。其原因是本实验选用了最新研制的高磁能积钕铁硼磁体，以及各自材料的长径比差异所致。钕铁硼磁体的最突出的优点是其的高磁能积和高矫顽力。其磁性能显著优于钐钴磁体，由本实验可知，应用钕铁硼磁体可以在体积不变的情况下，将附着体固位力增加40%以上。因而，选用钕铁硼磁体研制新型磁性附着体可以显著提高磁性附着体的固位力。

（三）无论是钕铁硼磁体还是钐钴磁体，采用成对磁体设计组均较同种磁体的磁体-软磁合金设计组（①较③，②较④）固位力强17%-22%，（P<0.01），（见图3-7）。

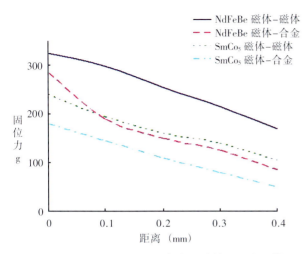

图 3-7 磁体与磁体–软磁合金设计的固位力比较

无论是采用钕铁硼磁体还是钐钴磁体，开路设计的磁体–软磁合金衔铁组均较磁体–磁体设计组的固位力低 17–22%，呈极显著差异。这是因为磁体–磁体设计中两只磁体均为永磁体，本身均具有各自的磁通量，接触时两磁体的磁通量同时起作用；而磁体–软磁合金设计中，软磁合金本身不显磁性，其只是在进入强磁场后，使其内部的原磁矩取向有序化，而成为继发性磁体，一旦脱离这个强磁场，或是磁场变弱，则其磁矩又可反向或趋于相互抵消，而失去磁性。继发性磁体的磁力，一方面取决于进入磁场的强度，另一方面取决于材料本身的成分、性质。由于软磁合金材料成分与永磁体差异很大，故其远不可能达到等体积永磁体产生的磁力。然而，采用磁体–软磁合金设计，却可以利用软磁合金良好的机械加工性能和可铸性，将其做成精巧的所需任何形状，如钉帽状衔铁，可以明显减小体积，利用根管腔使其固位，从而消除了将永磁体块置入根管需大量磨除牙体组织，使牙根形成薄壁易于折裂的缺点。而且可利用软磁合金设计闭合磁路附着体，消除开路磁体的外磁场，同时提高固位力。因而综合起来看，采用磁体–软磁合金设计无论从固位力、体积及生物效应方面都有明显的优点。

（四）本实验中，等体积状态下凡采用闭合磁路设计的附着体组（⑤–⑨）均较采用同种磁

体开放磁路设计的附着体组（①–④）固位力强，⑨与⑩两组均采用同一磁体，前者为三明治式闭路设计，后者为开放磁路设计，测试表明前者的固位力在零间隙及不同距离上是后者的 5–23 倍（图 3-8）。

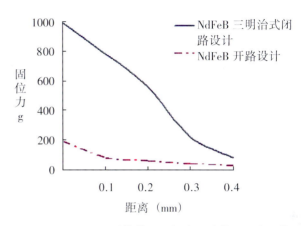

图 3-8 同一磁体做开、闭路设计的固位力比较

实验表明：凡采用闭合磁路设计的附着体，如 Megnedisk 钢帽式闭路设计，Split pole 裂极式闭路设计，以及三明治式闭路设计，均较开放磁路设计的附着体固位力高，特别是在材料相同的情况下，此差异更为明显。试验组⑨与⑩，两组采用的永磁体相同，永磁体体积也相同，而磁路设计不同，前者增加磁轭，设计成三明治式闭合磁路磁性附着体，而后者则成开放磁路设计。脱载试验表明两者脱载力差异极显著，前者固位力在零间隙及不同距离状态下是后者的 5–23 倍。这种显著差异的原因，是开放磁路设计的磁性附着体，仅利用了磁体两个磁极面中的一个磁极的磁力，而另一磁极的磁力则废用。铁磁学研究表明：磁通量与电流相似，其实际上是称为电磁辐射的同样力的变量。如果一个磁体的两极能为一导磁体（铁或软磁合金等）所导通，则磁体两极间可形成一磁回路，磁体的外磁场可以闭合，此时磁体两极的磁力可以得到充分的利用。基于这一原理设计的闭合磁路磁性附着体，利用软磁合金磁轭、衔铁，与永磁体组合成一磁回路，磁通量将通过这条阻抗最小的通路从一极到达另一极。使两个磁

极面的磁力均作用于衔铁上，这样就显著增加了磁性附着体的固位力。

（五）同为闭路设计，但磁路设计形式不同的附着体，其固位力也有显著差异。钢帽式附着体组⑤，裂极式附着体组⑦，和三明治式附着体组⑨均为闭路设计，所用永磁体及软磁合金相同且磁体总体积也相近，但三者的固位力相差非常显著，以三明治式设计的固位力最大（图3-9）。

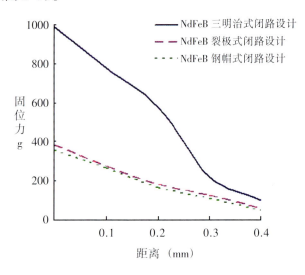

图3-9　几种闭合磁路设计的固位力比较

试验中三种应用钕铁硼材料的闭合磁路附着体：Magnedisk钢帽式附着体，Split pole裂极式附着体，三明治式附着体各自的总体积相近，所用永磁体体积也相近，仅有磁体闭路设计方式不同。三者的零间隙固位力大小依次为三明治式（989g），裂极式（366g）钢帽式（331g），前者与后两者差别极为显著。三明治式设计有很强的固位力。这种结构为何可以获得较其他设计大数倍的固位力。可能是这种设计中永磁体达到最佳长径比；永磁体极面与软磁合金磁轭有最大的接触面积，磁通量损失少；永磁体与软磁合金即磁轭、衔铁的配合比例关系达到最佳状态；以及这种磁回路中在磁轭与衔铁的接触面上所形成的磁通量点密度最高等原因，此外，在磁回路中，磁通量与磁阻成反比，而磁阻与导磁介质的长度成正比。在三种闭路设

计中，三明治式设计的磁通量通过的导磁介质长度最小，故磁通量损失少，也是原因之一，确切的机理还有待于进一步研究。而三明治式设计的磁性附着体通常高度较高，而体积小；钢帽式设计的磁性附着体体积大而高度低，各具优点，可分别用于不同的情况下。

（六）由图3-9磁性附着体固位力与磁体的衔铁（或磁体）之间距离的关系曲线可以看出，两者间关系符合引力的Coulomb定律：

$$f = \frac{1}{u} \cdot \frac{m_1 m_2}{r^2}$$

即磁引力与相互吸引物体各自引力的乘积成正比，与两者间距离的平方成反比。各磁性附着体固位力在磁体与衔铁间距离为零时达峰值，随两者间距离增加，固位力显著下降，但各种磁性附着体固位力下降的速率不同。开放磁路的成对磁体，包括钕铁硼磁体和钐钴磁体，曲线下降均较缓慢；而无论是开路或闭路磁体与软磁合金组成的磁性附着体，其曲线下降则较迅速，尤其是三明治式闭路磁性附着体其下降速率最快。其原因为成对磁体，吸引双方均有各自的磁引力，虽随两者间距离增加，相互间引力下降，但因各自的磁力未变，故下降较为缓慢；在磁体-软磁合金衔铁设计中，因为衔铁本身并无磁性，其是在进入永磁体的强磁场后被磁化成为继发磁体，其磁化的程度和产生磁力的大小取决于所进入的磁场强度，当与永磁体距离增加时，磁场强度减小，其被磁化的程度迅速下降，磁力也迅速衰减，故固位力呈迅速下降的趋势。

综合上述实验结果与分析，我们可以得出以下五点结论：

●应用钕铁硼磁体取代钐钴磁体可使磁性附着体在体积不变的情况下增加40%以上的固位力；或是在保持一定固位力的情况下，使体积明显减小，为研制新型磁性附着体的首选材料。

●应用磁体-软磁合金设计较成对磁体设计所获固位力低，但能使附着体更为精巧，使用

方便，并可通过形成闭合磁路提高固位力。

● 闭路磁体可充分利用磁体两极的磁力，可获得较开路磁体大多倍的固位力。

● 不同的闭路磁体设计所获固位力不等。三明治式闭路磁体所获的固位力最大，为磁性附着体设计的首选方式。

● 磁性附着体固位力与磁体和衔铁间距离的关系服从 Coulumb 定律，随两者间距离增大，固位力迅速下降；不同的磁路设计其固位力下降速率不等。

二、磁体最佳长径比及磁轭、衔铁体积的测定与筛选

永磁体的一个特殊性能是其具有适当的工作点，即磁体长度与直径之比值（L／D），其具有两个方面的意义：一是在最佳长径比值时，磁体可以最小体积获得大的磁引力；二是适当的长径比可获得较好的磁稳定性。软磁合金与永磁体间的配合比例关系、极接触面积对磁性附着体的固位力也有影响。作者通过测定不同长径比的磁体，不同体积和极面积的软磁合金磁轭、衔铁对三明治式磁性附着体固位力的影响，确定 BGH-1 钕铁硼磁体在三明治式设计中的最佳长径比，以及铁铬钼软磁合金磁轭、衔铁的最适体积及极面积。

闭路设计形式带来固位力的差异原因是由永磁材料的特性所决定的。影响永磁体磁力的一个重要特性是其长度直径比。不同的永磁材料的最佳长径比是不同的。只有当一种永磁体的长度与直径的比例达到最佳状态时，其磁通量密度可达到峰值，从而达到最佳的固位效果。当长径比小于最佳值时，固位力不能达到峰值；而当长径比大于最佳值后，虽然有磁体长度的增加和总体积的增加，则磁体的固位力不再明显增加。因而磁性附着体设计中的一个部分就是筛选出永磁体的最佳长径比和永磁体与软磁合金磁轭、衔铁间的最佳配比关系。

作者（1991）采用试验机拉力筛选法进行三明治式磁性附着体永磁体最佳长径比，及其与软磁合金磁轭、衔铁最佳匹配比方面的研究，从而筛选出在有限的直径范围内，钕铁硼永磁体的最佳长径比和铁铬钼软磁合金磁轭和衔铁的最适匹配尺寸，由此获得了 Z-1 型磁性附着体三明治式的设计，使其在底面直径 4.5mm、高度 3.5mm 的体积下获得了 950g 的固位力；获得 Z-2 型磁性附着体（钢帽式）设计，使其在底面直径 4.0mm、高度 1.6mm 的体积下获得 600g 的固位力。

在近期的研究中，田蕾、林立红等采用三维有限元磁场解析的方法，计算出磁体最佳长径比，再以实验加以检验，所获得长径比更为准确。

三、闭路磁性附着体的代表性设计

闭路磁体采用的代表性磁路有三种，钢帽式（cup yoke type）、三明治式（sandwich type）及裂极式（split pole type）。其中以钢帽式和三明治式更为常用。

1. 钢帽式磁路设计　是将圆盘状永磁体用软磁合金制作的"钢帽"包裹起来，永磁体的一极与帽顶相吸，另一极与钢帽的边缘共同吸附于衔铁上。磁力线从永磁体的一极出发，通过磁轭、衔铁回到永磁体上，从而形成闭合磁路（图 3-10）。钢帽式代表产品有 Hicoles（日本），Cemag（瑞典），Magnedisk（日本），Z-2 型（中国）等。

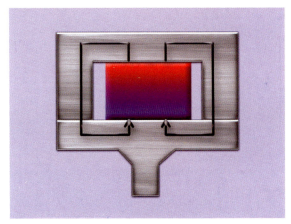

图 3-10　钢帽式闭路磁体设计

2. 三明治式设计 是将两块软磁合金磁轭设置于永磁体的两个极面上，形似三明治，两只软磁合金磁轭的底面与永磁体共同吸附于衔铁上，磁力线从永磁体的一极出发，经磁轭→衔铁→磁轭，再回到永磁体上（图3-11）。三明治式代表产品有 Z-1 型（中国），Magfit（日本），Keystone（澳大利亚），Jackson（美国），Shiner（美国）等。

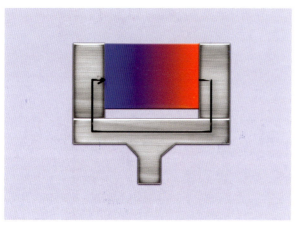

图 3-11　三明治闭路磁体设计

3. 裂极式磁路设计 是以两只极向相反的永磁体间隔一定间隙并列固定于软磁合金板上，以两磁体暴露极面共同吸附于衔铁上；磁力线从一只永磁体 N 极出发，经磁轭→另一只永磁体 S 极，同时，磁力线从另一只永磁体的 N 极出发→衔铁→第一只永磁体的 S 极（图3-12）。裂极式的代表产品有 split pole 等。裂极式设计是早期的闭合磁路设计，因其结构复杂，制作难度大，现已被前两种设计所取代。

钢帽式设计与三明治式设计各具特点。从磁路设计和磁引力公式 $F = 1/2u \cdot B^2 S$（其中 u 为常数，表示真空磁导率，B 为通过磁轭的磁束密度，S 为与衔铁接触的磁轭面积）中可知，钢帽式磁路设计可在牙根截面积允许的情况下，通过加大其直径来增加磁极接触面积，亦可通过减小接触面积增加磁束密度来增加固位力。这使得它外形特点为底面积大而高度低。三明治式则可在𬌗龈距允许的情况下，通过增高磁体高度来增加磁极接触面积，又可通过减小接触面积增加磁束密度来增加固位力，这使得它外形特点为底面积小而高度较高。磁场有限元分析法也证明了这一点，即钢帽式磁路在底面积较大而高度较低的情况下闭路磁体与衔铁接触面处磁场达到高度饱和，可获得最大固位力；而三明治式磁路在底面积较小，高度较高的情况下，闭路磁体与衔铁接触面处磁场达到高度饱和，可获得最大固位力。这些特点决定了钢帽式设计较适合于设置在牙颈部截面积较大𬌗龈距较小的情况，三明治式设计则较适合于牙颈部截面积小而𬌗龈距较大的情况。这两者各有其长，各有其适应证，而无排它性。与前两者相比，裂极式的突出优点在于复位力较其他二者好，其在 0.1mm 间隙时的磁引力为无间隙时的 53.6%，为其他二种磁性附着体的二倍左右。

除上述三种闭路设计外，还有一些其他的闭路设计，但其所获固位力均较上述三者差。（图3-13）

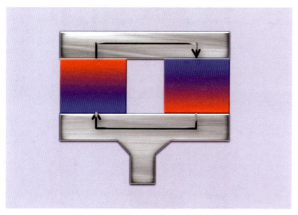

图 3-12　裂极式闭路磁体设计

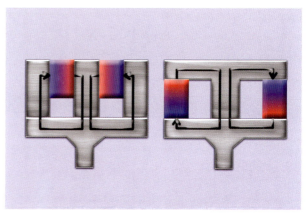

图 3-13　其他的闭路磁性附着体设计

四、超小型化闭路磁体

闭路磁体研究的另一重大突破是磁力/体积比显著增大。计算机磁场分析优化设计技术实现了永磁体与磁轭的最佳配比，Lei Tian，Oyama 等（1998）设计了三维磁场有限元模型（图3-14），

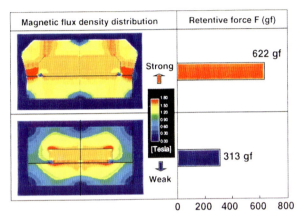

图3-14　三维有限元磁场解析（田蕾女士提供）

使通过磁轭的磁束密度达到最佳状态，加之高磁能积永磁体及高性能软磁合金的应用，使得磁性附着体单位体积的磁力大大增加。如日本爱知制钢公司推出的 Magfit EX 600 每单位固位力达到了 600g，体积却仅为 3.8mm×2.8mm×1.8mm，Magnedisk 800 体积仅为底面直径 4mm，高度 2.1mm，而固位力可达到 800g。林丽红等（2000）在计算机上建立了钢帽式磁性附着体的二维磁场有限元分析模型（图3-15），通过计算并比较不同尺寸磁性附着体所能发挥的最大固

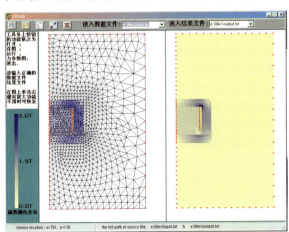

图3-15　二维有限元磁场解析

位力，对钢帽式磁性附着体进行了磁路优化设计，使永磁体与软磁合金之间达到最佳匹配，发挥其最大效应，从而在最小的体积、最佳的组合形式下实现最大的固位力。并开发出了 Z-2 型磁性附着体，其底面直径只有 4mm，高度 1.6mm，固位力可达 600g，如此小的体积可提供如此强的固位力，使得磁性附着体可以方便地用于各种口腔、颌面修复体中，使磁性附着体的广泛应用成为了可能。2001 年，日本爱知制钢公司研究出了一种超薄膜型的磁性附着体（Super-Thin-Magnetic Attachment，简称 STM）。它是将很多直径很小的铂-铁永磁体用真空蒸着技术镶嵌在厚度为 0.2-0.5mm 的软磁合金板上，经充磁，在软磁合金板上形成很多个小的闭路磁体。当超薄型闭路磁体与厚约 0.05-0.10mm 的超薄型衔铁接触时，即可形成多个闭合磁路的组合体，其各闭路磁体的固位力叠加起来，即可形成具有一定固位强度的附着体。目前，这种超薄型磁性附着体的固位力可达到 300g/12mm²。这种超薄膜型的磁性附着体具有：①厚度极小，近乎膜状；②白金成分较多，耐腐蚀性特别好，不需要烦琐的防腐蚀结构；③可随意加工及压制成多种形状等优点，因而除口腔修复外，还将在其他领域中有更广泛的应用。

五、缓冲型闭路磁体

由于牙齿、种植体、牙槽嵴粘膜在承受压力后可让性不同，在义齿行使功能时所产生的下沉、旋转等运动，使应力集中在基牙及种植体上，使之负担过重。为解决磁附着义齿在功能状态下的应力缓冲问题，学者们又进一步开发出了具有缓冲装置的磁性附着体，如 Magsoft（图3-16，图3-17）。Magsoft 在闭路磁体上方设计了硬质尼龙材料（POM）制作的帽，帽与闭路磁体之间设计了软质尼龙材料制作的缓冲球（cushion ball），这种特殊装置使义齿在行使功能时允许上下缓冲 0.2mm，向四周倾斜±6℃，使得基牙与种植体受到的应力得到缓冲，尤其适用于

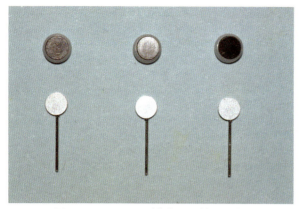

图 3-16　Magsoft 缓冲型磁性附着体

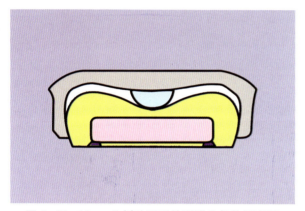

图 3-17　Magsoft 缓冲型磁性附着体结构示意图

种植体支持的和基牙种植体共同支持的以及少数基牙支持的覆盖义齿。白石柱等 (2001) 采用光弹性应力分析法对自然牙根和种植体支持的下颌全口覆盖义齿应用两种磁性附着体（缓冲型与非缓冲型）固位，垂直和斜向加载时支持组织内的应力分布规律进行了比较研究，实验结果表明：1、缓冲型磁性附着体由于其特殊的结构设计，在非缓冲型磁性附着体对侧向力缓冲的基础上，可以进一步缓冲垂直向殆力，减轻基牙或种植体的殆力负担，并可通过将基牙、种植体承担的一部分殆力分散到牙槽嵴，而使应力在支持组织中分布更均匀。2、缓冲型磁性附着体用于全口覆盖义齿，具有明显的应力缓冲能力，能使余留牙根周围的应力减小，分布更均匀，利于保持基牙健康。但这种缓冲装置，在持续的殆力作用下会出现疲劳老化，使其缓冲能力下降，改进缓冲帽的材料，增加其作用的持久性应为改进方向之一。

第三节　磁性附着体的抗腐蚀设计
The anticorrosion design for magnetic attachments

大多数永磁体属易腐蚀金属，尤其是钕铁硼类稀土族磁体，其在温、湿的口腔特定电化学环境中，更易腐蚀，从而失去其作用。早期磁性附着体研究停滞的一个重要原因即是无法解决磁性附着体的抗腐蚀问题。抗腐蚀是磁性附着体研究的一个重要问题，其中包括了永磁体和软磁合金材料两方面的抗腐蚀问题。

一、永磁体的抗腐蚀设计

钕铁硼磁体存在着易氧化腐蚀的缺点，其氧化产物虽无毒，但可引起周围粘膜色素沉着，并引起磁体退磁，使磁性附着体失去其作用。如何提高钕铁硼磁体的抗腐蚀能力？学者们曾采用过磁体表面镀铬、镀镍，以及喷涂树脂等方法试图解决这一问题，但均未能达到目的。进而又提出采用不锈钢包壳的方法，将整个磁体及软磁合金磁轭包裹在不锈钢壳内，这一方法可以显著提高磁性附着体的抗腐蚀性，但未能解决异种材料结合部位的精确封闭问题，制做过程也很复杂。90 年代中期，日本爱知制钢公司首先将程控激光焊接技术用于磁性附着体的制做，计算机控制下的激光焊接可以精确地将软磁合金磁轭与包裹永磁体的不锈钢壳焊接在一起，并实现精确的磁体封闭，而且焊接部的机械强度超过了母材料，这一技术的应用，根本解决了磁性附着体的抗腐蚀问题，保证磁性附着体长期应用的可靠性。目前这一技术已广泛用于磁性附着体的制做，解决了磁性附着体的抗腐蚀问题。作者等的长期临床观察表明，采用此技术制做的磁性附着体经过 8 年的临床应用后，大部分仍具有较好的抗腐蚀能力，仍保持有一定的固位力。

二、软磁合金的抗腐蚀性

磁性附着体的磁轭、衔铁由软磁合金制成，

其通常为磁性不锈钢, 如 $Fe-Cr_{16}-Mo_2$, $Fe-Cr_{19}-Mo_2$。这类材料必具备有良好的导磁性能, 同时还需具备良好的耐腐蚀性。作者 (1991) 采用电化学方法在模拟口腔环境中对铁铬钼软磁合金的耐腐蚀性进行测定, 以确定其在磁性附着体研究中应用的可行性。

(一) 实验材料

作者设立三个样本组, 其中铁铬钼软磁合金为试验组, 18:8 镍铬铸造合金和钴铬铸造合金为对照组。

A 组: 铁铬钼软磁合金 (陕西钢研所)

B 组: 齿科钴铬铸造合金 (上海齿科材料厂)

C 组: 齿科 18:8 镍铬铸造合金 (上海齿科材料厂)

样本制备: 将 A、B、C 三种材料分别铸造成底面直径 4mm, 高度 30mm 的圆柱形, 经镀砂、喷砂后高度抛光, 每组 6 只标本。

试件焊接导线后, 按试验要求用环氧树脂涂封试件, 经研磨、超声清洗后浸入人工唾液中, 浸泡 48 小时, 使体系趋于稳定, 即可进行各种测试。

(二) 实验设备及条件

1. 368 型电化学腐蚀测量系统 (美国 EG & PRINCETON APPLE RESEACH 公司出品)

2. 电解池 (自制): 工作电极分别为三组试件; 参比电极为饱合甘汞电极; 辅助电极为 $2.5 \times 5cm^2$ 铂片。

3. 实验条件: 全部实验均在 25℃±5℃ 的温度下进行, 以 Fusayama 人工唾液为电解液 (见表 3-2), 并加入少量碘化汞防腐剂, 实验前临时加入 1.2g/L $CaCl_2$, 用乳酸将 pH 调至 6.65±0.01。

表 3-2 Fusayama 人工唾液配方

成 分	含量 (g/L)
NaCl	0.7
KCl	0.33
$NaHCO_3$	1.5
$CaCl_2$	1.2
Urea	0.13
Na_2HPO_4	0.26
KH_2PO_4	0.2

(三) 实验方法与结果

1. 极化电阻 (RP) 与自然腐蚀电位 Ecorr 的测定 各样本浸泡 48 小时后, 首先测量其电位-时间曲线, 测量时间为 600 秒, 每 5 秒记录一点, 而后测量其极化电阻 RP, 所选用的极化电位范围是 ±20mV 以内, 扫描速率为 0.1mV/sec, RP 值由电脑直接给出, 所得的大部分 RP 值线性拟合相关系数在 0.95 以上。

表 3-3 为三种合金标本浸泡 48 小时后所测得的 RP 结果。

表 3-3 三种合金的极化电阻 (kΩ.cm)

试 件	样本数	RP 均值	标准差
A	6	24.26	14.73
B	6	44.50	25.00
C	6	10.25	2.58

由表中可见: 钴铬合金 (B) RP 最大; 铁铬钼软磁合金 (A) RP 次之; 18:8 镍铬合金 (C) RP 最小。经 t 检验, 三种合金的 RP 之间均有极显著差异 ($P<0.01$)。

三种合金的自然腐蚀电位 Ecorr 及波动范围列于表 3-4。

表 3-4 三种合金的自然腐蚀电位 Ecorr 及波动范围

样 本	Ecorr (mV)	波动范围 (mV)
A	−200.83	±5-7
B	−197.85	±3-5
C	−248.66	±5

三种合金的自然腐蚀电位负值大小依次为 18:8 镍铬合金 (C), 铁铬钼软磁合金 (A), 钴铬合金 (B)。

2. 动电位极化曲线的测定 给被测体系以一系列的极化电位, 测定其相应电流, 将结果绘成曲线, 这种极化电流与极化电位的关系曲线称为极化曲线, 用于观察给定的腐蚀体系中金属电极的动力学行为。动电位极化曲线作为强极化区的极化测量, 一般是从自然腐蚀电位 Ecorr 或稍负于 Ecorr 的电位开始扫描, 逐渐正移，直至氧析出电位，扫描速率为 0.1mV/sec 到 5mV/sec 之间，扫得越慢，得到信息与实际情况越接近。最后对测得的极化曲线整体形态，关键电位电流值（活化、纯化）等作全面的分析和比较。

本实验中三种合金的动电位极化曲线如图 3-18，3-19，3-20。

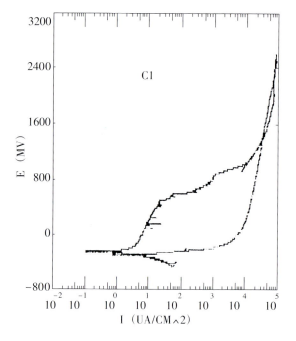

图 3-18　18:8 镍铬合金的极化曲线

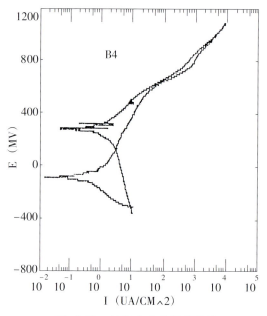

图 3-19　钴铬合金的极化曲线

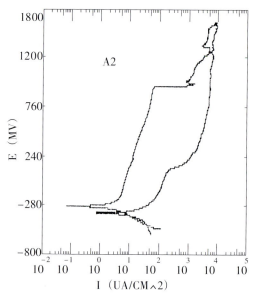

图 3-20　铁铬钼软磁合金的极化曲线

结果表明：在同一极化电位下，钴铬合金（B）的极化电流最小，铁铬钼软磁合金（A）次之，18:8 镍铬合金（C）极化电流最大且孔蚀电位最低。

表 3-5　三种合金动电位极化曲线的比较

极化电位	极　化　电　流（$\mu A/cm^2$）		
（mV）	A	B	C
0	6.5	1.0	6.0
100	7.5	2.0	7.5
200	10.0	3.0	10.0
300	15.0	6.0	15.0
400	20.0	10.0	20.0
500	25.0	20.0	27.0
600	30.0	30.0	50.0
孔蚀电位	1000.0	无孔蚀	550.0

（四）实验结果的分析与评价

1. 极化电阻（RP）与自然腐蚀电位（Ecorr）的意义　一个特定的腐蚀体系在没有外加电流的情况下所测得的金属的电位称为自然腐蚀电位（Ecorr）。

按电化学反应进行的腐蚀过程，总伴随着电子的得失，因此，根据 Faraday 定律，可以用电流的大小表示腐蚀速度。在腐蚀原电池内，由于电子通过金属本身传递，因而不能直接利用电流表测量其腐蚀速度，但可借助于极化测量，测出极化电阻（RP），求出腐蚀电流密度（mA/cm²）以表示腐蚀速度。极化电阻 RP 测量技术的原理就是给工作电极以外加电流进行微极化，使工作电极的电位在 Ecorr 附近变化，（约±10-20mV），此时极化电位△E 与电流密度△L 成线性关系。根据 Stem 和 Gery 推导的关系式，即 RP 与腐蚀电流密度成反比，也即 RP 与腐蚀速度成反比。RP 越大，腐蚀速度就越慢；反之，亦然。本实验结果表明：三种合金中钴铬合金 RP 最大故腐蚀速度最慢；18:8 镍铬合金 RP 最小故腐蚀速度最快，铁铬钼软磁合金的 RP 介于二者之间，腐蚀速度也介于二者之间。

根据电化学原理，对于一个特定的腐蚀体系，自然腐蚀电位 Ecorr 越负的金属，其失电子倾向就越大，也即其化学活性越大。金属腐蚀的本质，就是金属原子不断失去电子变成离子进入介质中的过程。因此失电子倾向大，即表明腐蚀的可能性也大。本实验测知 18:8 镍铬合金的 Ecorr 负值最大，铁铬钼软磁合金次之，钴铬合金最小，因而三种合金腐蚀的可能性大小依次为 18:8 镍合金，铁铬钼软磁合金，钴铬合金。

2. 动电位极化曲线的意义 在实验体系中，给试件一个极化电位，即可测出试件的相应极化电流，极化电流的大小，决定于试件材料本身的耐腐蚀性能，即在这一腐蚀体系中的失电子倾向。同一电位下，测得的极化电流越大，则表示该试件的失电子倾向越大，越容易发生腐蚀，反之，亦然。

由三种合金的极化曲线可见，在 500mV 以前，三种合金的极化曲线基本上都服从塔菲尔规律，极化电流随极化电位的增加而逐渐增加。而在 550mV 时，18:8 镍铬合金电流迅速增大，曲线上呈一平台状，此表明在此电位，该合金的电极表面氧化膜层破裂，发生了孔蚀，致使极化电流密度剧增。电位继续增大，电流经过短暂的缓慢增加后，又一次迅速增加。此表明孔蚀后，很快又有新膜层生成，但在进一步极化时又发生了孔蚀。铁铬钼软磁合金在极化电

位为 1000mV 时也出现了孔蚀，而钴铬合金则未出现。同一条件下，出现孔蚀的金属较未出现孔蚀的金属耐腐蚀性差，出现孔蚀时的极化电位越低，则这种金属耐腐蚀性越差。本实验中，钴铬合金在 1200mV 的极化条件未出现孔蚀，说明有较好的耐腐蚀性；而铁铬钼软磁合金出现孔蚀的极化电位远高于 18:8 镍铬合金，说明其耐腐蚀性次于钴铬合金而优于 18:8 镍铬合金。

由于人体口腔内的极化电位通常是在 100mV 以下，即使在口腔中有金属存在的状态下，其极化电位也在 500mV 以下，因此在极化电位为 600mV 以下范围内对三种合金的极化电流进行比较，钴铬合金极化电流最小，耐腐蚀性最好，铁铬钼软磁合金次之，18:8 镍铬合金极化电流最大，较易发生腐蚀。

综上所述，由自然腐蚀电位 Ecorr 所反映的腐蚀倾向；极化电阻（RP）所反映的腐蚀速度和极化曲线所反映的耐腐蚀性，三方面测试结果均已表明，铁铬钼软磁合金在口腔环境中的整体耐腐蚀性能次于钴铬合金而优于 18:8 镍合金。由于 18:8 镍铬合金已在口腔中长期应用，已证明其耐腐蚀性已足以满足口腔应用需要，故铁镍钼软磁合金亦具有良好的耐腐蚀性，可以长期在口腔环境中应用。

上述研究为解决磁性附着体的腐蚀问题奠定了基础。目前国际上均以激光焊接封闭技术和铁铬钼软磁合金材料做为解决磁性附着体抗腐蚀问题的基本手段。十余年的应用经验表明：磁性附着体的抗腐蚀性能已能满足临床长期应用的要求。

参考文献

1. Akaltan F, Can G. Retentive characteristics of different dental magnetic systems. J Prosthet Dent. 1995 Oct;74 (4) :422-7.

2. Angelini E, Pezzoli M, Zucchi F. Corrosion under static and dynamic conditions of alloys used for magnetic retention in dentistry. J Prosthet Dent. 1991 Jun;65 (6) :848-53.

3. Endo K, Suzuki M, Ohno H. Corrosion characteristics of ferric and austenitic stainless steels for dental magnetic attachment. Dent Mater J. 2000 Mar;19 (1) :34–49.

4. Iimuro FT, Yoneyama T, Okuno O. Corrosion of coupled metals in a dental magnetic attachment system. Dent Mater J. 1993 Dec;12 (2) :136–44.

5. Kitsugi A, Okuno O, Nakano T, Hamanaka H, Kuroda T. The corrosion behavior of Nd2Fe14B and SmCo5 magnets. Dent Mater J. 1992 Dec;11 (2) :119–29.

6. Lewandowski JA, White KC, Moore D, Johnson C. An investigation of two rare earth magnetic systems by measuring grip force and reseating force. J Prosthet Dent. 1988 Dec;60 (6) :705–11.

7. Minoru Ai, Yuh–Yuan Shiau: New Magnetic Applications in Clinical Dentistry Quintessence Publishing Co, Ltd. Tokyo. 2004. 28–43.

8. Nakamura K, Takada Y, Yoda M, Kimura K, Okuno O. Galvanic corrosion of ferritic stainless steels used for dental magnetic attachments in contact with an iron–platinum magnet. Dent Mater J. 2008 Mar;27 (2) :203–10.

9. Nishida M, Tegawa Y, Kinouchi Y. Evaluation of leakage flux out of a dental magnetic attachment. Conf Proc IEEE Eng Med Biol Soc. 2007;2007:3520–3.

10. Ohashi N, Koizumi H, Ishikawa Y, Furuchi M, Matsumura H, Tanoue N. Relation between attractive force and keeper surface characteristics of iron –neodymium –boron magnetic attachment systems. Dent Mater J. 2007 May;26 (3) :393–400.

11. Sorensen JA, Engelman MJ, Daher T, Caputo AA. Altered corrosion resistance from casting to stainless steel posts. J Prosthet Dent. 1990 Jun;63 (6) :630–7.

12. Takahashi N, Takada Y, Okuno O. Galvanic corrosion between dental precious alloys and magnetic stainless steels used for dental magnetic attachments. Dent Mater J. 2008 Mar;27 (2) :237–42.

13. Vrijhoef MM, Mezger PR, Van der Zel JM, Greener EH. Corrosion of ferromagnetic alloys used for magnetic retention of overdentures. J Dent Res. 1987 Sep;66 (9) : 1456–9.

14. Wiegman –Ho L, Ketelaar JA. Corrosion rate studies: measurements of corrosion rates of some non –precious dental alloys in artificial saliva. J Dent. 1987 Aug;15 (4) :166–70.

15. Yiu EY, Fang DT, Chu FC, Chow TW. Corrosion resistance of iron –platinum magnets. J Dent. 2004 Aug;32 (6) :423–9.

16. Yimin Zhao，Quyang Guan, Yuan Gao. Basic and applied research of magnetic retentive technique. J Japanese Magnetic Dent 1998;1 (6) :46–49.

17. Yimin Zhao，Huang Hui, Cheng Yong. The basic and clinical research of Z–1 type .magnetic attachment Journal of Japanese Magnetic Dentistry 1998;1 (7) :18–22.

18. 陈文:用电化学方法研究充填合金的腐蚀.第四军医大学硕士学位论文.1989.

19. 胡滨,张富强,郑元俐. pH 值对磁性固位体耐蚀性能的影响. 华西口腔医学杂志, 2003, 21 (4) , 301–303.

20. 金重勋主编：磁性技术手册. 磁性技术协会（台湾）出版. 台北，2002. 289–322.

21. 林丽红,赵铱民,顾捷,梁得亮. 钢帽式磁性附着体的二维磁场有限元分析模型的建立.华西口腔医学杂志, 2002, 20 (5) , 377–379.

22. 潘景光,赵铱民,邵龙泉. 软磁合金与口腔常用合金间电偶腐蚀的研究. 实用口腔医学杂志, 2003, 19 (2) , 110–112.

23. 潘景光,赵铱民,苏方,吴国峰. 软磁合金与 4 种齿科合金间电偶腐蚀的浸泡实验研究. 实用口腔医学杂志, 2007, 23 (5) , 662–665.

24. 姚江武 李水根. 静磁场下两种口腔磁性附着体漏磁量的测定与分析. 武汉大学学报：医学版.2007,28 (2) .185–187,191.

25. 张富强,胡滨,郑元俐. 磁性固位体耐蚀性能的研究. 中华口腔医学杂志, 2001, 36 (4) , 295.

26. 赵铱民,陈文. 齿科用铁铬钼软磁合金耐腐蚀性的电化学方法测定. 中华口腔医学杂志.1994,29 (2) .119–119.

27. 赵铱民,陈文. 齿科用铁铬钼软磁合金耐腐蚀性的研究. 第四军医大学学报.1996,17 (3) .215–217.

28. 赵铱民,欧阳官. 磁性材料.磁路设计和结构设计针对磁性固位体固位力的影响. 实用口腔医学杂志. 1995,11 (3) .163–165.

29. 赵铱民. 新型磁性固位体的研制. 实用口腔医学杂志. 1991,7 (2) .70–73.

第四章 磁性附着体的种类与特点

The types and characteristics of magnetic attachments

　　由于磁附着固位技术的日趋普及,目前世界上已有多个磁性附着体商品。从设计上看,多种磁性附着体实际上只分为两大类:一类为开放磁路,另一类为闭合磁路,由于开放磁路设计的缺点较多,目前已趋于淘汰,故目前广泛应用的磁性附着体均为闭路磁体,本章重点介绍在国际范围内有较大影响和有一定代表性的磁性附着体。

一、Split pole磁性附着体

　　为澳大利亚悉尼大学 Gillings 教授于 1978 年所首创,其采用一对小钐钴磁体以极向相反的方式吸附于软磁合金磁轭上,磁体的另一极面与衔铁相吸附,从而构成一闭合磁路(图 4-1),被称为裂极式设计。其衔铁为粘接型椭圆钉帽状,这种磁性附着体的固位力可达到 400 克,主要用于余留牙根上,为覆盖义齿的固位体。由于这种磁性附着体的防腐蚀性能较差、体积

较大、使用不便,故应用较少,现已被新一代的磁性附着体取代。

二、Keystone磁性附着体

　　是 Gillings 教授1986 年继裂极式设计后又推出的另一种闭合磁路式磁性附着体,其采用"三明治"式设计,即将一片状钕铁硼磁体的N、S 极分别吸附于两块形状相同的磁轭上,通过磁轭与衔铁构成闭合磁路(图 4-2)。衔铁为粘接型钉帽状,这种磁性附着体根据其形状大小分别可达到 400g 和 600g 的固位力。主要应用于余留牙根上做为覆盖义齿的固位体。Keystone 磁性附着体在国际上得到了较为广泛的应用。

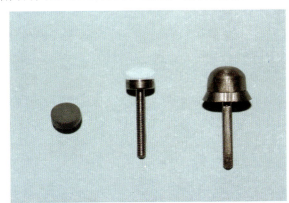

图 4-2　Keystone 磁性附着体

三、Jackson磁性附着体

　　由美国牙科医生 Jackson 于 1986 年设计。其磁路也采用"三明治"式闭路设计,所不同的是其衔铁与闭路磁体的吸附面为一球面结构,

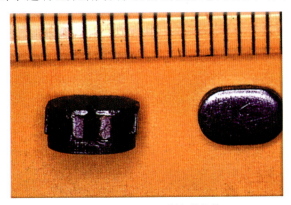

图 4-1　Split pole 磁性附着体 *

在球面的中心部有一突起（图4-3），其设计目的是为了义齿在受到侧向力后允许义齿沿衔铁的球面有少许转动，但又不离开原位置。它的衔铁设计也是粘接型钉帽状，主要用于设置在余留牙根上，解决覆盖义齿的固位。其固位力可达到700g，但其未能很好解决抗腐蚀问题。

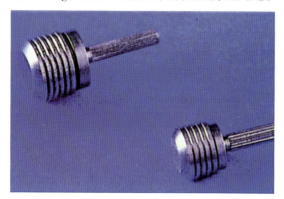

图4-3　Jackson 磁性附着体*

四、Shiner's磁性附着体

又称为 Shiner's 应力中断式磁性附着体。其由美国 Preat 公司推出。附着体采用"三明治"式设计，其磁轭部分设计为近似球面结构，此结构外罩一半球形尼龙罩，当义齿受大的侧向力后，尼龙罩可沿球面作适度转动（图4-4），以缓冲和中断应力。其衔铁设计也有特点，为一圆锥形钉帽状结构，配有专门的根管预备钻，这种附着体，还可以与种植体配合使用，固位力为500g。可用于普通覆盖义齿和种植覆盖义齿。

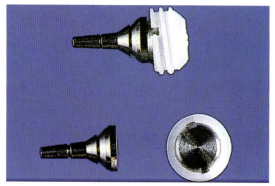

图4-4　Shiner's 磁性附着体*

五、Zest磁性附着体

由美国 APM-Sterngold 公司推出，为钢帽式

闭合磁路设计，应用钕铁硼永磁体，采用金合金作为闭路磁体的抗腐蚀外壳，壳表面压有凸凹纹以便与义齿塑料形成牢固连接。衔铁为铸接式圆盘状结构（图4-5），可嵌入蜡型，形成钉帽状衔铁或赝复体整体支架，可以设置在余留牙根上，也可设置在修复体上。固位力分为500g 和 680g 两种。为用途较广泛的一种磁性附着体。

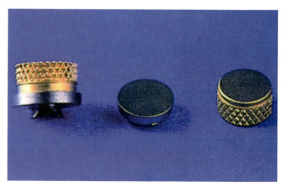

图4-5　Zest 磁性附着体*

六、Dyna磁性附着体

由荷兰 Dyna 齿科工程公司推出，应用钕铁硼磁体，采用圆盘形简单磁体设计，是目前国际上唯一采用开放式磁路设计的磁性附着体，采用不锈钢作防腐蚀壳。衔铁采用台阶形钉帽状设计（图4-6），亦配有专门的根管预备钻，固位力 190g，主要用于覆盖义齿。固位力小和开放性磁场是这种磁性附着体的主要缺点，现已很少使用。

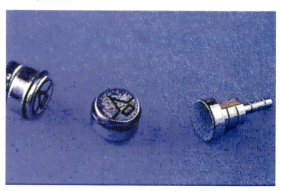

图4-6　Dyna 磁性附着体*

七、Magfit磁性附着体

为日本爱知学院大学齿学部与爱知制钢公司

注：*号图片引用自田中贵信《磁性アタッチメント》一书

联合研制开发的系列磁性附着体。由于应用了高性能的钕铁硼永磁体、软磁合金和采用了先进的激光封闭技术，使得 Magfit 磁性附着体成为目前国际上固位力/体积比最大，防腐蚀性能最好，外磁场最小的磁性附着体，其主要有以下几种型号：

1. Magfit EX　为"三明治"式闭路设计，呈矩形，在软磁合金的磁轭双侧各有一突起的翼状结构，以防止闭路磁体从修复体上脱出（图 4-7，图 4-8），体积分别为 3.4mm×2.4mm×1.5mm 和 3.8mm×2.8mm×1.8mm，配以矩形铸接式衔铁

（castable keeper）。从固位力上分有 400g 和 600g 两种，是目前国际上体积最小的磁性附着体。

2. Magnedisk　为钢帽式闭路设计，外形呈一高度为 1.3mm 的圆盘状（图 4-9），配以盘状铸接式衔铁。固位力有 500g、700g 两种，由于其具有最低的高度，因而非常适用于颌间距离小的患者，且也很适于与种植磁附着体配合使用。这种磁性附着体可配用两种衔铁，一种为预成式衔铁（图 4-11，图 4-12，图 4-13），另一种为铸接式衔铁（图 4-10）。

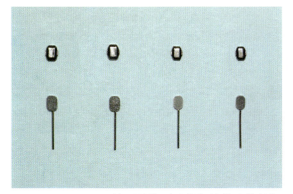

图 4-7　Magfit 磁性附着体（磁体与铸接式衔铁）

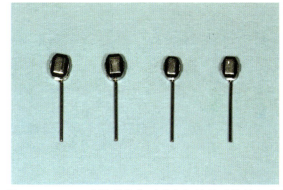

图 4-8　Magfit 磁性附着体（磁体与铸接式衔铁组合）

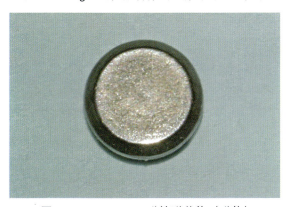

图 4-9　Magnedisk 磁性附着体（磁体）

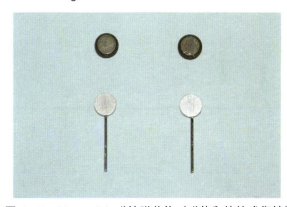

图 4-10　Magnedisk 磁性附着体（磁体和铸接式衔铁）

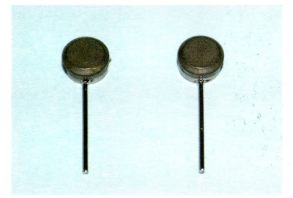

图 4-11　Magnedisk 磁性附着体（磁体和铸接式衔铁组合）

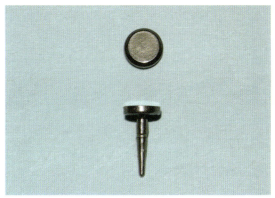

图 4-12　Magnedisk 磁性附着体（磁体与预成式衔铁）

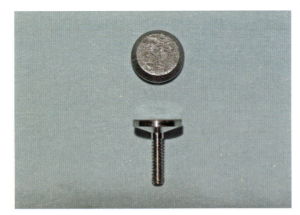

图 4-13 Magnedisk 磁性附着体（磁体与预成式衔铁）

3. Magsoft　也为钢帽式闭路设计，与 Magnedisk 所不同的是，这种附着体增加一个缓冲装置，它的软磁合金钢帽顶面呈凹面，在钢帽上罩了一只尼龙帽（图 4-14，图 4-15），配以盘状铸接式衔铁，当义齿受到较大殆力时,尼龙帽会发生变形并沿钢帽表面向下滑动，使整个义齿随着粘膜受压变形而均匀下沉，不会在余留牙根处形成过大的应力，以保护余留牙根的健

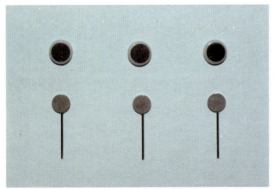

图 4-14　Magsoft 磁性附着体（带缓冲帽的磁体与铸接式衔铁）

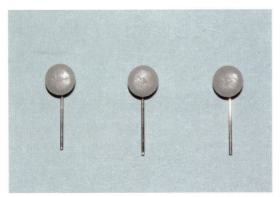

图 4-15　Magsoft 磁性附着体（带缓冲帽的磁体与铸接式衔铁组合）

康。但这种磁性附着体的缓冲结构的持久性受到质疑。

上述三个类型的衔铁形态虽有差异，但都属于铸接型衔铁，均需加蜡制备成钉帽状蜡型或固定于支架蜡型上，经铸造后，设置于余留牙根上或修复体上。可用于各种覆盖义齿和颌面赝复体。

八、Hicorex磁性附着体

为日本日立公司研制的系列磁性附着体。其基本设计为钢帽式结构，与 Magfit 不同的是其具有一只矩形定位杆（图 4-16，图 4-17）。固位力由 300g 至 700g 不等。

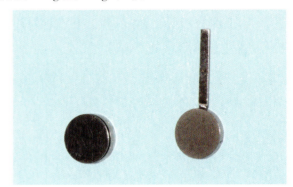

图 4-16　Hicorex 磁性附着体（磁体与铸接式衔铁）

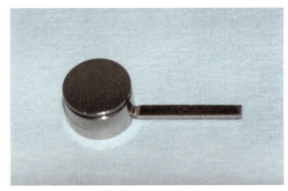

图 4-17　Hicorex 磁性附着体（磁体与铸接式衔铁组合）

九、Z系列磁性附着体

Z 系列磁性附着体是我国第四军医大学口腔医院研制的系列磁性附着体。

1. Z-1 型磁性附着体　为赵铱民等于1987 年研制，其应用高性能的钕铁硼永磁体，采用"三明治"闭合磁路设计；双侧磁轭呈球面状，外罩不锈钢防蚀罩。衔铁设计为粘接式圆形和椭圆形钉帽状衔铁（图4-18，图4-19）。每只附着体固位力为950g，是国际上各种磁性附着体中固位力最强的一种，其应用温度可达到120℃，可与修复体一起进行热处理，而不显著影响其磁性能。经多年使用，已证明Z-1型磁性附着体具有足够的固位力，良好热磁稳定性和生物安全性，体积较小，使用方便。但由于未能实现激光焊接封闭，因而在口腔中长期使用后，会产生因焊缝微孔渗漏，引起磁体腐蚀退磁问题，故通常在使用两年后，即需更换新的闭路磁体。这种磁性附着体还有种植磁附着体系列（见另章），因而具有广泛的应用范围。此型号目前已为Z-2型所替代。

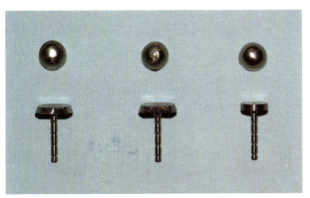

图4-18　Z-1型磁性附着体（磁体与预成式衔铁）

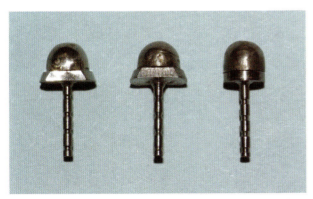

图4-19　Z-1型磁性附着体（磁体与预成式衔铁组合）

2. Z-2型磁性附着体　Z-2型磁附着体是在Z-1型的基础上发展的，采用钢帽式设计，程控激光封闭焊接、衔铁设计为预成钉帽粘接式，也有专用于颌面修复体的"工"字形圆盘状衔铁。磁体底面直径4mm、高度1.6mm，较Z-1

型减小近一半，固位力为600g，其抗腐蚀性能显著提高，不会因腐蚀引起退磁（图4-20，图4-21，图4-22）。可用于多种口腔、颌面修复体。

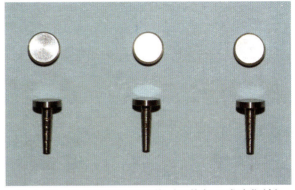

图4-20　Z-2型磁性附着体（磁体与预成式衔铁）

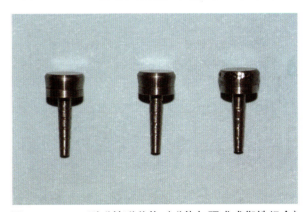

图4-21　Z-2型磁性附着体（磁体与预成式衔铁组合）

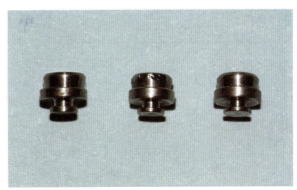

图4-22　Z-2型磁性附着体（磁体与预成园盘状衔铁组合，专用于赝复体）

Z-2型磁性附着体的闭路磁体采用了钢帽式磁路设计。所谓钢帽式磁路设计就是将圆盘状永磁体用软磁合金制作的"钢帽"包裹起来，永磁体的一极与帽顶相吸，另一极与钢帽的边缘共同吸附于衔铁上。磁力线从永磁体的一极出发，通过磁轭、衔铁回到永磁体上，从而形成闭合磁路。钢帽式设计较适合于牙颈部截面积较大、殆龈距较小的情况。

Z-2 型磁性附着体设计了很薄的软磁合金不锈钢片封闭永磁体未被软磁合金钢帽包裹的一面，一来使永磁体与外界环境完全隔离，二来能够保证磁力线通畅地从衔铁回到永磁体上。不锈钢片与磁轭之间设计了不导磁不锈钢制作的隔磁圈，以防止磁力线短路。软磁合金不锈钢片与隔磁圈之间及隔磁圈与磁轭之间采用程控激光焊接技术，使这些缝隙达到完全闭锁，解决了磁性附着体的耐腐蚀问题。

Z-2 型磁性附着体的衔铁与 Z-1 型磁性附着体一样，采用了预成粘接式钉帽状衔铁。它有操作简单、省时、无需铸造等优点。

Z-2 型磁性附着体与 Z-1 型相比有如下特点：（1）Z-1 型采用了"三明治"式设计，Z-2 型采用了钢帽式设计，以满足临床多种需求；（2）Z-2 型所用永磁体的磁能积远高于 Z-1 型所用永磁体，单位体积固位力显著提高；（3）在 Z-2 型磁性附着体制作中采用了程控激光焊接技术，解决了闭路磁体腐蚀问题；（4）Z-2 型磁性附着体的体积较 Z-1 型显著减小，其中闭路磁体体积仅为 Z-1 型闭路磁体的 1/2。

3. Z-3 型磁性附着体　Z-3 型磁性附着体的闭路磁体部分与 Z-2 型磁性附着体相同，区别仅在于衔铁上。Z-3 型磁性附着体采用了铸接式衔铁，即将预成式盘状衔铁镶嵌在根面蜡型里，经牙科合金铸造后形成与根面密合的钉帽。为保证衔铁在铸腔内的稳定性，在衔铁一侧加了定位针（图 4-23，图 4-24）。铸接式衔铁的优点在于密合性好，可严密覆盖根面，防止继发龋发生，与根管密合，固位力较强，可根据需要随意调节衔铁在口腔内的倾斜度（图 4-25），适合于根管粗大、位置不正常即偏舌或偏颊侧的牙根。缺点是操作工艺较复杂，增加了一次患者就诊次数。

4. Z-4 型磁性附着体　为解决磁性附着体对 MRI 的影响，作者研制出了 Z-4 型磁性附着体（衔铁可卸式磁性附着体）（图 4-26）。可卸式衔铁由三部分组成，即盘状衔铁、中心螺丝、

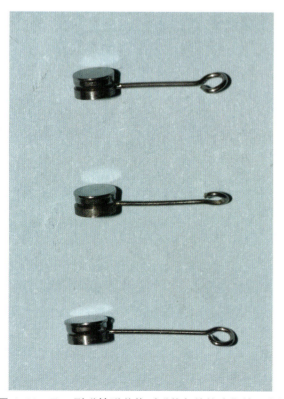

图 4-23　Z-3 型磁性附着体（磁体与铸接式衔铁组合）

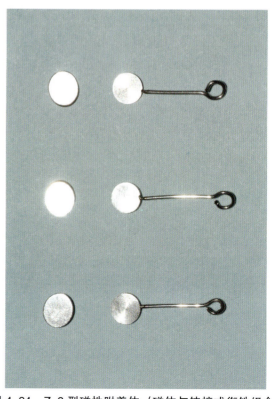

图 4-24　Z-3 型磁性附着体（磁体与铸接式衔铁组合）

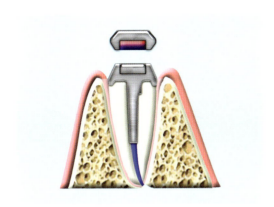

图 4-25　Z-3 型磁性附着体衔铁应用的模式图

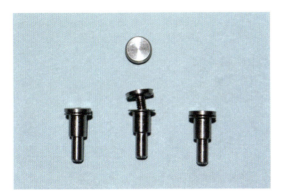

图 4-26　Z-4 型磁性附着体（磁体与可卸式衔铁）

桩钉。其中与闭路磁体接触的盘状衔铁及中心螺丝由软磁合金加工而成，并保证中心螺丝拧入桩钉内后与盘状衔铁形成高度一致的表面，

而固定在根管内的钉使用了钛合金，因为钛合金是对 MRI 仅有轻度影响的金属，且有良好的生物相容性和耐腐蚀性，价格比贵金属便宜。

可卸式衔铁的临床操作程序为：用与可卸式衔铁配套的根管预备钻预备基牙根管后，用 Superbonding 粘接树脂将可卸式衔铁的桩钉部分粘固在根管内，再用中心螺丝将盘状衔铁固定于桩钉上。患者戴上这种衔铁可卸式磁性附着体后，在有必要做磁共振检查时，只需用小螺丝刀将中心螺丝和盘状衔铁取下来即可。而检查结束后又可以方便地将盘状衔铁及中心螺丝复位（图 4-27）。

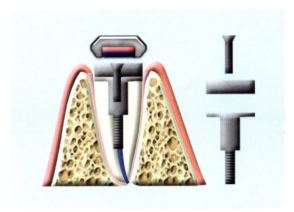

图 4-27　可卸式衔铁的临床应用模式图

表 4-1　各种磁性附着体性能一览表

名称	产地	磁路	应用温度（℃）	体积（mm）	固位力（g）
Split pole	澳大利亚	闭路	<100	2.9×5.5×3.2	420
Keystone	澳大利亚	闭路	<100	φ4×3.5	450
Jackson	美国	闭路	<70	φ5.5×3.8	700
Shiner	美国	闭路	<100	φ4.6×3.1	500
Zest	美国	闭路	<100	φ5.5×2.8	530
Dyna	荷兰	开路	<100	φ4.5×2.6	190
Magfit EX600	日本	闭路	<120	2.8×3.8×1.8	600
Hicorex MD	日本	闭路	<120	φ4.4×2.1	250
Z-1	中国	闭路	<120	φ4.5×3.0	950
Z-2	中国	闭路	<120	φ4×1.6	600

参考文献

1. Akaltan F, Can G. Retentive characteristics of different dental magnetic systems. J Prosthet Dent. 1995 Oct;74 (4) :422-7.

2. Chopra V, Smith BJ, Preiskel HW, Palmer RM, Curtis R. Breakaway forces of flat and domed surfaced Magfit implant magnet attachments. Eur J Prosthodont Restor Dent. 2007 Mar;15 (1) :7-12.

3. Highton R, Caputo AA, Pezzoli M, Matyas J. Retentive characteristics of different magnetic systems for dental applications. J Prosthet Dent. 1986 Jul;56 (1) :104-6.

4. Minoru Ai, Yuh-Yuan Shiau: New Magnetic Applications in Clinical Dentistry Quintessence Publishing Co, Ltd. Tokyo. 2004. 15-20.

5. Riley MA, Walmsley AD, Harris IR. Magnets in prosthetic dentistry. J Prosthet Dent. 2001 Aug;86 (2) :137-42.

6. Tegawa Y, Kinouchi Y. Dental magnetic attachment: toward third generation devices. IEEE Trans Biomed Eng. 2008 Mar;55 (3) :1185-90.

7. 田中贵信著. 磁性アタッチメント——磁石を利用した新しい補綴治療. 医歯薬出版株式会社. 東京, 1992. 59-69.

8. 金重勲主编：磁性技术手册. 磁性技术协会（台湾）出版. 台北, 2002.

9. 林丽红. 磁性固位技术的研究进展. 国外医学：口腔医学分册.2002,29 (3) .166-168.

10. 张骏, 肖雪. 磁性附着体的研究进展. 国际口腔医学杂志.2007,34 (2) .134-136.

第五章　磁性附着体的固位特性

The retentive characteristics of magnetic attachments

磁性附着体是以磁力为固位力，因而其完全不同于其他各类以摩擦力为固位力的机械式附着体，与其他机械式附着体相比磁性附着体具有一些特殊性能。

第一节　磁性附着体的固位特点

The retentive characteristics of magnetic attachments

一、固位力持续而稳定

磁性附着体是依靠磁性材料间的磁引力而保持修复体固位的，从理论上，钕铁硼永磁体的半衰期为 52 年，因而，磁性附着体不会像其他机械式附着体一样，随着应用时间的延长，随着机械部件之间的磨损，制做附着体的材料的老化，使附着体的固位力下降，能使附着体始终保持足够的固位力。作者的观察表明，装置了两付 Magfit EX600 磁性附着体全口覆盖义齿在使用 7 年后仍然具有足够的固位力，而采用机械式附着体的修复体，通常在应用半年（如使用尼龙卡、塑料卡的杆卡式附着体及杆臼式附着体）或一年以上（如栓体栓道式附着体、弹簧卡式附着体），均需要更换附着体的固位部件，或调整附着体固位部件的接触密合度，以此来保持修复体的固位力。虽然作者也观察到了由于衔铁表面磨损，或闭合磁体的微腐蚀也会引起磁性附着体固位力的下降，但总体上磁性附着体的固位力远较机械式附着体稳定而持久。

二、轴向固位力强而侧方固位力弱

机械式附着体的基本固位原理是通过两个机械部件间的扣锁形成的大的摩擦力，使两部件之间形成一个整体，从而实现修复体的固位（图 5-1，图 5-2）。

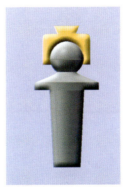 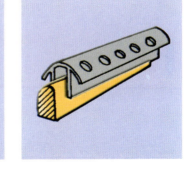

图 5-1　杆臼式附着体　　　图 5-2　杆-卡式附着体

而磁性附着体则是通过磁体与衔铁两个平面间的磁引力吸附来实现修复体固位的，由于这种磁引力的主要作用方向在轴向，因而就形成了磁性附着体轴向固位力强，侧方固位力弱的特点。田中贵信等（1995）的研究表明：磁性附着体的轴向固位力通常是水平向固位力的 6 倍，即水平向固位力仅为垂直向固位力的 1/6。这一特点在应用中具有其特殊的临床意义。在应用机械式附着体的修复体，由于固位部位在扣锁

后形成一个整体，因而当义齿在咀嚼活动中受到一个大的侧向咬合力的作用时，这个侧向力可以通过附着体直接传递到设置附着体的余留牙根上，如果这个侧向力超过了余留牙根牙周膜的缓冲能力则会对余留牙根造成创伤，久而久之导致余留牙根的松动与脱落（图5-3）。

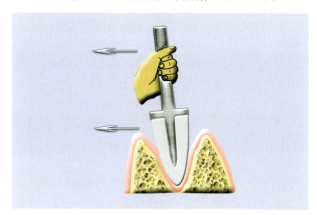

图5-3　机械式附着体受侧向力后对牙根的影响大

而应用磁性附着体固位的修复体，在受到一个大的侧方殆力作用时，由于修复体的固位是依靠永磁体与衔铁两个平面的吸附，且因为磁性附着体的侧方固位力弱，这样修复体会沿着衔铁表面出现少许滑动，尽管这种滑动的距离并不大，通常应在粘膜弹性的范围之间（0.2-0.3mm），但这一移动却根本改变了力的作用方向，使侧向力的传递中断，不再传递到余留牙根上，从而阻止了对余留牙根的损伤。此外，当所受的侧向力过大或为旋转力时，磁性附着体的永磁体与衔铁吸附面会出现分离，这样也阻断了侧向力的传递，保护了余留牙根的健康（图5-4）。

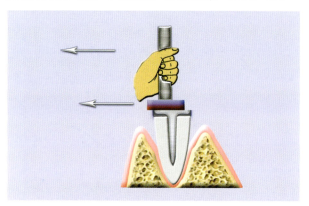

图5-4　磁性附着体受侧向力后对牙根无影响

三、自动复位

磁性附着体固位的义齿，在受到大的侧向力后，会沿衔铁平面轻度移动，当这个侧向力去除后，义齿又会在磁引力的作用下，自动回到原来的位置上，这一过程即称为自动复位（图5-5）。这是磁性附着体另一个固位特性，也是在所有固位形式中独有的优点。这一特点保证了义齿正常功能活动的持续进行。如没有这一功能，则义齿在受到侧向力后所出现的移位，就无法回到正常的位置上，进而还会引起创伤殆，义齿固位力下降等等问题。

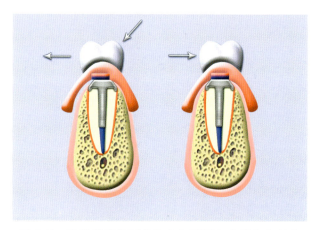

图5-5　磁性附着体固位的义齿受侧向力后会出现少许移位，而一旦侧向力去除即会自动恢复原位

第二节　磁性附着体的固位力和复位力

The retentive force and reposition force of magnetic attachments

一、固位力

磁性附着体的固位力是指闭路磁体与衔铁密切接触，间隙为零时二者间的吸引力，是评价磁性附着体性能的最重要指标之一。

磁性附着体固位力与闭路磁体和衔铁间的密合程度及脱位力的作用方向密切相关。研究表明，软磁合金是磁阻最小的材料之一，而空气的磁阻则是软磁合金的很多倍。如果闭路磁体能与衔铁面间形成密切接触，则磁通量可以最小衰减直接进入衔铁，从而保持最大的磁引力，相反，如果闭路磁体与衔铁间不能形成密切接触，如衔铁表面不光滑平坦，或与闭路磁体形状不完全适合，一方面使两者间最小阻抗的接触面积减小，另一方面，会在衔铁面与闭路磁体面之间留下间隙，当磁通量通过间隙中的空气时就会受到很大的磁阻而使其衰减，这种间隙越大，即通过空气的距离越大，磁通量的衰减就越明显，闭路磁体与衔铁间的磁引力就越小（图5-6）。因而磁性附着体闭路磁体的工作面与衔铁面形态应高度吻合并达到很高的光洁度，从而保证两者间的密切结合，实现最大的固位力。

表 5-1 磁性附着体固位力与脱位方向间的关系

脱位力角度	样本数 N	固位力均数(X)(g)	标准差 S(g)
0°	5	139	17
10°	5	164	27
20°	5	193	19
30°	5	212	22
40°	5	278	29
50°	5	319	17
60°	5	446	30
70°	5	616	35
80°	5	812	27
90°	5	951	32

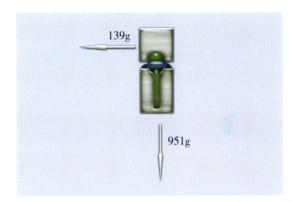

图 5-7　Z-1 型磁性附着体轴向力为水平向力的 6.8 倍

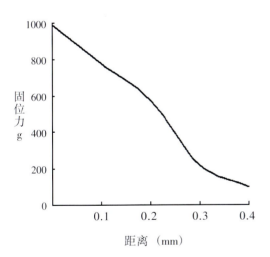

图 5-6　Z-1 型闭路磁性附着体磁体与衔铁间隙变化对固位力的影响

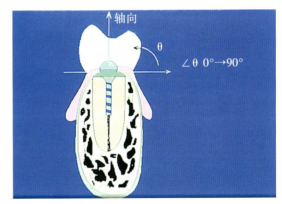

图 5-8　磁性附着体固位力随脱载力的方向而改变，轴向力最大，水平向力最小

磁性附着体的固位力还与脱位力的作用方向有密切关系。磁性附着体固位的特性之一是轴向力强而侧向力弱，因而脱位力的作用方向可直接影响固位力的大小。作者采用 Instron 万能材料试验机对 Z-1 型磁性附着体固位力与脱位方向间的关系进行了试验观察，以 10° 角为步长对 5 个样本进行测试，采用配对 t 检验方法进行统计处理，结果见表 5-1 及图 5-7、5-8。

实验结果表明各组间固位力相差显著，P 值均小于 0.05。此结果证实了脱位力方向对固位力的影响。当闭路磁体脱位方向与衔铁平面垂直成 90° 角时，其固位力达到峰值，即 951g，而当闭路磁体脱位方向与衔铁平面相平行，即脱位力与衔铁平面夹角为 0° 时，其固位力最小，平均为 139g，约为垂直向固位力的 1/6.8。由实验结果还可看到在闭路磁体脱位方向与衔铁平面夹角小于60°时，随夹角的增大，固位力逐步增加，但较缓慢，而当此夹角介于60°-90°时，随夹角的增加，固位力迅速增加。

如设定脱位力的方向与衔铁平面间的夹角为θ，由本实验可总结出以下结论：当θ角为0°时，磁性附着体的固位力最小；当θ角为90°时，磁性附着体的固位力最大。在0°-90°范围内磁性附着体的固位力与脱位力角度θ成正相关，脱位力角度越大，即磁性附着体的固位力也越大。

认识和掌握磁性附着体的这一特性将有助于临床上设计和调整修复体的固位力。

二、复位力

复位力是指衔铁和闭路磁体之间有间隙，或出现位移后使二者重新回到两者中心轴一致，且密切接触状态的吸引力，它包括垂直方向的复位力和水平方向的复位力（图5-9，图5-10）。

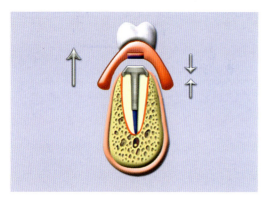

图5-9 磁性附着体固位的义齿在外力作用下出现垂直向移位后复位

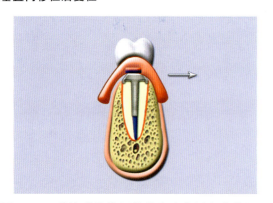

图5-10 磁性附着体固位的义齿在侧向力作用下出现水平向移位后复位

脱载试验及磁场的有限元分析表明：当磁体在垂直方向（即沿磁体与衔铁的中心轴）离开衔铁时，随着离开距离的增大，即两者间气隙的增加，两者间的吸引力迅速下降，其吸引力的衰减规律符合Coulomb定律：

$$f = \frac{1}{u} \cdot \frac{m_1 m_2}{r^2}$$

式中f为相互间的吸引力，1/u为介质系数，m_1、m_2分别为两吸引物体各自的引力值，r为两者间的距离。由此式可以看出磁引力与两者间距离的平方成反比，因此永磁体与衔铁间的气隙大小是影响复位力的最重要因素。作者采用Instron实验机对Z-1型磁性附着体的复位力进行了测试，获得了以下曲线，其可准确地反映磁附着义齿在出现垂直位移后复位力的变化规律（图5-6）。

闭路磁体沿衔铁表面移动，两者中心轴间出现一定距离后，使两者重新恢复到中心轴重合位置的磁引力即为水平向复位力。水平向复位力的测试较为困难，复位力的测定通常采用磁性附着体磁场的有限元分析来实现。有限元分析实验表明：当二者中心轴一致时水平向复位力为零，当闭路磁体水平离开衔铁时水平移位达到0.2mm左右开始出现垂直向吸引力的下降，而水平移位达到0.9mm时水平向复位力达到最大，约为固位力的1/6左右。当闭路磁体以衔铁的一端为支点翘起时，翘起角度为5°，其吸引力减小到一半。而当闭路磁体斜向离开衔铁时，其离开方向越近垂直，吸引力减小速度越快。磁性附着体的这些特性决定了利用磁性附着体固位的义齿在取戴和行使功能时对基牙侧向力和旋转力较小，牙根受力亦较小。

这种复位力能够使义齿在受到大的侧向力出现移位后能在瞬间又自动回到原来的位置上，不仅实现了侧向应力中断，而且不影响义齿的连续性的功能活动。

在实际的功能活动中，义齿的移动多为三维空间的移动，如游离端义齿在𬌗力作用下下沉，则会使磁性附着体的闭路磁体和衔铁间产生斜向运动；既有垂直向运动，又有水平方向的运动（图5-11，图5-12）。

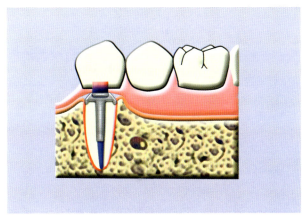

图5-11　游离端义齿不受力状态下

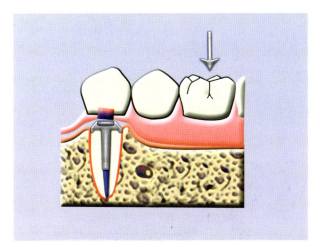

图5-12　游离端义齿受力后，远中下沉，此时磁性附着体磁体与衔铁吸附部分脱开

三、磁性附着体的脱载能量

卡环、套筒冠、机械式附着体等常用固位装置是利用固位部件与基牙组织或固位部件之间的摩擦力实现固位的，磁性附着体则是通过闭路磁体与衔铁间的磁引力来实现固位的，除磁性附着体固位的义齿在就位时不需消耗能量外，各种固位体在就位和脱位时均需消耗一定能量。这种能量的大小及在此过程中的能耗特征，可以间接地反映各种固位体与基牙间相互作用的影响。

水谷等利用万能实验机按一定速度垂直向拉

卡环、套筒冠、磁性附着体三种固位装置直到从基牙离开，并以移动量为X轴，所需拉力为Y轴，描绘出了其移动量和所需负荷之间的关系曲线。三者的曲线特性分别为：卡环随着移动量的增加，拉力逐渐增加，当移动量达到1.7mm时所需拉力达到最大，而后拉力开始逐渐减小，当移动量达到3.2mm时拉力变为零。而套筒冠受到拉力后开始移位不大，随着拉力加大，位移达到0.6mm时，拉力达到最大，此时内外冠瞬间脱离，拉力变为零。磁性附着体则在最初其拉力就达到最大，随着位移加大，拉力迅速变小。通过积分移动-负荷曲线可得出卸载此三种固位装置所需能量及获一定大小固位力所需的能量，结果表明磁性附着体的这两值均比其他两种固位装置小，可认为其是对基牙损伤力量小的固位装置。

第三节　磁性附着体固位力的远期评价

The long time evaluation for retentive force of
magnetic attachment

磁性附着体的一大优点是具有持久而稳定的固位力，这种固位力究竟能持续多长时间呢？这是每个患者和修复医师都关心的问题。

要回答这个问题首先必须了解永磁体的磁性及其影响因素。所谓永磁体只是其较软磁体、继发性磁体而言的，是说它的磁性能保持较长的时间，但并不意味着永远保持磁力。每一种磁体都有其磁性的衰减规律，常用的评价标准为半衰期，不同的磁体其磁力的半衰期不相同。从理论上讲，钕铁硼磁体的半衰期为52年，即钕铁硼磁体在完全自然状态下（无人为因素影响和特殊的自然因素影响），其磁力衰减一半需52年。由此可见，钕铁硼磁体的磁力是相当持久的，但也并非永久不变的。

除磁体本身具有磁力衰减的性质外，一些其

它的外界因素也可引起磁力的下降。以下是三个最重要的影响因素：

一、腐蚀是最常引起磁力衰减的因素。稀土磁体多具有易腐蚀的特点，钕铁硼磁体的主要成分是铁，其在接触到空气中的氧后会形成四氧化三铁，这种成分的增加改变了原有的钕、铁、硼的成分和比例，改变了原来的分子结构，从而也改变了其性质，因而也改变了其磁性。

二、强磁场作用也是引起磁力衰减的因素。一块磁体在强的磁场中，可以在磁场的作用下，使磁体内部的磁矩规律有序的排列起来，对外显示磁性。而当其被置于强的反向磁场中，其原来排列有序的磁矩，又会被打乱，从而使其失去磁性。因此在应用和保存磁性附着体时应防止其进入强磁场，以免因强磁场的作用而改变其磁性。戴用磁性附着体义齿的患者在进行磁共振（MRI）检查时必须先取下义齿，一方面是防止磁体对磁共振成像的干扰，另一方面也是防止强磁场对磁性附着体磁力的影响。

三、由于磁性附着体是依靠闭路磁体与衔铁面间的密切结合实现磁吸附固位的，如果这个接触面出现了磨损，则会减少其接触面积，使两者间的吸附力下降。因而磨损也是影响磁性附着体固位力的重要因素。

作者从1987年起将Z-1型闭合磁路磁性附着体用于临床，并对其远期临床效果进行了观察。由于早期的闭路磁体未采用密封焊接，不能满意地解决永磁体全封闭防腐的问题，因而磁性附着体在口腔内使用两年左右，即出现了磁性附着体磁力下降的状况，至第三年，则磁性附着体已无足够的固位力，需要更换。而在Magfit、Magnedisk、Z-2、Z-3型磁性附着体，由于程控激光连续焊接技术的应用，很好地解决了永磁体封闭防腐的问题，使得磁性附着体的固位力更为持久。

为评价磁性附着体的远期固位效果，作者对应用Magfit 600磁性附着体的义齿进行了长期的随访观察。

作者对选择的16名应用根上型预成粘接式衔铁进行磁附着式全口覆盖义齿修复的患者进行长达7年的观察。作者在应用磁性附着体前，采用标准测试方法，用Instron材料实验机测定所用每个磁性附着体（闭路磁体和衔铁）的固位力，定为基础固位力。每个附着体测5次，取其均值并将其编号登记。将闭路磁体准确设置在义齿组织面的相应部位。在每位患者使用义齿一年、三年、五年、七年后分别将患者招回，用裂钻拆下闭路磁体和粘接在牙根面的衔铁，并做出定向标记，采用前述方法测试拆下的闭路磁体与拆下的衔铁间的固位力，同时测试拆下的闭路磁体与一新的衔铁间的固位力和新的闭路磁体与由牙根上拆下的衔铁间的固位力，旨在分别测定闭路磁体变化对固位力的影响和衔铁变化对固位力的影响。每个标本测试5次，计算其均值。再将所获的测量值与使用前所测得的基础固位力采用t检验进行统计处理，比较其间的差异。所获结果见表5-2，表5-3，表5-4，表5-5，表5-6，表5-7。测定完毕仍按原方向将衔铁用树脂粘回原处，将闭路磁体用自凝塑料固定在义齿基板的相应位置上。

遗憾的是原来追踪随访的患者有16人，共32只磁性附着体，由于义齿更换、患者病故、搬迁等原因，能够随访到7年的患者仅余6人，12只磁性附着体，故只能以此结果进行统计评价。

测试结果表明，在磁性附着体的长期应用中，其磁性固位力是有变化的。从总体的固位效果来看Magfit 600磁性附着体在口腔中使用的第一年中，其固位力无明显变化（P>0.05），在使用的第3年，其固位力出现了变化，下降了17.3%，而这种变化对义齿的使用也无明显的影响。磁性附着体在应用5年后，其固位力出现了明显的变化，下降率达到21.3%，此时大部分患者对义齿的固位效果并无感觉，在患者对义齿的满意度测试中，所有的患者都仍认为义齿固位良好。磁性附着体应用7年后，其固位力有显著下降，下降率达到37.8%，且个体差异较大，

表5-2 磁性附着体固位力的7年观察比较

磁体与衔铁共同变化对磁性附着体固位力的影响（原磁体——原衔铁）

患者编号	附着体编号	基础固位力 (g)	远期固位力 (g)			
			1y	3y	5y	7y
2	3	455	453	430	380	320
	4	463	465	440	377	312
4	7	440	440	370	336	280
	8	450	420	170		
6	11	455	450	420	378	342
	12	449	440	400	342	264
8	15	457	450	380	330	311
	16	450	435	335	270	184
13	25	470	562	418	388	327
	26	450	438	370	335	266
16	31	465	461	436	392	336
	32	456	424	385	339	373

表 5-3 磁体与衔铁共同变化对磁性附着体固位力的影响

	基础固位力 (g)	1y	3y	5y	7y
平均固位力 (x)	455	446.5	376.1	357.9	283
平均固位力变化		−8.5	−78.9	−97.1	−172
平均固位力下降率 (%)		1.87	17.3	21.3	37.8

表 5-4 磁体变化对磁性附着体固位力的影响（原磁体—标准衔铁）

患者编号	附着体编号	基础固位力 (g)	远期固位力 (g)			
			1y	3y	5y	7y
2	3	455	455	445	420	381
	4	463	462	450	430	385
4	7	440	442	390	364	330
	8	450	420	170		
6	11	455	450	440	421	361
	12	449	442	410	367	320
8	15	457	450	406	372	321
	16	450	439	348	281	202
13	25	470	466	421	380	334
	26	450	450	392	363	272
16	31	465	462	447	421	370
	32	456	450	414	378	355

表 5-5 磁体变化对磁性附着体固位力的影响

	基础固位力 (g)	1y	3y	5y	7y
平均固位力 (x)	455	449	394.4	381.5	330
平均固位力变化		−6	−60.6	−73.5	−125
平均固位力下降率 (%)		1.31	13.3	16.2	27.5

表5-6　衔铁变化对磁性附着体固位力的影响（原衔铁—标准磁体）

患者编号	附着体编号	基础固位力 (g)	远期固位力 (g)			
			1y	3y	5y	7y
2	3	460	458	455	430	410
	4	460	460	455	440	400
4	7	460	460	456	430	406
	8	460	458	450		
6	11	460	461	445	420	402
	12	460	456	422	400	365
8	15	460	460	445	406	370
	16	460	456	438	412	398
13	25	460	457	444	422	380
	26	460	458	404	370	350
16	31	460	462	445	428	376
	32	460	456	420	384	378

表5-7　衔铁变化对磁性固位体固位力的影响

	基础固位力 (g)	1y	3y	5y	7y
平均固位力（x）	460	458.5	439.9	412.9	385
平均固位力变化		−1.5	−20.1	−47.1	−75
平均固位力下降率（%）		0.3	4.4	10.2	16.3

标准差大，但在此时，在随访的6名患者中，有5人感觉到义齿固位"有变化，不如以往"，1位患者自诉义齿"戴不稳"，由上述实验结果知磁性附着体在使用7年后，其平均固位力已下降至283g，按照作者所获得的一副固位良好，可行使各种口腔功能的全口义齿平均固位力不应小于1120g的结论（见第七章第五节），两只Magfit 600磁性附着体7年后的平均固位力之和为566g，再加上义齿基板所获得的大气压力及吸附力，仍距1120g差较多，因而已不能使义齿有良好的固位。当然，在这里患者的个体差异较大，这一因素直接影响患者对固位效果的评价。

需要说明的是，这些实验只是看出磁性附着体固位力变化的总趋势，并不能精确地反映出磁性附着体的具体力值。因为在作者所进行的拉力实验中，一只标准的Magfit Ex 600磁性附着体的所测得的固位力仅在460g左右，与厂商所标示的600g的固位力有较大的差距，这种差距很可能是由于测试方法的差异，夹具的差异造成的。但由于本实验中所采用的方法是统一且规范的，因而所获结果反映的固位力变化趋势是可信的，可以做为磁性附着体临床应用的参考。

那么，到底是闭路磁体还是衔铁造成了磁性附着体固位力的下降呢？实验结果为我们提供了这样的事实：在表5-4中将义齿中取出的闭路磁体与基础固位力测试中所测过的同样衔铁（其未用于口腔而作为对照组保存在空气中），吸附在一起，再做脱载试验，其结果表明，在第1年的测试中，磁性附着体的固位力无明显变化（P>0.05），第三年固位力出现下降，而在第5年的标本测试中，下降率为16.2%，至第7年，其固位力下降更为明显，达到27.5%。但无论是第5年或第7年，与由义齿中取出的闭路磁体和衔铁两者所测的固位力相比，本实验组的固位力下降明显较小。由于本组中，衔铁从未在口腔中应用，因而可以判定，本组实验中的固位力下降是由闭路磁体的变化所引起的。

在另一组实验中，作者用测量过基本固位力，但未在口内使用的闭路磁体与从口内取出的衔铁配合，分别测试其各年段的固位力（见表 5-6），发现其在第 1 年的测试中，磁性附着体的固位力无变化（P>0.05），而在第 3 年时即出现了变化，下降率为 4.4%，第 5 年、第 7 年的变化就很明显，分别下降 10.2% 和 16.3%，但与已经在口腔中应用的闭路磁体和衔铁组所测固位力相比，其下降率仍较小，由于本组实验中闭路磁体从未在口腔中用过，故可以判定，本组实验中磁性附着体的固位力下降是由衔铁的变化所引起的。

经上述可知，经过长期应用后磁性附着体的固位力会出现下降，这种下降既与闭路磁体有关，又与衔铁有关，闭路磁体在第 7 年的下降率为 27.5%，而衔铁的下降率为 16.3%，两者之和接近已经在口腔应用 7 年的闭路磁体与衔铁两者配合所测得的固位力下降率，说明闭路磁体和衔铁两方面因素的共同作用导致了磁性附着体固位力的下降。

那么，是什么具体因素引起固位力的下降呢？肉眼观察可见闭路磁体的工作面有磨擦痕，边缘部变圆钝、部分磁体的激光焊缝处有小的锈斑（图 5-13），而衔铁表面则可看到有明显磨损，特别是在衔铁的边缘区，已磨出一斜坡面

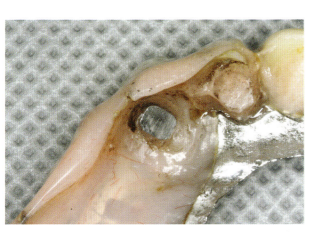

图 5-13　闭路磁体边缘部变圆钝

（图 5-14），当闭路磁体与衔铁吸附在一起，可见边缘区已无密切接触。将有局部锈斑的闭路磁体沿锈斑线附近切开，可见此区局部的永磁体表面有小的腐蚀区，显微镜下上述变化则更为明显，磨痕呈凹状、坡状而闭路磁体工作面的不锈钢垫片已被磨的很薄，局部有点状孔隙，邻近的永磁体出现颗粒状腐蚀（图 5-15）。根据以上证据，作者认为引起磁性附着体远期固位力下降的主要原因有以下三条：

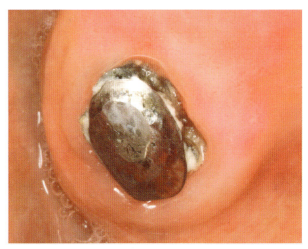

图 5-14　衔铁表面磨损成斜坡状

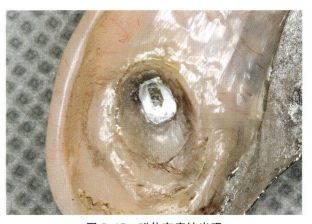

图 5-15　磁体有腐蚀出现

1. 磨损。磁性附着体在用于义齿后，其通常成为主要载荷点或承重点，在 力作用下发生局部位移，使闭路磁体工作面和衔铁表面间发生磨擦，久而久之，形成较大的磨损面，从而使原来密切贴合的两个吸附面间不能再密切接触，形成间隙，使两者间有效接触面积减小，磁力无法直接地、无阻碍进入衔铁，因而使磁

性附着体的固位力下降。随着使用时间的延长这种磨损面将被加大，进而使固位力下降日益显著。

2. 永磁体的局部腐蚀。虽然采用了程控激光连续焊接仍可能在焊缝中某些部位留下薄弱区或微小孔隙，也可能随着使用时间延长使焊缝部或不锈钢垫片处局部磨薄，穿孔或使原薄弱部暴露，使唾液接触永磁体，形成点状腐蚀，这种腐蚀一旦发生，会较快地在永磁体内部扩散，使四氧化三铁取代原来的钕铁硼的分子结构，使磁力逐渐下降。

3. 永磁体磁性的自然衰减。由于钕铁硼磁体的半衰期长达数十年，因而这一因素引起磁性下降的是次要因素，主要原因应是前述两条。

由此观察研究我们可以清楚的看到磁性附着体在临床应用中，其远期固位力是逐渐下降而不是一成不变的。但此变化主要是来自磨损等外在原因。由于这种下降的速度很慢，使用7年后平均才下降34.7%，对一副可摘式义齿来说，其使用寿命通常应是5年左右，5年后即应更新义齿，以便适应改变后的口腔环境，在制做新的义齿时，磁性附着体也应随之被更新，因而磁性附着体固位力的远期应用效果应该予以肯定，其完全可满足义齿的使用要求。

参考文献

1. Boeckler AF, Morton D, Ehring C, Setz JM. Mechanical Properties of Magnetic Attachments for Removable Prostheses on Teeth and Implants. J Prosthodont. 2008 Aug 26.

2. Gonda T, Ikebe K, Ono T, Nokubi T. Effect of magnetic attachment with stress breaker on lateral stress to abutment tooth under overdenture. J Oral Rehabil. 2004 Oct; 31 (10) :1001-6.

3. Huang Y, Tawada Y, Hata Y, Watanabe F. The change in retentive force of magnetic attachment by abrasion. Odontology. 2008 Jul;96 (1) :65-8.

4. Lemon JC, Brignoni RA, Collard SM, Martin JW, Powers JM, Chambers MS. In vitro effect of microwave irradiation on the retentive force of magnets. J Prosthet Dent. 2004 Apr;91 (4) :368-73.

5. Rutkunas V, Mizutani H, Takahashi H. Influence of attachment wear on retention of mandibular overdenture. J Oral Rehabil. 2007 Jan;34 (1) :41-51.

6. Watanabe I, Tanaka Y, Fukunaga H, Hisatsune K, Atsuta M. Attractive force of castable iron-platinum magnetic alloys. Dent Mater. 2001 May;17 (3) :197-200.

7. 藍稔，平沼謙二编著. 磁性アタッチメントの临床应用. クインテッセンス出版株式会社. 東京，2000. 29-39.

8. 金重勲主编: 磁性技术手册. 磁性技术协会（台湾）出版. 台北，2002. 277-287.

9. 胥春,巢永烈,杜莉,杨凌. 两种牙科磁性附着体静磁场磁通密度和固定力的测定.四川大学学报. 医学版，2004, 35 (3), 412-415.

第六章 磁性附着体的应用方式及技术

The applied ways and techniques of magnetic attachments

磁性附着体作为一种可靠的固位方式已被广泛用于多种口腔及颌面修复体，其基本应用方式可以被归纳为根上法、冠外法、连接法、种植法、支架法等五种方法；磁性附着体的衔铁也可被分为预成、铸接、铸造、可卸等，每种类型都有其相应的应用范围和应用技术，本章将介绍磁性附着体的多种应用方式和相关的临床技术。

第一节 磁性附着体的应用方式
The applied ways of magnetic attachments

一、根上法

根上法是磁性附着体应用最多的方式。其是将磁性附着体的衔铁设置在保留牙根上，以固位覆盖义齿的应用方式。根上法主要用于全口覆盖义齿和部分覆盖义齿，也可用于过渡性义齿。根上应用通常采用预成粘接式衔铁、铸接式衔铁和铸造式衔铁。据第四军医大学口腔医学院的统计资料，根上法应用占整个应用磁性附着体总数的71.2%，现已成为改善覆盖义齿固位效果的最常用方式（图6-1）。

二、冠外法

冠外法是指将磁性附着体的衔铁设置在基牙冠的近中或远中，以固位可摘部分义齿或半固定义齿的使用方式。冠外法通常将衔铁与人造冠联合在一起，在基牙上制做烤瓷冠或铸造金属全冠，将衔铁固定在人造冠的近缺隙侧（图6-2），此处的衔铁具有义齿固位和作为"𬌗支托"支持义齿的双重功能。冠外法主要应用铸接式衔铁。最多用于一侧或双侧游离端牙列缺损的可摘部分义齿修复。也可用于多个牙缺失的非游离端牙列缺损（图6-3）。

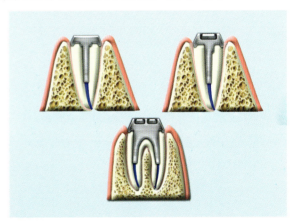

图 6-1 设置在牙根上的衔铁

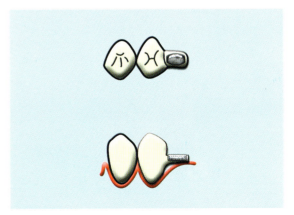

图 6-2 设置在游离端牙列缺损的基牙冠远中的衔铁

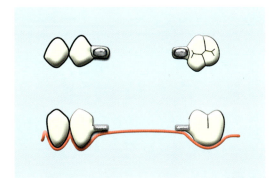

图 6-3　设置在非游离端牙列缺损基牙近、远中的衔铁

三、连接法

　　连接法是将磁性附着体的闭路磁体和衔铁分别设置在修复体的两个部件上，然后通过两者间的磁引力，使两个部件组合固定在一起的应用形式。这种形式多用于颌面赝复体中，如阻塞器与义齿，阻塞器与面部赝复体间的连接，也可用于分部义齿，即将闭路磁体和衔铁分别直接粘接固定在塑料基板上，也可通过塑料板固定于硅橡胶上。连接法主要应用预成粘接式衔铁（图 6-4，图 6-5）。

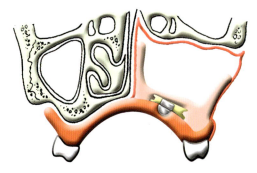

图 6-4　设置于上颌阻塞器上的磁性附着体，用于固位义齿

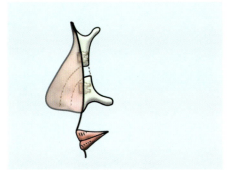

图 6-5　设置于鼻阻塞器上的磁性附着体，用于固位义鼻

四、种植法

　　种植法即将磁性附着体的衔铁固定于种植体基桩（abutment）顶端，取代常规的机械式上部结构，使种植体顶端形成磁性结合的上部结构，以固定覆盖义齿或赝复体的应用形式，即形成种植磁附着体（Implant-magnetic attachment）。种植法仅可应用预成式衔铁，其可为衔铁与中心螺丝一体化的形式，也可为衔铁与固定螺丝分体的形式（图 6-6，图 6-7）。由于种植法的修复技术简单，应用方便，因而随着种植体技术的发展，种植法的磁性附着体应用呈明显的发展趋势。

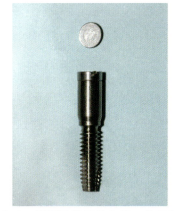

图 6-6　设置于种植体上的一体化衔铁

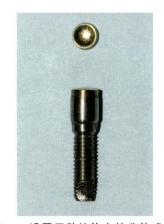

图 6-7　设置于种植体上的分体式衔铁

五、支架法

　　支架法是指在一些特殊情况下，将磁性附着体的衔铁设置固定在铸造支架上，用于固位和支持修复体的应用方式。其多用于种植覆盖义齿和

种植式颌面赝复体的固位。支架法通常应用于不能直接在种植体上或牙根上设置磁性附着体，需要通过支架来改变修复体就位方向和需与支持力相吻合的情况。如研磨杆与磁性附着体结合支持、固位的种植义齿（图6-8）、种植体环形支架与磁性附着体联合支持、固位的双侧上颌骨缺失修复体（图6-9）、杆支架与磁性附着体结合固位眶、鼻赝复体等等（图6-10、图6-11）。支架法越来越多地用于颌面缺损的修复。

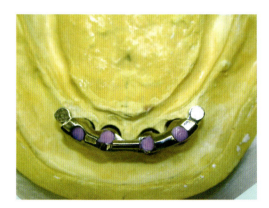

图6-8　研磨杆支架远中设置衔铁，用以固位全口义齿

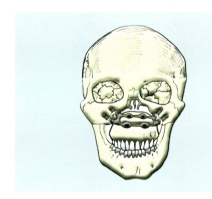

图6-9　环形支架上设置衔铁，用以固位上颌修复体

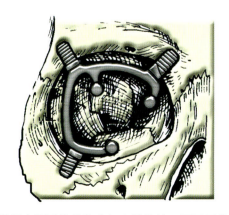

图6-10　设置在眶区种植体支架上的衔铁，用于固位义眶

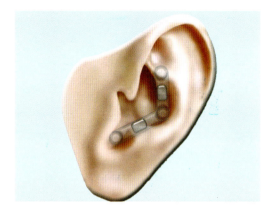

图6-11　设置于耳缺损区种植体支架上的衔铁，用于固位义耳

第二节　磁性附着体衔铁的类型及应用特点

The styles and applied characteristics of keeper of magnetic attachment

衔铁是磁性附着体的主要部件，其通常设置于保留牙根的根面，牙冠的邻面或种植体顶端以及金属支架上，根据制做方法之不同，可分为以下6种类型。

一、预成型

即由软磁合金加工制作的成品钉帽状衔铁，顶部为一园盘状衔铁，下部为一直径0.5-0.8mm的钉状结构，长度为6mm-8mm。临床上预备好根管后，将成品钉帽状衔铁用粘固剂粘固到基牙上（图6-12）。它的优点在于操作简单，快捷方便，减少患者就诊次数，缺点是与根面密合

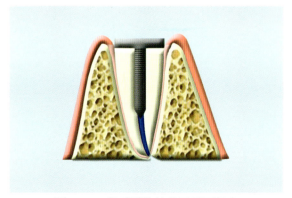

图6-12　预成型衔铁粘固于牙根上

性较差，长期使用可发生继发龋等。其代表产品有 Z-1、Jackson、Shiner 等。近年间，有一系列高强度的齿科粘接树脂问世，如 Superbonding 等，可以将金属衔铁牢固地粘接在牙齿根管中，并严密地覆盖根面防止继发龋，这就可克服预成式衔铁之不足，可以预料，预成式衔铁在今后仍将是磁性附着体的主要应用形式。

二、铸接型

铸接型的衔铁通常为软磁合金制做的圆盘型和矩形结构，其边缘部带一只在铸造包埋时起定位作用的定位杆。将盘状衔铁固定在根面蜡型里，经铸造形成与基牙根面和基牙根管相适应的带有衔铁的钉盖帽（图 6-13）。它的优点在于严

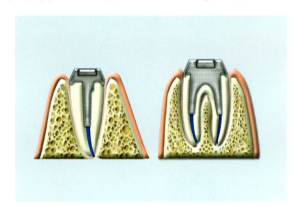

图 6-13　铸接式衔铁剖面图

密覆盖根面，防止继发龋发生，可根据需要随意调节衔铁在口腔内的倾斜度，满足各种口腔情况的要求，是目前应用较广泛的衔铁形式。缺点是制作工艺较复杂，增加了患者就诊次数，而且衔铁经铸造后表面形成氧化膜，降低其耐腐蚀性和表面光洁度。若衔铁与中温贵金属合金铸接，表面的氧化膜只需酸浴即可去除，而衔铁与钴铬等高温合金铸接时，因高温合金熔点与衔铁接近，衔铁表面可形成较厚的氧化膜，需经过酸浴、抛光才可使用。吴国锋等（2001）研究表明，衔铁与中温合金铸接后氧化膜厚度为 15μm，而与高温合金铸接后氧化膜厚度可达 21μm，这种厚层氧化膜的去除会使磁性附着体的固位力轻度下降，但不明显影响其应用，证

实了应用非贵金属合金高温铸造方法替代贵金属铸造衔铁钉帽的可行性。

三、铸造粘接型

铸造粘接型衔铁形状也为圆盘状或矩形，但无定位杆。此型由日本学者田中贵信和中村好男于 1999 年提出，为铸接型的改良方法，目的是减少因铸造过程对衔铁表面光洁度的影响。其基本方法是将盘状衔铁的耐火材料代型固定在根面蜡型里，经铸造形成与基牙根面和基牙根管相适应的预留有衔铁窝的钉盖帽，然后将成品盘状衔铁用金属粘接剂粘固于衔铁窝内（图 6-14）。其优点是既可以严密覆盖根面，防止继发龋发生，又可以有效的防止衔铁经铸造后表面形成氧化膜，降低其耐腐蚀性和表面光洁度。其缺点操作较为复杂，亦有粘接的衔铁从衔铁窝中脱落的报道。田中等报道此方法在日本的应用已较普及。

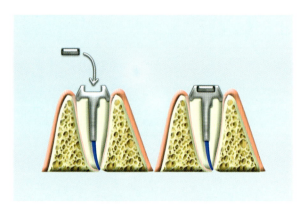

图 6-14　铸造粘接型衔铁粘固在钉盖帽上

四、铸造焊接型

在铸接式和铸造粘接式衔铁研究基础上，赵铱民等（1999）提出了铸造焊接型衔铁，即以激光焊接的方法取代金属粘接剂来固定盘状衔铁。其铸造钉帽及预留衔铁窝的方法基本同铸造粘接法，但其衔铁窝较浅，通常只到衔铁厚度的一半。衔铁就位后，用激光连续焊接将衔铁侧壁与铸造钉帽焊接在一起（图 6-15）。焊接式衔铁基本保持成品衔铁的表面光洁度和内部结构，热影响区极小，使得衔铁的应用形式更加成熟

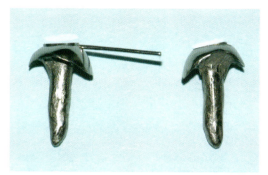

图 6-15　铸造焊接式衔铁示意图

合理。杜莉、杨凌等（2003）比较了铸接式和焊接式衔铁的表面及内部显微结构和对衔铁口外磁性固位力的影响，结果表明：焊接较铸接对衔铁表面及内部结构影响小；焊接对磁性附着体磁性固位力的影响较铸接小。此方法的不足是只适用于有激光焊接条件的单位。

铸造粘接法和铸造焊接法对在我国普及推广磁性附着体技术具有重要意义。如前所述，高温铸造会使磁附着体衔铁表面产生较厚的氧化膜，这层氧化膜的去除在一定程度上会影响磁性附着体的固位力。而高温铸造非贵金属仍然是我国广大患者常用的修复材料，因此采用上述两种方法可解决在铸接法中因使用高温铸造非贵金属材料制做钉帽等结构所引起的衔铁过度氧化问题，既利用了非贵金属，降低了价格，又保持了衔铁的性能，因而特别适合用于采用高温型非贵金属制做钉帽等情况。

五、铸造型

即用可铸造软磁合金整体铸造出与根面及根管完全适应的衔铁，优点是可以较随意的制作成

所需要的衔铁钉帽形态（图 6-16），缺点是表面不易高度磨平，且所铸的衔铁的磁通量分布未经准确计算，与闭路磁体不能完全匹配，可有少量磁通量外露。主要用于赝复体和殆龈距较低的磨牙上，此方法虽应用较少，但在一些特殊情况下，其仍是一非常有效的方式。石连水等（2001）采用铸造工艺复制成品衔铁，对照分析金相结构，并运用电化学方法检测几种衔铁在人工唾液中的自腐蚀速度和点蚀电位。结果表明：铸造衔铁与成品衔铁的金相结构及其耐腐蚀性差异明显，铸造衔铁与成品衔铁在人工唾液中的抗腐蚀性能各有优缺点，其金相结构不同是差异的根本原因。铸造衔铁应是前述几种衔铁应用形式的补充。

六、螺丝固定型

此种类型的衔铁不是通过粘接固定在基牙上，而是通过螺丝将其固定在种植体顶端或基牙顶端的特殊衔铁基座上。目前磁性附着体最大的缺点是影响 MRI 成像。此型的最大特点是衔铁可以拆卸。衔铁由一个特殊的螺丝结构固定于钉帽状结构上，进行 MRI 检查时可将衔铁从钉帽上卸下来，检查结束后再将衔铁拧回特殊制作的根面板上（图 6-17，图 6-18），从而避免了应用软磁合金衔铁后在 MRI 影像上形成伪影，影响 MRI 成像精度的问题（详见第十一章）。

应用这种类型的衔铁可完全免除应用磁性附着体对 MRI 的影响。特别适宜需进行 MRI 检查的患者。

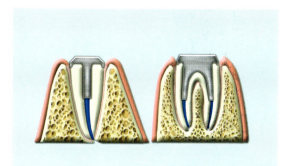

图 6-16　设置于前牙、磨牙根上的铸造式衔铁示意图

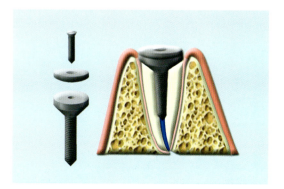

图 6-17　设置于余留牙根上的螺丝固定型衔铁示意图

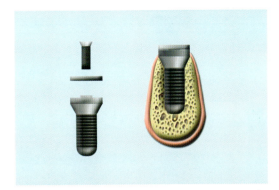

图 6-18 设置于种植体上的螺丝固定型衔铁示意图

七、树脂型衔铁

即由软磁合金粉末为填料的复合树脂，在口内直接塑型完成的衔铁。平野进等（1997）研制出了以铁铬钼软磁合金为填料的磁性复合树脂。它由两组分组成，一个组分为由硅烷处理过的铁铬钼系列软磁合金粉和 bisGMA/TEGDMA 组成的基质树脂，另一组分为以 BPO 为主的催化树脂。两组分等量混合调拌后 3 分钟左右固化，其抗弯强度可达 64Mpa，比核桩专用复合树脂（106Mpa）稍低，适于口腔内应用，其溶解试验亦表明符合口腔内使用标准。用这种磁性复合树脂制作根面板，其优点在于可省去衔铁的铸接带来的一系列烦琐的技工操作，可在椅位旁一次性完成根面板的制作，可任意塑形，可直接将树脂填入预备好的根管中和根面上，用表面光洁度高的衔铁平面成形器压迫树脂，使其形成衔铁平面，待其固化后，修改边缘衔铁制做即完成（图 6-19）。特别适合于根面板制作较

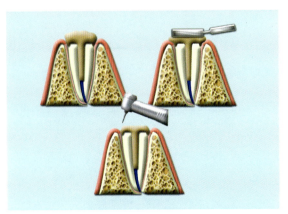

图 6-19 树脂型衔铁用于余留牙根上的示意图

困难的病例，但其固位力较弱，仅为使用常规衔铁时的 1/3~1/4。小山等（1999）在此基础上，改进了软磁合金粉，开发出了抗弯强度达 63Mpa、饱和磁束密度达 8400G 的磁性复合树脂，其固位力也有较明显的提高，可达到使用配套衔铁时的 4/5。对这种树脂衔铁的使用，尚缺乏远期观察报告。此外，这类衔铁在使用中较易磨损，可能造成磁吸附力的下降。

第三节 磁性附着体应用中的基本技术

The basic technique for application of magnetic attachments

与其他附着体相比，磁性附着体不需要特殊的技术及设备支持，但也需要掌握一些基本的技术与方法，本节重点介绍磁性附着体应用中常用的技术。

一、安全的根管预备

根管预备是磁性附着体应用中最常用到的技术。

根管预备中最重要的问题是沿根管方向预备根管，防止根管侧壁穿孔，一旦侧穿将造成保存治疗失败。传统的方法通常是采用直机用球钻做为根管预备的主要工具。这种直机球钻无任何弹性，完全按施力的方向磨切根管壁的牙体组织，如术者对根管方向的把握略有偏差，即可造成侧穿，危险性大。作者采用一种由 Densply 公司生产的具有弹性的专用根管预备钻，可以安全地进行根管预备，有效地防止根管侧穿。

这种根管钻用于低速弯手机，其特点是钻头为尖头裂钻，在钻头与固定柄之间为一细的连接杆（图 6-20）。在较细的根管钻，这个连接杆有一定弹性。当根管钻钻入根管后，其会在压力和弹性的作用下，沿牙胶尖方向，即根管中阻力最小的部分走行，即便是当作用力方向有

偏差时，根管钻也会自然在弹性作用下，进入根管，沿根管方向进行磨切。这套钻共有 6 只，1 至 6 号直径由细至粗排列（图 6-21）。进行根管预备时，应从 1 号开始（图 6-22），用 1 号钻预备到预期深度后，再更换 2 号钻，逐号更换，逐渐扩大，一般扩大到 5 号即可（图 6-23）。这种根管钻在受到过大的压力和扭力矩时，1 号、

2 号根管钻会在连接杆部折断，阻止过大的力作用于根管壁，用这种方法可显著增加根管预备的安全性，完全可以防止侧穿的发生。

在应用预成粘接式衔铁时，通常将根管预备到 2 号至 3 号；而在应用铸接式、铸造粘接式、铸造焊接式衔铁时，应将根管预备到 4 号至 5 号。

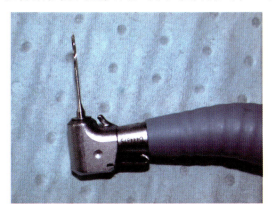

图 6-20　钻头与固定柄之间为连接杆

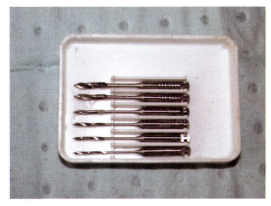

图 6-21　一套共 6 只的 Densply 专用根管预备钻

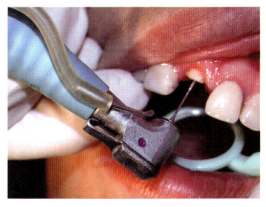

图 6-22　用 1 号钻进行根管预备

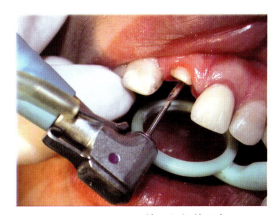

图 6-23　用 5 号钻进行根管预备

二、精细根管印模技术

制取精细准确的根管印模是制做铸接式、铸造式、铸造粘接式、铸造焊接式衔铁的另一个要点。只有制取了准确的根管印模，才有可能制做出准确、适合的钉帽。临床上通常采用加压注射法，用细头注射器将印模料注入根管，但常因根管较细，注射头不能达到根管底部，注射印模料时，会有部分空气堵在根管底部不能排出，导致印模不全，影响桩的长度和精度。作者在制取根管印模时通常采用一种螺旋针作为根管印模的

辅助工具，可以获得很好的印模效果。

螺旋针是一只固定在夹持柄上的盘成螺旋状的细钢丝（图 6-24）。使用时将其夹持固定在专用低速手机上（也可装置在低速弯手机上）（图 6-25），制取根管印模时，用印模注射器盛装硅橡胶或琼脂印模料，一边向根管中注射印模料，一边将螺旋针插入根管中，启动开关，使螺旋针顺时针方向转动，将印模料旋转送至根管底部，并通过旋转将根管底部的空气带出（图 6-26），通常将螺旋针插入、退出，再插入、退出反复两次，即可将印模料完全填满根管，

此时，将余留的印模料注射在根管口及经预备过的牙根面，再以托盘盛能与根管印模料结合的印模料（图6-27），（如根管印模料为低粘度硅橡胶，则应采用中粘度硅橡胶取模；如根管印模料为琼脂，则应采用藻酸盐印模料），制取外印模，印模料结固后，可同根管印模一并取出，即可获得一精细、准确的根管印模（图6-28，图6-29）。在根管细长的情况下，还可以在螺旋针退出后，印模料结固前，在根管中插入一只细的塑料针，使针的末端3mm左右留在根面外，以防止取出印模时根管印模断裂，还可在灌石膏模型时保持根管印模的稳定性。

这种方法适用于各种单、多根管牙的根管印模制取。特别是长根管的印模。作者曾用此方法为10只根长23mm–25mm，根管预备直径为1.0mm–1.2mm，平均根管预备长度为20mm的离体标本牙制取根管印模30个，成功率为100%。临床实践表明，此方法准确可靠，简便易行，是一种制取精细根管印模的好方法。

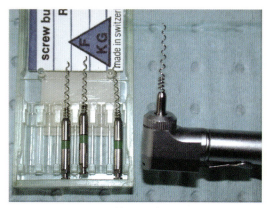

图6-24　制取精细根管印模的螺旋针

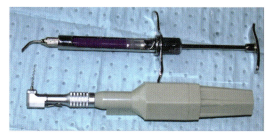

图6-25　固定在专用手机上的螺旋针与琼脂印模料注射器

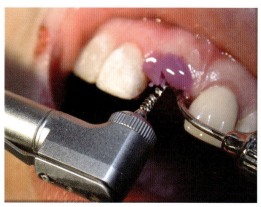

图6-26　用螺旋针将琼脂印模料送至根管底部

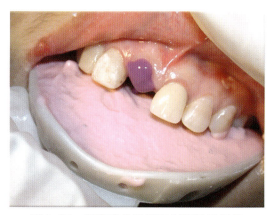

图6-27　用藻酸盐印模料制取牙列印模

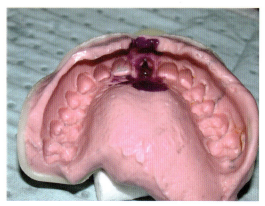

图6-28　根管精细印模

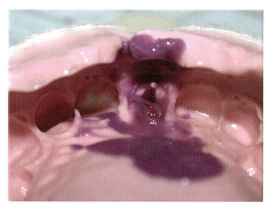

图6-29　最终获得的根管精细印模

需注意的是，根管预备不能有倒凹。在无专用螺旋针时，也可采用较粗的机用扩孔钻代替。

为保证衔铁边缘的精确性，最好在取根管印模前，做排龈处理，使根面边缘与牙龈间分离。

三、铸接式衔铁的制备技术

铸接型衔铁的制备是磁性附着体应用中具有代表性的技术，掌握它就可举一反三，掌握铸造焊接型、铸造粘接型衔铁的制做方法。

1. 基牙预备

设置磁性附着体的基牙，经完善的根管治疗后，将余留牙冠截至齐龈。用低速手机和专用根管扩大钻，作根管预备，根据牙根的粗细，分别将根管内径预备至 1.3–1.5mm，深度为 6–8mm；将牙根面修整得与相邻的牙龈外形一致；用针状磨头在根管的颊侧或舌侧壁上，再预备出一长度为 2mm，直径 0.6mm 的小沟，作为防止衔铁旋转的定位装置。用杵状磨头将牙根面预备成凹面，将备用的衔铁，放在凹面处检测是否有足够的空间来设置衔铁（图 6-30，图 6-31）。

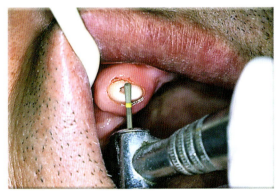

图 6-30　根管预备完成后，将根面预备成凹面

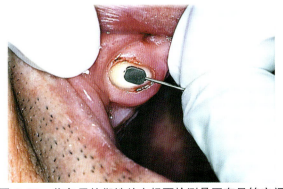

图 6-31　将备用的衔铁放在根面检测是否有足够空间

检查完毕，采用抛光磨头修去牙根面锐利的线角，最后抛光。

2. 制取印模

应用螺旋针根管取模器和注射型琼脂印模料，以及褐藻酸水粉剂印模料，制取基牙根管及颌弓印模，灌制超硬石膏模型（图 6-32，图 6-33）。

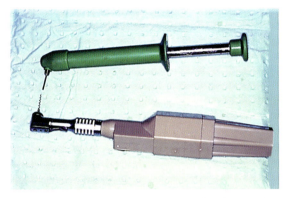

图 6-32　用来制取印模的螺旋针根管取模器与琼脂印模料注射器

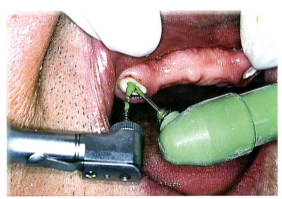

图 6-33　制取精细根管印模

3. 制做硅橡胶牙龈

用硅橡胶印模膏在超硬石膏模型上，制取基牙及邻近牙龈组织的部分印模备用，而后，制做余留基牙的可卸代型，在代型上，用工作刀精心修去基牙周边牙龈部分，宽约 5–8mm，深约 2–3mm，再用裂钻在该处打几只深约 1.5mm 的小孔作为硅橡胶牙龈的固位孔，将备用的印模覆盖在模型上，用裂钻在印模上开一直径 2.5mm 左右的孔。调拌适量牙龈硅橡胶，用注射器将硅橡胶注射入模型修改后留下的腔隙中，待硅橡胶结固后去除原印模，即可获得带有硅橡胶牙龈的模型（图 6-34~图 6-41）。

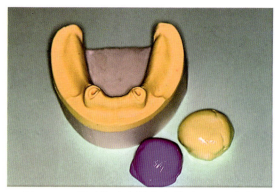

图 6-34 用硅橡胶印模膏在模型上制取印模

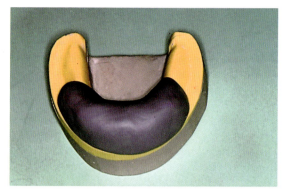

图 6-35 制取基牙及邻近牙龈组织的部分印模

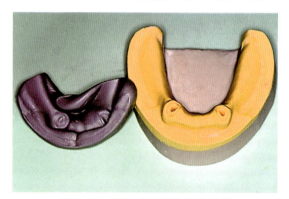

图 6-36 获得的硅橡胶部分印模

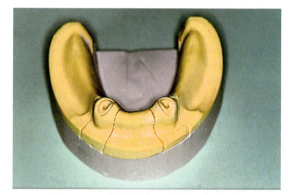

图 6-37 制做余留牙根的可卸代型

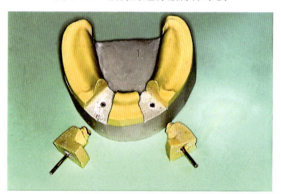

图 6-38 取下代型后的情况

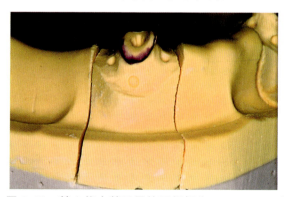

图 6-39 精心修去基牙周的牙龈部分 5mm-8mm，深2mm-3mm；再用裂钻制备深度为 1.5mm 的固位孔

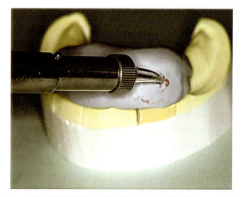

图 6-40 将所取的部分印模复位于模型上，用注射器将牙龈硅橡胶通过小孔注射到模型修整后留下的腔隙中

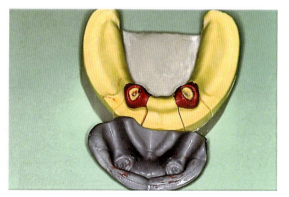

图 6-41 硅橡胶牙龈完成后的情况

4.制做铸接式衔铁

用蘸有橄榄油的小棉签，涂布模型的根面及根管壁，烤软嵌体蜡线，插入根管中，加压成型，冷却后拔出，检查无缺陷后再复位，根管口处加嵌体蜡，将衔铁平放在根管口外，在根面余留部位加蜡，包裹除衔铁表面外的各部位，使衔铁的定位针伸出蜡型，形成斜坡状光滑、自然、美观的外形，一般情况下，衔铁的工作平面不应高出牙龈缘 1.0mm。取下硅橡胶牙龈，精修蜡型边缘，使其完全覆盖牙根面。在蜡型的颊舌侧设置双铸道，常规包埋，采用齿科金合金或钴铬、镍铬合金铸造。铸造后，切去铸道和定位针，对金合金铸件只需用绒锥磨光、抛亮即可。对钴铬、镍铬铸件，则需用金刚砂橡皮轮均匀打磨，去除衔铁表面的氧化层及粗糙面，最后抛光（图 6-42~图 6-46）。

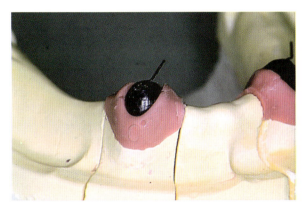
图 6-42　在模型上制作铸接式衔铁蜡型

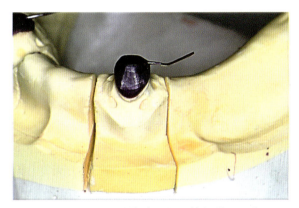
图 6-43　取下硅橡胶牙龈，精修蜡型边缘

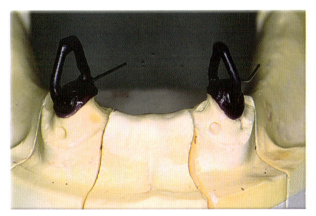
图 6-44　蜡型上设置双铸道，常规包埋铸造

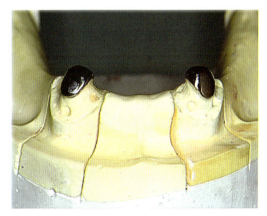
图 6-45　铸造完成后打磨抛光

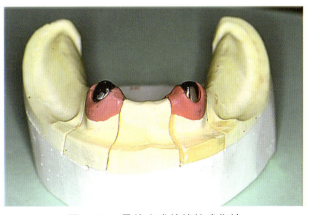
图 6-46　最终完成的铸接式衔铁

铸接式衔铁常规采用金合金制做,也可以采用非贵金属,如镍铬合金、钴铬合金来制做。吴国锋、赵铱民等的研究表明:由于金合金的铸造温度显著低于铁铬钼软磁合金,因而在铸造过程中,不会造成衔铁表面的过度氧化,铸造完成后,只生成薄层氧化膜,经抛光即可去除;而非贵金属的铸造温度高于软磁合金,其在铸造过程中会使衔铁表面受到强的氧化,生成厚的氧化膜,去除这层氧化膜可以部分影响磁性附着体的固位力,但影响不大,因而非贵金属可以作为制做铸接式衔铁的材料。想用非贵金属达到更好的效果,则应采用铸造粘接式衔铁或铸造焊接式衔铁。

磨牙铸接式衔铁的制做:

磨牙通常有 3~4 只根管,且根管方向不平行,在制做铸接式衔铁时,根管钉很难取得共同就位道,因此磨牙铸接式衔铁的制做有其特殊性,作者介绍以下两种方式:

(1)在几只根管中有两只根管接近平行的情况,将两只根管扩大,并使根管达到平行,使制备的根管钉道长度各达到 5mm 以上。在此基础上可制做双根管钉的铸接式衔铁(图 6-47)。

此方法常用于下颌磨牙。

(2)在几只根管不平行的情况下,选两只粗大的根管设置根管钉,以其中一只与牙根面接近垂直的根管为主根管钉道。而以另外一只倾斜角大的根管为辅根管钉道,分别进行常规的根管预备。制取印模灌制模型后,在主钉道上制做根管钉蜡型和根面蜡型,将衔铁设置在主根管钉一侧。选择一与辅根管钉直径、锥度相适应的锥型塑料根管桩插入辅根管中,在根面蜡型上形成与塑料桩相应的锥状孔,蜡型完成后,拔出塑料桩,取下蜡型,将两者包埋铸造。铸造、抛光、试戴合适后,将粘固剂加于根管中,将带有主根管钉的铸接式衔铁戴到牙根上,就位后再将辅根管钉沿根面板的锥状孔插入斜向的根管中。粘固剂结固后,用手机磨去超出根面的根管桩,再用橡皮轮打磨平整,磨牙的铸接式衔铁即设置完成。在这种情况,由于根管的不平行,根管钉间的角度可使衔铁获得更好的固位(图 6-48~图 6-56)。

此方法多用于上颌磨牙,特别是上颌第一磨牙。

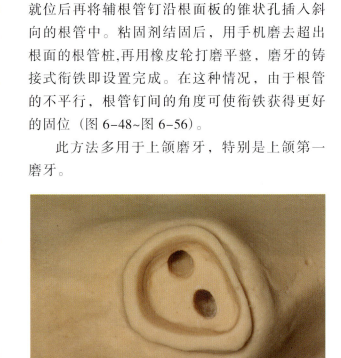

图 6-48　余留牙根做根管预备,预备两只根管设置根管钉

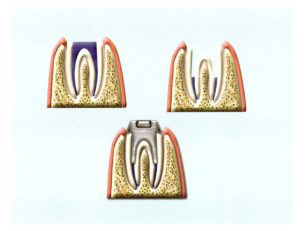

图 6-47　制做双根管钉的磨牙铸接式衔铁

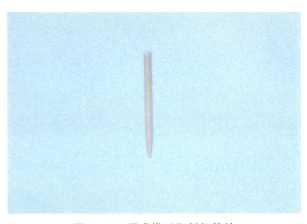

图 6-49　预成锥形塑料根管桩

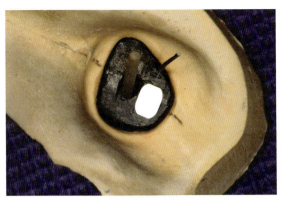

图 6-50 制作衔铁蜡型

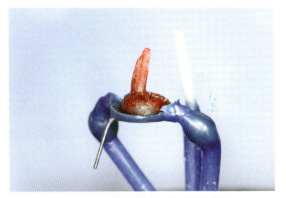

图 6-51 衔铁蜡型（组织面观）

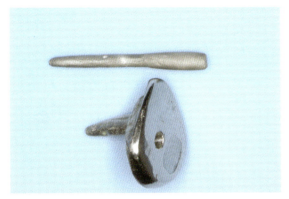

图 6-52 铸造完成的带有主根管钉的铸接式衔铁与辅根管钉

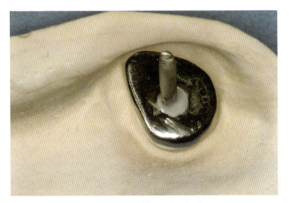

图 6-53 粘固完成后

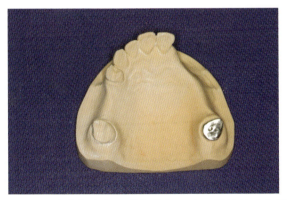

图 6-54 磨去超出根面的根管钉，磨牙的铸接式衔铁设置完成

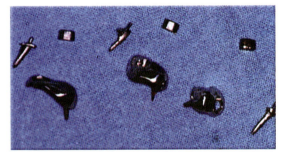

图 6-55 用于不平行根管的铸接式衔铁

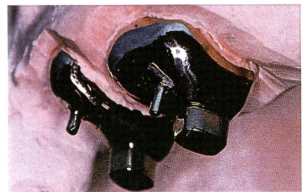

图 6-56 用于上颌磨牙的铸接式衔铁

四、铸造粘接式衔铁的制备

铸造粘接式衔铁的基牙预备、印模和蜡型制做方法基本上与铸接法相同，不同的是在制做蜡型时，它不是直接将带定位杆的衔铁嵌入蜡型中，而是将一不带定位杆的由耐火包埋材料翻制的衔铁代型嵌入在蜡型中，表面与蜡型边缘平齐。当蜡型包埋后，耐火材料即与包埋材料熔为一体，铸出的钉帽上就预留出了与衔铁

相同的衔铁窝，铸造粘接式衔铁通常采用贵金属或非贵金属如钴铬、镍铬合金铸造，经喷砂及表面抛光处理后，（窝内只需经喷砂处理）将衔铁底面，即粘接面用喷砂处理后，涂金属偶联剂，而后用 Superbonding 等强力粘接剂，将衔铁准确地粘入衔铁窝中，用酒精棉签擦去多余的树脂，待树脂结固后，铸造粘接式衔铁即完成了（图 6-57~图 6-61）。

铸造粘接式衔铁还有另一种做法。田中贵信

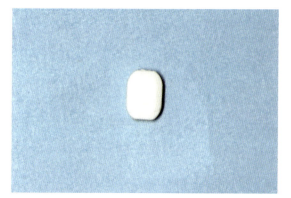

图 6-57　耐火包埋材料翻制的衔铁代型

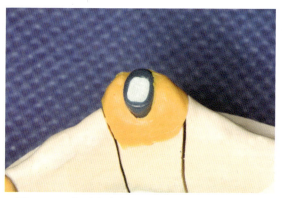

图 6-58　将耐火材料的衔铁代型嵌在蜡型顶端

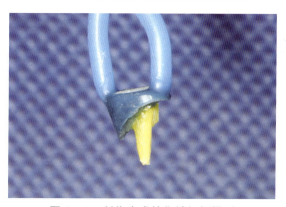

图 6-59　制作完成的衔铁钉帽蜡型

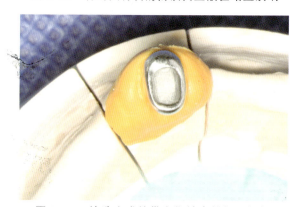

图 6-60　铸造完成的带有衔铁窝的根面钉帽

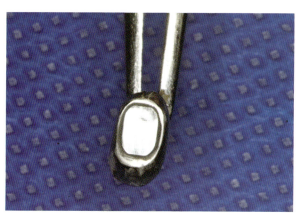

图 6-61　最终完成的铸造粘结式衔铁

等用塑料压制成了衔铁窝，在制做蜡型时，将塑料的衔铁窝嵌在蜡型上。在塑料衔铁窝四周加蜡完成蜡型，经包埋铸造后即形成带有衔铁窝的铸造钉帽。由于是采用塑料压成的衔铁窝，

因而经铸造完成后，其衔铁窝的底面及四壁均较第一种方法更光滑，常无需打磨，只需做喷砂处理后，即可粘接衔铁（图6-62~图6-71）。

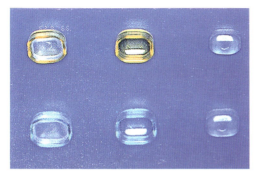

图6-62　用塑料压制成的衔铁窝

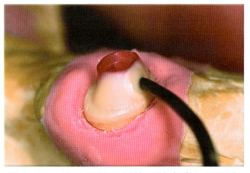

图6-63　将由塑料压制的衔铁窝嵌入蜡型中

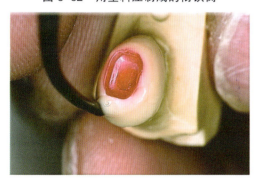

图6-64　在塑料衔铁窝周边加蜡

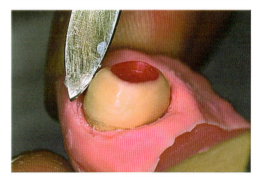

图6-65　修整钉帽蜡型

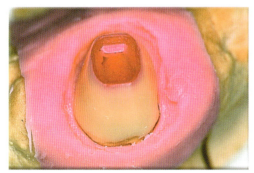

图6-66　完成的钉帽蜡型，衔铁窝表面与蜡型边缘平齐

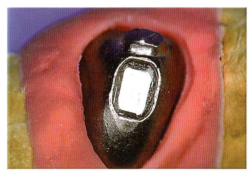

图6-67　铸造完成后留有衔铁窝的钉帽（拾面观）

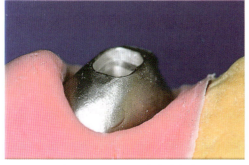

图6-68　铸造完成后留有衔铁窝的钉帽（舌面观）

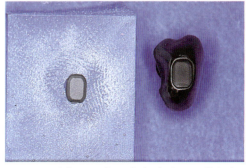

图6-69　经过表面抛光和窝内喷砂处理的钉帽和衔铁，准备进行粘接

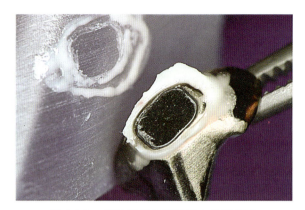

图 6-70　用粘接剂将衔铁粘入衔铁窝中

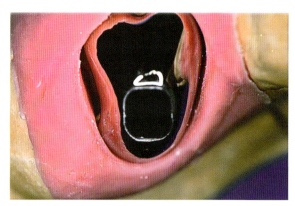

图 6-71　最终完成的铸造粘接式衔铁

五、铸造焊接型衔铁的制备

铸造焊接型衔铁的制备方法与铸造粘接型衔铁非常接近。只是在蜡型制备时，将衔铁代型嵌入蜡型的深度较浅，达到衔铁厚度的 1/2 即可。目的是要让焊接线落在衔铁的侧壁上，而不是落在衔铁的吸附面上。铸造焊接式衔铁通常采用钴铬或镍铬等高温型非贵金属铸造，铸造后经喷砂抛光后，将衔铁准确复位于衔铁窝中，采用激光焊接机将衔铁沿铸件边缘与衔铁侧壁的接触线，焊接到铸造的钉帽上，尽可能不损及衔铁的吸附面，焊接后抛光焊接线。铸造焊接型衔铁即完成（图 6-72～图 6-77）。

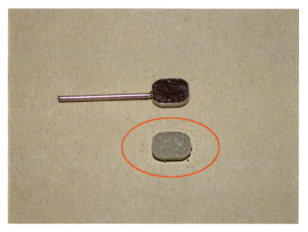

图 6-72　不带定位杆的由耐火包埋材料翻制的衔铁代型

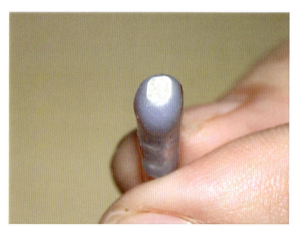

图 6-73　将衔铁代型嵌入蜡型中，制作钉帽蜡型

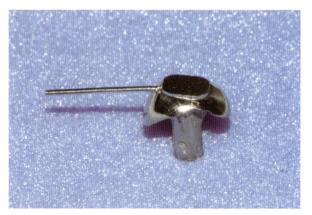

图 6-74　将衔铁嵌入铸造完成的钉帽铸件上

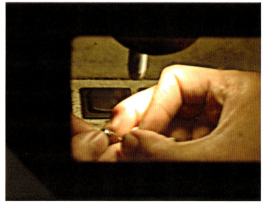

图 6-75　用激光焊接机将衔铁与钉帽焊接在一起

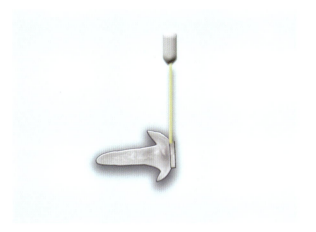

图 6-76　铸造焊接型衔铁示意图

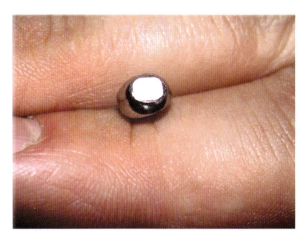

图 6-77　完成的铸造焊接型衔铁

六、功能性印模技术

磁性附着体最主要的用途是在全口覆盖义齿和缺牙较多的单、双侧游离端可摘部分义齿上，由于这些牙列缺损通常都是游离端缺牙，因而在咬合压力下，游离端义齿会出现下沉，且由于保留牙根或基牙的存在使得义齿的支持不平衡，当游离端义齿下沉时，会有较大的应力作用于保留的牙根或余留基牙上，造成基牙的损伤，要解决此问题，需使义齿的游离端在功能活动中的下沉减少，采用功能性印模是一有效的方法。

1. 可摘部分义齿的功能性印模

可摘部分义齿的功能性印模制取通常分为下列步骤：

（1）制取普通印模　采用公用托盘或个别托盘，注意使托盘边缘做适量伸展，以藻酸盐或硅橡胶印模料制取牙列及缺牙区模型，常规灌制人造石模型。

（2）常规制做金属支架　将模型进行修整后，上导线观测台，选定就位道，按照就位道方向填倒凹，将支架设计图画在模型上。翻制耐火材料工作模，在此模型上画设计图，并制做支架蜡型，经包埋铸造后，完成部分义齿的金属支架（图 6-78，图 6-79）。

（3）制做暂时基板　将完成的义齿支架复位到初始的人造石模型上，用自凝塑料在缺牙区的支架上制做暂时基板，颊侧边缘伸展到近前庭沟底处，舌侧边缘伸展到近口底部。将完成的支架及暂时基板取下戴入患者口内，检查基托边缘的长短，调整边缘，使其距颊侧前庭沟底和舌侧口底各 3mm（图 6-80，图 6-81，图 6-82）。

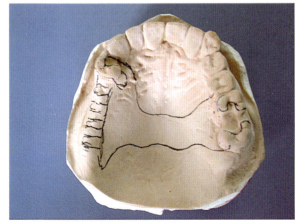

图 6-78　在普通模型上绘制支架设计图

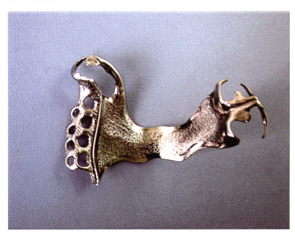

图 6-79　常规制作金属支架

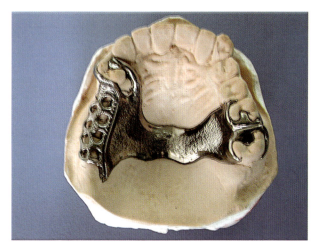

图 6-80　将金属支架复位到模型上

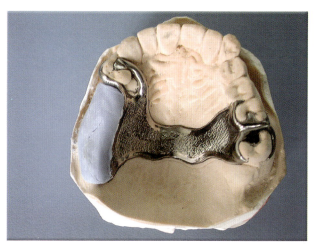

图 6-81　在模型上制作暂时基板

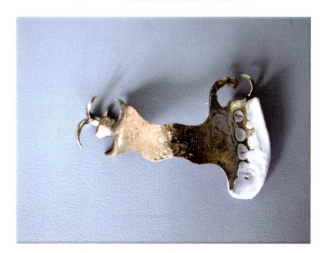

图 6-82　支架和暂时基板（组织面观）

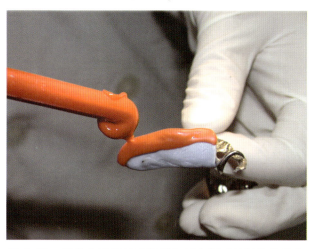

图 6-83　将软化的基托边缘蜡加衬在暂时基托的边缘上

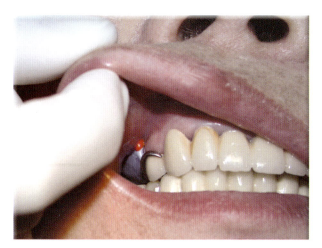

图 6-84　戴入患者口内，做局部肌功能修整

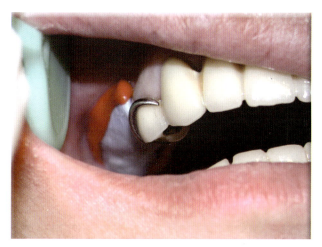

图 6-85　基托蜡边缘修整完毕

将软化的基托边缘蜡加在暂时基托的边缘上，戴入患者口内，做局部肌功能修整，分区进行，每区分为颊侧、舌侧两次加蜡（图 6-83，

图 6-84，图 6-85），基托蜡边缘修整完毕。取出支架和暂时基托，用锋利刀片修去蜡边缘长度约 1.5mm～2mm，从基托组织面修去蜡厚度约

1mm（图 6-86，图 6-87，图 6-88）。

（4）制取功能性印模 在暂时基托上制做与余留牙列相适应的蜡殆堤并将其戴入患者口腔做颌关系记录，修去多余的蜡。取出支架及暂时基托，在基托组织面加硅橡胶印模料，将带

有印模料的暂时基托戴入患者口中，嘱患者做正中咬合，同时行颊舌肌的肌功能修整。数分钟后印模料结固，功能性印模制取即完成（图 6-89~图 6-95）。

（5）灌制模型 将原人造石模型的余留牙列

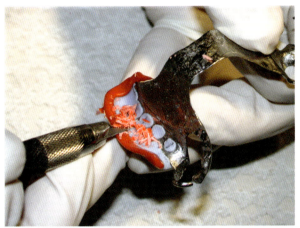

图 6-86 用刀片修去蜡边缘约 1.5mm-2mm

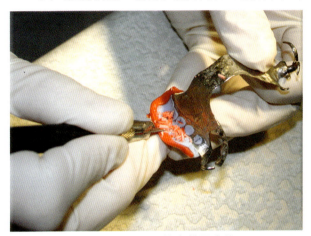

图 6-87 基托组织面修去蜡厚度约 1mm

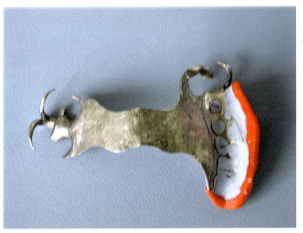

图 6-88 基托蜡边缘完成后（组织面观）

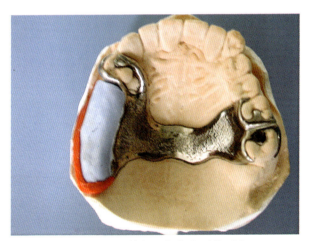

图 6-89 将基托重新复位到模型上

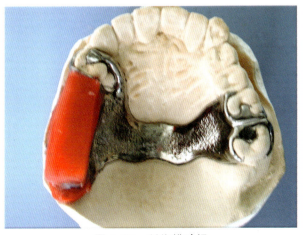

图 6-90 制作蜡殆堤

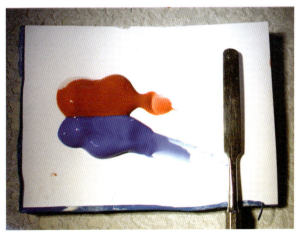

图 6-91 调拌低粘度硅橡胶印模料

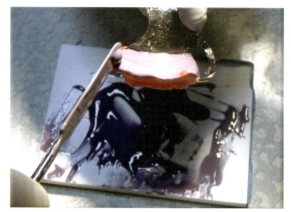

图 6-92　调拌好的硅橡胶印模料置于基托组织面

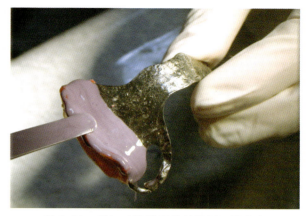

图 6-93　所加硅橡胶印模料的量不要太多

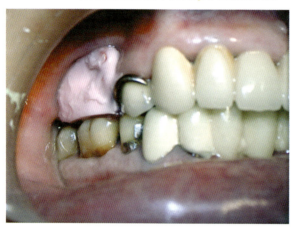

图 6-94　将带有印模料的暂时基托戴入患者口中，在患者做正中咬合状态下，再做肌功能修整

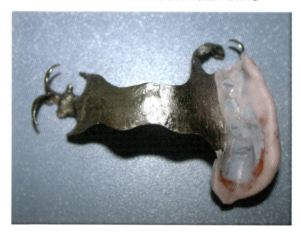

图 6-95　完成的功能性印模（组织面观）

保留，切除原游离端缺牙区的模型部分，用裂钻在余留牙列模型的断面磨出连接沟槽。将用暂时基托制取的功能性印模准确复位在余留的人造石模型上，用软蜡条包裹印模边缘的颊、舌侧，以便留出足够的前庭沟和舌侧口底宽度，再用红蜡片围成模型腔，采用不同于余留牙列模型颜色的人造石二次灌制模型。人造石结固后，经修整即可获得一准确的功能状态下的模型。此时模型上的颊侧前庭沟底和舌侧口底线就是最合适的义齿基板边缘线（图 6-96~图 6-105）。

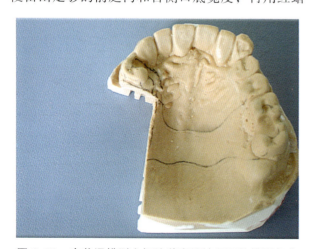

图 6-96　在普通模型上切除游离端缺牙区的模型部分

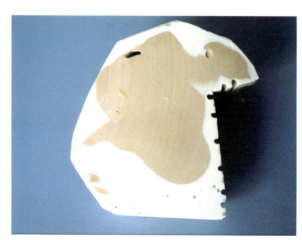

图 6-97　用裂钻在断面上磨出连接沟槽

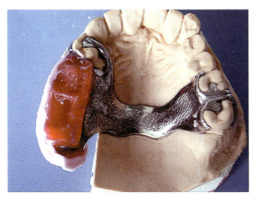

图 6-98　将完成的功能性印模准确复位到修整后的模型上（𬌗面观）

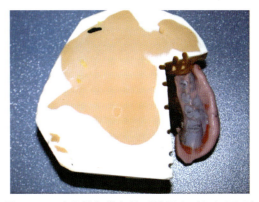

图 6-99　功能性印模复位到模型上（组织面观）

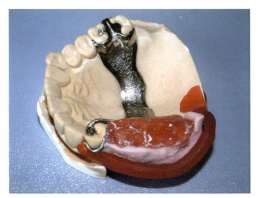

图 6-100　用软蜡条包裹基托边缘（𬌗面观）

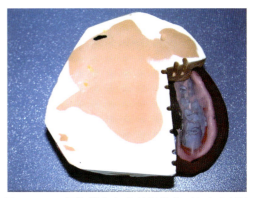

图 6-101　用软蜡条包裹基托边缘（组织面观）

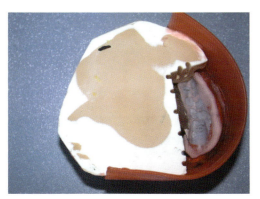

图 6-102　用红蜡片围成模型腔

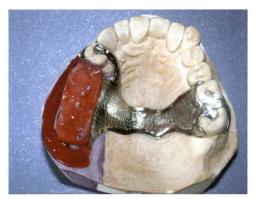

图 6-103　用另一种颜色的超硬石膏二次灌制模型

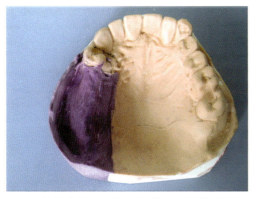

图 6-104　最终获得准确的功能状态下的模型（𬌗面观）

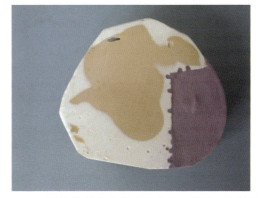

图 6-105　最终获得准确的功能状态下的模型（背面观）

2. 全口覆盖义齿的功能性印模

（1）制取初印模　将衔铁粘接固定到基牙根上后，将闭路磁体准确吸附于衔铁表面，采用公用托盘，常规制取上、下颌印模，并灌制模型（图6-106~图6-108）。

（2）制做暂时基托　在模型上用人造石填去局部倒凹，并以人造石覆盖模型上的衔铁及磁体部位，厚度约0.5mm。在此基础上涂分离剂，采

用自凝塑料制做暂时基托（图6-109，图6-110）。

（3）修整暂时基托边缘　将暂时基托放入患者口内试戴，检查其边缘位置，使基板长度距颊侧前庭沟底或舌侧口底粘膜反折处3mm。将软化的基托边缘蜡加在基托边缘上戴入口内，分区做肌功能修整。待修整完成后，用锋利刀片将边缘蜡均匀修去1.5mm，将基托组织面的蜡修去1mm（图6-111~图6-115）。

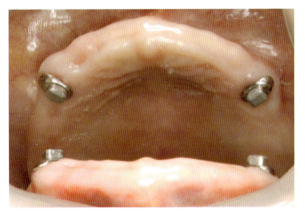

图6-106　将闭路磁体准确吸附于衔铁表面

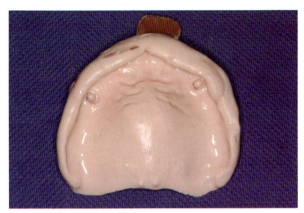

图6-107　常规制取印模

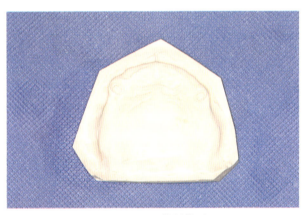

图6-108　灌制模型

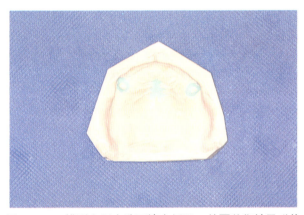

图6-109　模型上用人造石填去倒凹，并覆盖衔铁及磁体

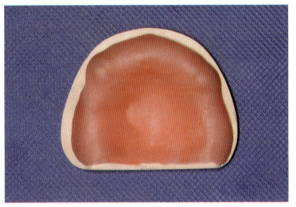

图6-110　制作暂基托

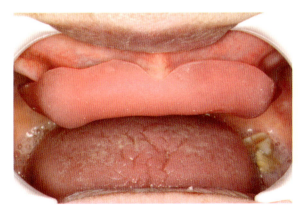

图6-111　暂基托放入患者口内试戴，检查边缘位置

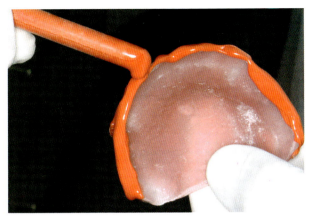

图 6-112　将软化的基托边缘蜡加在基托边缘上

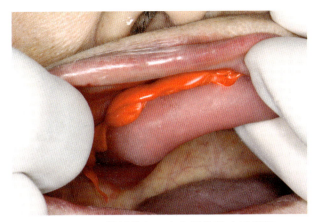

图 6-113　基托戴入口内分区做肌功能修整

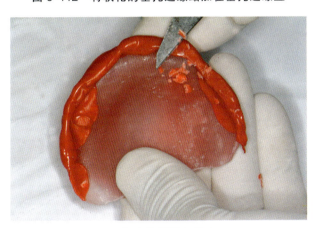

图 6-114　将边缘蜡均匀修去 1.5mm

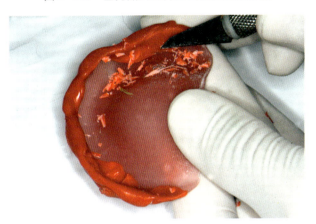

图 6-115　基托组织面的蜡修去 1mm

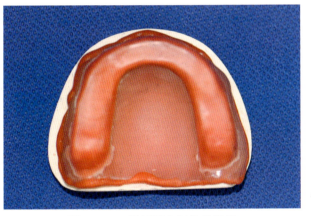

图 6-116　暂基托上制作蜡殆堤

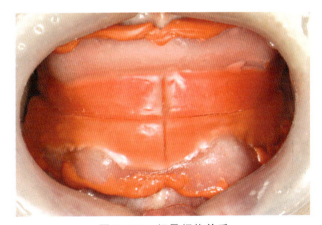

图 6-117　记录颌位关系

（4）颌关系记录　在暂时基托上制做蜡殆堤，并戴入患者口内用其记录颌关系。用蜡刀在上下蜡殆堤上刻出标记线（图 6-116，图 6-117）。

（5）制取功能性印模　在暂时基托组织面涂粘接剂，将少量低粘度硅橡胶印模料加在基托组织面，戴入患者口内，轻施压力，嘱患者做

舌左右运动，而后同法戴上对颌暂时基托，嘱患者做正中咬合，在此位置上再行颊侧肌功能修整，以最大限度地获取准确的功能状态下的印模。印模料结固后，取下暂时基托，在基托边缘区颊、舌侧加增厚蜡条后，灌制人造石模型。这个模型便是患者在功能状态下的无牙颌

或部分无牙颌模型（图6-118~图6-122）。

在此模型上制做的全口覆盖义齿在行使咀嚼

功能时不会在余留基牙处形成支点，可增加义齿的稳定性。

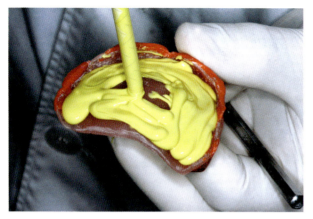

图6-118　将低粘度硅橡胶印模料加在基托组织面

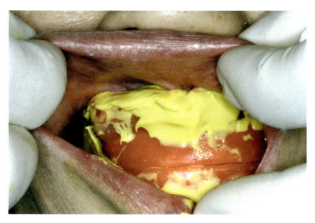

图6-119　暂基托戴入患者口内，在正中咬合位置上进行肌功能修整

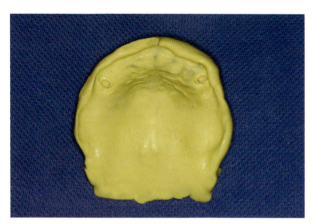

图6-120　完成后的功能性印模

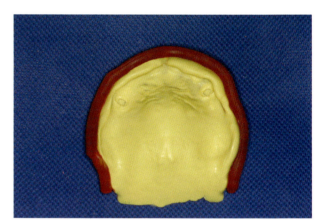

图6-121　印模边缘区颊侧增加厚蜡条后灌制模型

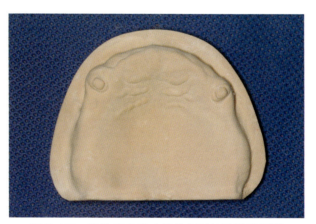

图6-122　最终完成的功能状态下的无牙颌模型

参考文献

1. Baba N, Watanabe I, Tanaka Y, Hisatsune K, Atsuta M. Joint properties of cast Fe-Pt magnetic alloy laser-welded to Co-Cr alloy. Dent Mater J. 2005 Dec;24 (4) :550-4.

2. Chao Y, Du L, Yang L. Comparative study of the surface characteristics, microstructure, and magnetic retentive forces of laser-welded dowel-keepers and cast dowel-keepers for use with magnetic attachments. J Prosthet Dent. 2005 May;93 (5) :473-7.

3. Hayashi E, Kikuchi M, Okuno O, Kimura K. Grindability of dental magnetic alloys. Dent Mater J. 2005 Jun;24 (2) :163-71.

4. Hirano S, Yasukawa H, Nomoto R, Moriyama K, Hirasawa T. Properties of magnetically attractive experimental resin composites. Dent Mater J. 1996 Dec;15 (2) :91-7.

5. Ishikawa M, Kashiwabara T, Ishida O, Ichikawa T. Installing magnetic keepers using LASER welding. J Prosthodont. 2002 Mar;11 (1) :49-52.

6. Makihira S, Sadamori S. Attaching a magnetic root coping to a fiber-reinforced post. J Prosthet Dent. 2006 Nov;96 (5) :381-2.

7. Mikami A. Comparative evaluation of metal priming agents applied for bonding of magnetic stainless steel with acrylic repair resin. J Oral Sci. 2007 Dec;49 (4) :277-81.

8. Minoru Ai, Yuh-Yuan Shiau: New Magnetic Applications in Clinical Dentistry Quintessence Publishing Co, Ltd. Tokyo. 2004. 75-84.

9. Ohkubo C, Kono H, Tanaka Y, Watanabe I. Shear bond strength of resin composite to magnetic Fe-Pt alloy. J Prosthet Dent. 2005 May;93 (5) :478-82.

10. Shimizu H, Tsue F, Chen ZX, Kawaguchi T, Takahashi Y. Bonding of autopolymerizing acrylic resins to magnetic stainless steel alloys using metal conditioner. J Dent. 2008 Feb;36 (2) :138-42.

11. Soma H, Miyagawa Y. Development of metal-resin composite for dental magnet keepers. Part 1: effects of filler and 4-META contents on setting and flexural properties. Dent Mater J. 2007 Jan;26 (1) :129-34.

12. 田中貴信著. 磁性アタッチメント——磁石を利用した新しい補綴治療. 医歯薬出版株式会社. 東京, 1992. 97-112.

13. 田中貴信著. 続. 磁性アタッチメント108問108答. 医歯薬出版株式会社. 東京, 1998.

14. 藍稔, 平沼謙二編著. 磁性アタッチメントの臨床応用. クインテッセンス出版株式会社. 東京, 2000.

15. 姜志清, 赵铱民, 何永富, 吴国峰. 激光焊接式衔铁与铸接式衔铁的性能比较. 实用口腔医学杂志, 2003, 19 (1) , 27-29.

16. 姜志清, 赵铱民, 王宝成. 常用牙科合金与铁铬钼软磁合金激光焊接件的拉伸性能评价. 实用口腔医学杂志, 2008, 24 (5) , 639-642.

17. 石连水, 赵铱民, 朱云芬, 熊友泉. 磁性附着体铸造衔铁与成品衔铁的耐蚀性研究. 实用口腔医学杂志, 2001, 17 (6) , 522.

18. 王兵, 佟岱, 冯海兰. 磁性附着体覆盖义齿的制作工艺要点分析. 现代口腔医学杂志. 2009,23 (2) . 214-215.

19. 魏斌, 钱琼, 张富强. 磁性附着体义齿衔铁的设计. 上海第二医科大学学报. 2004,24 (12) . 1042-1044.

20. 魏斌, 张富强. 磁性覆盖义齿根面结构常用制作方法及比较. 口腔医学. 2007,27 (8) . 435-436.

21. 吴国锋, 赵铱民, 王宝成, 沈丽娟, 越野. 两种铸造温度对铸接式衔铁性能的影响. 中华口腔医学杂志, 2001, 36 (6) , 434.

22. 杨凌, 杜莉, 林映荷, 胥春. Magfit 磁性附着体铸接式和焊接式衔铁口外磁性固位力的测定. 华西口腔医学杂志, 2003, 21 (5) , 386-388.

23. 越野, 候晓冲, 王宝成, 何惠明. 制作磁性附着体义齿的临床体会. 实用口腔医学杂志, 2006, 22 (6) , 810.

24. 佐佐木英械等: 新研制的齿科铸造强磁合金及磁体在口腔修复体中的应用. 齿界展望. 1978; 51 (5) :1169.

第七章　磁性附着体在全口覆盖义齿中的应用

The application of magnetic attachments in complete overdenture

全口义齿是专门用于全口无牙颌患者的口腔修复体。据早期统计，在我国，无牙颌患者约为全国人口的 2%，而其中有约三分之一以上患者的全口义齿固位不良。传统的全口义齿主要通过基托与口腔组织间的合理接触关系形成大气压力及吸附力来实现义齿的固位，但同时还受到颌骨的解剖形态、口腔粘膜的性质、颊舌组织的特点、适应能力等患者方面的因素以及印模的制取、颌位关系的记录、人造牙的排列和基托外形等医生操作方面因素的影响。尤其是在下颌，由于解剖因素的影响，义齿可利用的组织面积小，𬌗力的不均匀分布又使固位不良的问题更加突出。近年来，随着口腔修复材料的不断更新和修复理论的不断发展，全口义齿的固位效果逐渐提高，但是从总体看来，全口义齿的固位效果还不尽如人意，固位仍然是全口义齿修复要研究的主要问题。积极地利用患者口腔中余留的残根、残冠制作覆盖义齿，以及应用种植体、附着体等技术来解决这一问题已经成为全口义齿的发展趋势。

第一节　覆盖义齿的特点

The characteristics of overdenture

覆盖义齿是指义齿的基托覆盖在已作治疗的牙根、牙冠或人工牙根（或种植体）上的一种全口义齿或可摘部分义齿。现代口腔医学的一个重要基本原则，就是要尽可能的保留和保护口腔组织。口腔内残根、残冠的保存和利用，也是口腔修复学发展的一个重要内容和趋势。覆盖义齿正是残根、残冠利用的一种理想的修复体形式。

覆盖义齿均为可摘式义齿，按照修复牙缺失的范围可分为部分式覆盖义齿（Partial overdenture）和全口覆盖义齿（Complete overdenture）两大类。而根据所利用的覆盖基牙的形式和特色，可以将其分为三种类型：

1. 普通覆盖义齿，即由保留牙根和牙槽嵴、粘膜组织共同支持的覆盖义齿，其固位方式与普通全口义齿和可摘部分义齿相同。

2. 高覆盖义齿，这种义齿的覆盖基牙通常是保留牙而不是牙根，义齿覆盖在原牙齿或牙列上，通过设置在牙上的卡环等固位体实现固位。主要用于先天性口腔缺损、畸形（如腭裂、颌骨裂）患者的修复。

3. 附着体式覆盖义齿，其修复范围与支持形式同普通覆盖义齿，但其固位是依靠装置在保留牙根和义齿基托上的一些特殊的机械式附着体或磁性附着体来实现的。

本章将重点讨论附着体固位的覆盖义齿。

一、覆盖义齿的生理学基础

（一）牙与牙槽骨间的相互依存关系

牙槽骨在义齿修复中起着承负𬌗力，稳

定、固位义齿的作用，其质量直接影响着义齿的修复效果。研究证实，牙槽骨是随着牙的生长、萌出而发育，依赖牙的健康和功能而保持的。一方面牙槽骨支持着牙，另一方面牙又通过殆力这种特殊的方式给予牙槽骨以生理的功能刺激，使牙槽骨得以长期地健康地存留，两者间相辅相成，互为依存。一旦牙缺失，牙槽骨失去了功能性刺激，出现废用性萎缩，牙槽骨的高度和宽度都将随之发生变化，由牙槽突逐渐变为牙槽嵴，缺牙时间越长，这种改变就越明显，甚至牙槽骨完全吸收，只剩下颌骨的基骨。而在有牙保留的部位，牙槽骨通常比较丰满，这种状况在临床检查中可以经常看到。许多研究表明，虽然牙周疾病、创伤咬合等多种原因都可引起牙槽骨的吸收，而以牙的缺失与否对牙槽骨的存在影响最大也最直接。因此，一般说来，如能有效地保留牙或牙根，则可有效地保留牙槽骨，为义齿修复提供良好的基础。

牙列缺失后，通常采用全口义齿修复，全口义齿虽可通过粘膜传递殆力为余留的牙槽嵴提供一些生理性刺激，但所传递刺激的方式和刺激的量都与天然牙有很大区别，因而，只能减缓牙槽骨的吸收，而不能阻断或防止牙槽骨吸收。这是牙缺失患者在戴用全口义齿后仍然有牙槽骨持续吸收的原因。

由于对牙和牙槽骨之间相互依存关系的认识，人们开始采用保留牙根的方式来保留牙槽骨。Loiselle 等对使用全口覆盖义齿的患者进行的随访观察表明，保留牙根周围的牙槽骨在义齿使用的 2 年中无明显变化。Crum 等进行的 5 年随访观察也表明，使用全口覆盖义齿患者保留牙根周围的牙槽骨吸收 5 年统计量为 0.6mm，仅为使用普通全口义齿患者该部位牙槽骨吸收量的 1/9。这些研究充分说明牙和牙根的保留可以有效地减少牙槽骨吸收。

覆盖义齿通过将部分殆力传递到保留的覆盖基牙上，给覆盖基牙部位的牙槽骨以适当的功能性刺激，从而利于牙槽骨的保存，同时还由于基牙承担了部分殆力，减轻了缺牙区所承受的殆力负担，也可减缓缺牙区骨吸收速度，这是覆盖义齿修复的生理学基础之一。

（二）牙与精细感觉间的关系

口腔生理学的研究表明咀嚼功能是依靠整个口颌系统的统一协调运动来完成的。这种统一协调运动又是通过感受器–中枢神经–运动器官的神经系统来调控完成的。具体的说是由牙、牙周膜等作为精细的感受器，感知食物的大小、性质、硬度，将其感觉信号传入中枢神经系统，再由中枢神经系统依据所接受的信号，发出指令调节和控制咀嚼肌，产生与食物性质相适应的肌力，从而准确地完成咀嚼功能。如这个传导路上的任一部分发生障碍，都会影响咀嚼功能的完成，或出现部分功能紊乱或引起口颌系统的病理性改变。牙和牙周膜作为这个传导路的起端，在咀嚼功能中起着极为重要的作用。牙周膜有很多本体感受器，对压力刺激尤其敏感，具有很强的辨别力。有实验表明牙能感受 1.5 g 的负荷，8~10 μm 的厚度，2 μm 的位移，可以分辨出两根头发间粗细的差异，具有人体中最精细的辨别能力。牙的这种敏感的感受能力，主要是由于牙周膜中感受器的作用。Praffam 的实验表明牙在截去牙冠和去掉牙髓，只剩下牙根的状况下，仍能保持这种精细的感受能力，对本体感觉的传导路无影响。这就为覆盖义齿提供了重要的理论基础。通过牙根的保留，也就保留了牙的这种精细本体感觉的能力，这种精细感觉的保留，使得其所感知的信号更为精确，因而中枢神经系统对咀嚼肌群的调控也就会更加精细和准确。从而也就决定了覆盖义齿比普通全口义齿能更好地完成咀嚼功能。

（三）牙与义齿支持间的关系

天然牙通过牙周膜与牙槽骨连接，并将所承受的殆力通过不同方向的牙周韧带均匀地传递到牙槽骨上，而且当有侧向力作用于牙时，通过牙周膜的压缩、拉伸，又能有效地缓冲侧向力，防止牙槽骨组织直接受到过大的压力而受损伤。这种传力方式决定了天然牙能够承负较大的殆力。牙缺失后，牙的这种缓冲殆力的作用也随之消失，义齿所承负的殆力通过基托直接传递到牙槽骨上，而牙槽骨本身承负压力的能力有限，如压力大于所能承负的阈值，则会加快骨吸收的过程。如保留部分牙作为义齿的支持组织，即利用了牙及牙周膜这种特有传力方式和较强的承力能力，故可以有效地承担部分殆力，减轻牙槽骨所承负的殆力，从而起到减缓无牙区牙槽骨吸收的作用，同时使义齿获得更为有效的支持。Rissin（1978），赵铱民等（1990）分别对戴用普通全口义齿的患者组和戴用全口覆盖义齿患者组的咀嚼效率进行了测定，发现戴全口覆盖义齿的咀嚼效率较戴普通全口义齿的患者高26%以上，在诸项因素中，覆盖义齿具有更为有效的支持应是一个主要原因。

牙和牙周膜的另一个特性是能够承负较大的垂直向殆力，而承负侧向力的能力较低。健康牙的解剖牙冠与牙根比与临床牙冠牙根比是相同的，约大于或等于1:1.5。在功能运动中，牙的旋转中心介于牙槽骨顶端和牙根尖之间。当有牙周炎或牙周组织退行性病变时，牙槽骨将出现吸收，牙周组织向根向移动，使临床牙冠延长，而牙冠牙根比变小，同时旋转中心也下移，牙受力的动力矩增加。当这种骨吸收达到一定程度，牙即出现松动。如果将这样的牙选作固定义齿或局部可摘义齿的基牙，设置固位体及支托，则必然加重其负荷，使其受到大的侧向力作用，加速其骨吸收，甚至松动脱落。如将其牙冠截除到平齐牙龈位置，改作为覆盖基牙，使其冠根比明显增加，减小牙受力的动力矩（图7-1）。义齿覆盖在保留牙根顶端，主要将垂直向殆力传递给基牙，而很少传递侧向力，这样就可使基牙在功能活动中，大大减小所受的侧向扭力，而主要承负垂直方向的殆力，使牙根在最佳的承力方式下发挥作用，不仅对义齿起到良好的支持作用，同时在侧向力减轻和适当的生理刺激下，牙周组织的健康还可明显改善。不少学者观察到，在牙周松动牙经牙周治疗后改为覆盖基牙2年后，周围的牙槽骨密度增加，骨小梁呈功能性排列，吸收的部分牙槽骨又得以恢复（图7-2）。

总之，牙或牙根的保留，也保留了相应部位的牙槽骨，保留了牙精细的本体感觉，保留了牙的生理性支持方式，这就为覆盖义齿修复打下了良好的基础，可使覆盖义齿获得更好的修复效果。

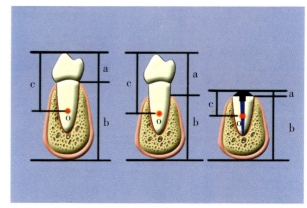

图7-1 冠根比与殆动力矩的关系

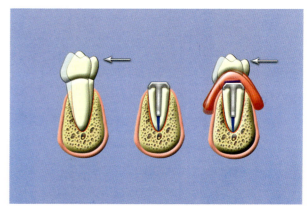

图7-2 基牙为牙周病患牙的处理

二、覆盖义齿的特点和适应证

（一）特点

1. 优点

（1）可以保留一些采用普通义齿设计难以利用、需要拔除的牙及牙根，保持机体的完整性，免除了患者拔牙的痛苦和缩短了等待义齿修复的时间。

（2）由于牙或牙根的保留，可防止或减少牙槽骨的吸收，增强对义齿的支持、固位和稳定。覆盖义齿在恢复功能和保持口腔组织方面，均具有优越性。

（3）由于牙根的保留，保存了牙周膜的本体感受和神经传导途径，可以反馈性地调节𬌗力。因此，覆盖义齿具有较好的分辨能力，能获得较高的咀嚼效能，同时可防止或缓解牙槽骨吸收。

（4）截冠改变了冠根比例关系，能有效地降低侧向力和扭力，有利于牙周病的治疗和维持牙周组织的健康。

（5）保留远端牙用作覆盖基牙，可以减少游离端义齿基托的下沉，降低牙槽嵴所承受的𬌗力和近中基牙承受的扭力，对牙槽粘膜和近中基牙产生良好的保护作用。

（6）腭裂、先天少牙症、釉质发育不全、重度磨损等先天或后天缺损畸形的患者，用覆盖义齿修复，方法简单，不需拔牙就可解决功能和美观的需要，时间较短且经济，易为患者所接受。

（7）覆盖基牙如因某种原因必须拔除时，只需在拔牙区施行义齿衬垫，即可改制成一般的义齿。

2. 缺点

（1）覆盖基牙如未经良好的根面处理和保护易发生龋坏。有资料表明，未做根面特殊保护的覆盖基牙戴覆盖义齿 1 年后，龋坏率达 86%，因此，在覆盖义齿的修复过程中或戴入后，都要重视基牙和基牙根面的防龋处理和口腔卫生。

（2）覆盖基牙周围龈组织易患牙龈炎，主要由于覆盖义齿基托部压迫，基牙根面修复体边缘刺激及口腔卫生不良等因素引起，若不及时处理，可导致牙周炎。

（3）被保留牙的牙龈和牙槽骨，常有明显的隆起和倒凹，影响着基托的位置、厚薄和外形，有时甚至影响到美观。避开倒凹，不作基托则不利于固位，一旦进入倒凹区，义齿就位会出现困难。

（4）牙髓、牙周治疗量很大，加之采用钉盖、冠帽或附着体等处理，往往需要花费较多

的时间和费用。

（二）覆盖义齿修复的适应证

1. 有先天或后天缺损畸形或错𬌗畸形的患者，如腭裂、部分无牙（partial anodontia）、小牙畸形（microdontia），以及颅骨锁骨发育不全（clcidocraminal dysostosis）等患者常表现为颌面部硬软组织缺损，牙稀少，牙冠、牙根形态异常（锥形牙、棒形牙、短根牙）和咬合异常。若用一般修复方法，义齿固位、稳定和支持以及美观均难以达到良好的效果。此外，如前牙拥挤、开𬌗、反𬌗、低𬌗等不能用外科手术或正畸方法矫治者，都可采用覆盖义齿。

2. 口腔内有因龋病、外伤、严重磨损等致使牙冠大部分缺损或过短，又不适宜作为普通义齿基牙的患者。

3. 牙周病患者的牙已有一定的松动或者吸收，已不宜作为固定义齿或可摘局部义齿的基牙，但尚有一定支持力者。

4. 单颌游离端缺牙患者，对颌为天然牙，为减轻牙槽骨负荷，应尽量保留在主要𬌗力区的牙及残根，对抗义齿下沉。

5. 因系统性疾病如高血压、心脏病、不能拔牙的患者，可采用覆盖义齿修复。

6. 覆盖义齿主要适用于成年人，因其颌骨、牙根都已发育完成。在青少年可作为缺隙保持器或过渡性修复体。

三、覆盖基牙的选择与处理

（一）覆盖基牙的选择

选择覆盖基牙时，应同时考虑下列几个方面的条件。

1. 牙周状况　牙周状况是基牙选择的主要指标。覆盖基牙牙周组织应无明显炎症，无牙周袋或牙周袋浅，无感染、溢脓，牙松动度小于Ⅱ度，牙槽骨吸收不超过根中 1/2。若覆盖基牙上拟设置附着体，则基牙的松动度应小于Ⅰ度，牙槽骨吸收不超过根上 1/3。对一些因系统性疾病不能拔牙，以避免拔牙手术为主要目的而选择覆

盖义齿的患者，覆盖基牙的条件可以适当放宽。

2. 牙体牙髓状况　牙龋坏、磨损或折断在牙龈缘下 1mm 以上，牙髓、尖周感染能被控制和治愈者，可选做覆盖基牙。根管已钙化，无法进行根管治疗，但无任何根尖症状者，可直接用其做覆盖基牙；根尖有感染，因根管钙化或不通畅而难以进行根管治疗者，不宜选做覆盖基牙。

3. 覆盖基牙的数量　覆盖基牙的数量不限，可为一个或多个，从治疗、费用、修复效果多方面来看，单颌保留 2~4 个覆盖基牙最为理想，若仅余留一个牙或牙根，且条件较好，也有保留价值。在先天性牙稀少、小牙畸形，严重磨耗，以及腭裂、颌骨裂等口腔畸形患者，基牙数量不限，原则上不主张再拔牙，除非这些牙不适合保留或影响修复效果。

4. 覆盖基牙的位置　覆盖基牙的位置确定应考虑以下几个因素：

（1）基牙最好位于承受𬌗力大，牙槽骨容易吸收的位置，如尖牙、磨牙区。

（2）部分牙列缺损的患者，宜在缺牙区的远中或近中保留覆盖基牙以免形成游离端义齿。

（3）覆盖基牙宜散在分布于颌骨的双侧，如能形成三角形或四边形支持，则会获得最好的支持效果。在基牙有选择余地的条件下，应避免基牙过于集中，避免使基牙形成的支点线成单侧线（图 7-3）。

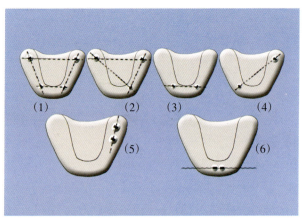

图 7-3　覆盖基牙的分布与义齿的稳定性
（1）（2）（3）（4）有利于义齿支持和稳定
（5）（6）不利义齿支持和稳定

（二）覆盖基牙的处理

覆盖义齿的优点很多，但这种基托对基牙的覆盖状态，使牙的四周环境会因此而有所改变。由于基托覆盖，使唾液的冲洗、食物对牙与邻近软组织的摩擦等作用降低，牙自洁作用差，造成食物碎渣的集聚，菌斑的附着，细菌的繁殖生长。因此，覆盖义齿基牙龋坏和龈炎的发生率较高，所以必须重视牙体病、牙周病的防治，以保证覆盖义齿有良好的预后。

1. 龋坏牙的处理

（1）龋坏组织必须彻底清除，并做适当的预防性扩展。注意充填或修复方法的选择和牙体制备的抗力形和固位形。消除薄壁弱尖，以免以后发生牙折、继发龋或充填材料及修复物的折脱。

（2）需要截冠的牙必须进行牙髓治疗。牙髓坏死、坏疽或根尖感染的牙，需进行根管治疗，根据根尖病变的情况，做根尖刮治术或根尖切除术。健康牙或有牙髓炎的活髓牙则可做去髓术。

2. 牙周病牙的处理

（1）消除病理性盲袋，根据盲袋的深浅采取不同的处理方法。深度不到 3mm 者可用药物烧灼或电烙，超出 3mm 的盲袋可采用切龈、内刮、翻瓣等牙周手术。

（2）截冠必须彻底，一般与牙龈缘平齐，这样可以完全消除侧向力和扭力的影响。牙周情况较好者，为了固位需要，也可保留 1~2mm 牙冠。截冠最好在消除病理性盲袋后进行，因手术后牙龈将退缩，留冠高度相应地增加，不利于彻底消除侧向力和扭力。

（3）牙周病牙一般龋患较少，去髓截冠后，可采用银汞或树脂充填并覆盖根面。需要连结固定分散孤立的松动基牙时，则需采用钉盖帽上加连接杆式的附着体。

（4）松动牙，尤其是松动孤立牙，应注意缓冲，目的在于使覆盖基牙承担的𬌗力与周围粘膜、牙槽骨接近一致，以免牙周负担过重加速牙周情况的恶化。

3. 重度磨损牙的处理

（1）重度磨损一般涉及的牙多，牙髓退变者可不做牙髓治疗，只要消除倒凹，磨光、磨钝点角、线角，并加以药物防龋即可。有牙髓病、尖周病和需要截短牙冠者，则需作去髓术、根管治疗等手术。

（2）重度磨损的牙，有的垂直距离变短，但仍存有相当大的𬌗间隙，利用覆盖义齿加高咬合，恢复生理性𬌗高度之后，还应保持2~3mm的𬌗间隙。同时，义齿覆盖区也能具备一定的厚度和强度。但是，也经常存在牙冠磨损变短而𬌗间隙不大的情况，这时就需要采取去髓、截去牙冠或增加颌间高度的方法，为覆盖义齿创造排牙和增加覆盖区强度所需要的空间。

（3）某些重度磨损患者常有功能错乱性不良习惯，如紧咬牙、夜磨牙等。在去除病因之外，还应特别注意覆盖义齿的设计，加强义齿的强度，以对抗较大的𬌗力。

4. 错𬌗畸形牙的处理

（1）腭裂、少牙症等先天缺损的患者，牙冠牙根形态常出现异常（锥形牙、棒形牙、短根牙、牙中牙）。牙位异常，倒凹大，咬合关系紊乱，常不能作一般基牙，但用作覆盖基牙，以覆盖义齿修复，能达到良好的固位、稳定、咀嚼、发音和美观等效果。异位畸形牙除影响排牙和基托强度，占据口腔空间而影响患者舒适和发音，有碍义齿就位外，一般不需行截冠处理，稍作磨改和药物防龋即可。龋发生率高的患者，则需做钉嵌体或去髓后作钉盖保护。

（2）前牙开𬌗、反𬌗、拥挤或个别牙错位，若不能采用正畸或外科手术方法治疗时，可去髓后全部截去牙冠，采用覆盖义齿修复，通过排牙来改善咬合和美观。

（3）斜向牙，为了避免倒凹，一般都需要去髓后截冠至与牙龈平齐。如因固位需要，也可保留3~4mm牙冠，但需要消除轴壁倒凹，以便于义齿摘戴，减少扭力。

（4）低𬌗牙、部分阻生牙，如有盲袋或粘膜覆盖，应予切除，以免因自洁作用差而发生龈炎。低𬌗部分必要时可用钉盖帽保护。

（5）短根牙、牙根内（外）吸收，冠钉低位折断不易取出等，均可截冠作覆盖义齿的基牙。

5. 牙根面的处理 除用于先天性口颌畸形患者的高覆盖义齿外，一般覆盖义齿的覆盖基牙均需进行截冠处理。截冠的目的有以下四点：①改变临床牙冠和牙根的比例关系；②为覆盖义齿排牙和覆盖义齿的强度要求提供足够的空间；③加大口腔空间以免义齿修复后造成固有口腔过小，影响发音；④消除倒凹，以便义齿就位。牙冠截除后，余留的牙根面的牙本质部、牙骨质部直接暴露在口腔中，由于覆盖义齿基托的覆盖，使唾液的冲洗，食物对牙与邻近软组织的摩擦降低，自洁作用差，易造成食糜的集聚，菌斑附着，故龋患率较高，因此，必须对基牙的牙根面进行一些特殊的保护性处理，防止根面龋坏。临床上通常采用以下三种方法：

（1）银汞合金帽 覆盖基牙根管治疗完成后，将冠截至与龈缘平齐，以根管为中心向下形成球状凹面，再扩大根管口，制备成直径约2mm，深约2~3mm的倒凹形洞形，而后充填银汞合金，使银汞合金覆盖整个牙根面，用探针修去牙根龈缘部的银汞，使根面上的银汞成为一个圆滑的球面，最后高度磨光。有学者提出只需将根管口扩大，充填银汞，并磨光根面，临床观察表明，这种根面处理，并不能起到长期根面防龋的作用。作者主张应以银汞合金完全覆盖根面，方可获得较好的长期防龋、保护根面的效果（图7-4）。

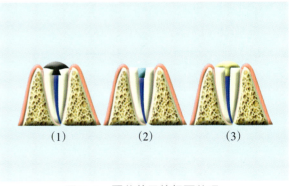

图7-4 覆盖基牙的根面处理
（1）银汞合金帽的制作模式 （2）单纯充填根管口
（3）复合树脂帽的制作模式

（2）复合树脂帽　牙根面制备基本同银汞帽，但需将根管口扩大成直径 2mm，深 2~3mm 的箱状洞形即可，无需做成倒凹状洞形。根面酸蚀冲洗吹干后，先涂一层树脂粘接剂，再以复合树脂或光固化树脂充填并覆盖整个根面，并将其塑形为球面，形成树脂帽，表面用橡皮磨头高度磨光。

（3）铸造金属钉盖帽　将牙冠截至平齐牙龈或略高于牙龈，将根面磨改成半球面，与牙槽嵴外形一致。将根管口制备出直径 1.5~2mm，深 3~5mm 左右的钉道，高度磨光，以注射型硅橡胶印模料制取印模，翻制模型，于模型上制作钉盖帽蜡型（也可以在口内直接制作蜡型）。要求蜡型与根面和根管壁完全密合，严密覆盖整个根面，根面帽状部分厚度为 0.5mm（图 7-5）。

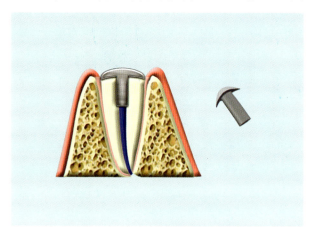

图 7-5　铸造金属钉盖帽

由于牙根面情况不同，也可根据根面形状，将帽底面制成平面或凹面。在磨牙，则可利用髓室腔设计固位洞型，如髓室腔过浅，可以沿根管口做 2 个以上的钉道，以获得良好的固位。一般情况下，如不在钉盖帽上设置附着体，钉盖帽表面的外型应与牙槽嵴外形一致，有自然连续。采用钴铬合金、金合金等常规铸造（以金合金的适合性最好）。钉盖帽完成后，经抛光，以玻璃离子水门汀将其粘固在根面上。

铸造金属钉盖帽是覆盖义齿基牙保护的最常见形式，在有特殊固位要求时，通常与附着体的根面结构相结合，形成附着体式根面钉帽。

（4）金属冠　在一些需做高覆盖义齿和拟通过覆盖基牙来改善义齿固位的情况下，需将牙冠保留一部分。通常将牙冠截至龈上 4~5mm，按照金属全冠的制备要求，做有肩制备，注意要多磨去一些唇颊面牙体组织，以便留出足够的排牙空间。制作金属全冠时，注意全冠的轴壁应无任何倒凹，且应有 6° 左右的内聚角，各覆盖基牙的冠应取得共同就位道，以便于覆盖义齿的摘戴，并不会对覆盖基牙产生较大的侧向扭力。如冠的固位力不足，可以利用根管预备钉道，增加冠的固位力。最后将全冠粘固在基牙上（图 7-6，图 7-7）。需要强调的是，如采用这种设计，基牙本身的条件较高，骨吸收应小于根长的 1/3，松动度应在 I 度以内。目前在临床上，采用高覆盖义齿修复时，更多地采用套筒冠的固位方式，可获得更好的固位和防龋效果。

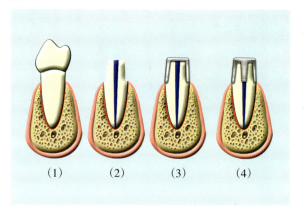

图 7-6　高覆盖义齿的金属冠制作
（1）为覆盖基牙　（2）为覆盖基牙的预备模式
（3）为覆盖基牙的金属冠　（4）钉固位的金属冠

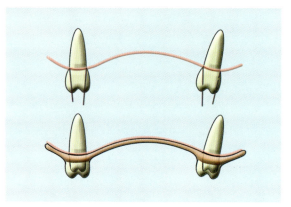

图 7-7　倾斜覆盖基牙的冠制备

四、覆盖义齿的设计与制作要点

覆盖义齿与普通义齿的差别是它保留和利用了部分覆盖基牙，而义齿的其他结构并无明显改变，因而覆盖义齿的基本设计和制作方法与普通可摘局部义齿、全口义齿基本相似。但在基牙选择、义齿设计与基牙处理上有其特殊性。

由于覆盖牙根的保留，使得义齿的支持形式有所改变，也使得牙根周围组织倒凹得以保存，影响了义齿基托的伸展，因而覆盖义齿设计与制作中应重点解决这两个问题。

（一）覆盖基牙的存在使覆盖义齿成为混合性支持，由于粘膜组织在承受压力后出现的弹性变形与基牙受压后出现的牙周膜变形两者间的不等同性，前者明显大于后者，使义齿的支持也出现了不均衡性。一方面，在咀嚼活动中，覆盖牙根可与义齿较早接触，使义齿承负的应力主要传递到基牙上，造成基牙承负过大的压力，影响基牙的健康，另一方面，这种早接触，又可成为义齿的支点，成为义齿不稳定的因素。因此在覆盖义齿设计制作中，必须考虑覆盖基牙的缓冲，通常采用下述两种方法：

（1）制取印模后，在覆盖基牙的顶部均匀地刷涂一层厚度为 0.2mm 左右人造石作为缓冲区，待其结固后，在此基础上制作覆盖义齿，义齿戴入后，在𬌗力的作用下，当粘膜组织受压后弹性变形达到终点时，义齿基托正好与覆盖基牙接触，此时粘膜组织将与基牙共同承负𬌗力。

（2）覆盖义齿完成后，戴入患者口内时，将基托检查指示剂涂在牙根面上，嘱患者闭口作正常咬合，而后按照指示剂所指示的部位，将有印迹的基托部位均匀磨去约 0.1mm。保证患者在作闭口或轻度咬合时，基牙处基托不应有接触印迹，而当患者作咀嚼运动即较大𬌗力时，基牙处基托有均匀的接触印迹，从而保证患者在行使咀嚼功能时，粘膜组织与覆盖基牙的共同均匀支持。

（二）任何事物都有其两面性，残根、残冠的保留和应用，也带来了另外一些问题。如残根、残冠保留的同时，也使得原有的牙根周围的骨组织，即牙根部颊、唇侧牙槽嵴的骨隆突得以保留，以至于在牙根唇颊侧形成明显的骨性倒凹，直接影响到义齿基托的伸展和边缘的封闭，使全口义齿的固位力减小。如何做到既能利用覆盖基牙的优点，又能克服由覆盖基牙带来的对固位力的影响呢？在余留牙根上设置附着体，利用附着体来增加义齿的固位力是解决这一问题的有效方法。

第二节　附着体固位的覆盖义齿

The overdentures retained with attachments

附着体（attachment）是近年间快速发展的一类辅助义齿固位的装置。按照其作用和设置部位，可以分为设置在牙冠外用于固位固定-可摘联合义齿的冠外附着体，和设置于覆盖基牙上用于固位覆盖义齿的根上附着体。从固位原理上分，附着体又可分为依靠机械摩擦力固位的机械式附着体（mechanic attachment）和依靠磁引力固位的磁性附着体（magnetic attach-ment）两大类。为了加深对附着体义齿的理解和了解机械式附着体与磁性附着体的差异，本节概略地介绍机械式附着体固位的覆盖义齿。

机械式附着体固位的覆盖义齿依靠设在保留的覆盖基牙上的机械式附着体实现固位。这类附着体可分为根上、根内和杆式附着体等，多为两件式制式半成品。将其直接粘固或铸造后粘固在牙根上及装置在义齿基托中，义齿就位后利用两者间的机械摩擦力实现义齿固位。

一、根上附着体

根上附着体又称为杵臼式附着体，基本模式是由一个设置在牙根上的杵状结构和一个设置在义齿基托上的臼状结构两部分组成，其典型代表是 Dalbo、Cake、Kurer 和 Rothermann 附着体。应用例见图 7-8，图 7-9。

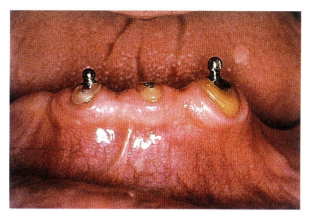

图 7-8　根上附着体应用例

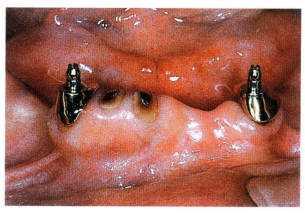

图 7-9　根上附着体应用例

根上附着体通常为设在牙根上的一球形或半球形的杵状结构，可直接粘固或焊接、包铸于基牙的钉盖帽上。臼状结构呈圆筒状或半球凹面状，由尼龙或金属材料做成，具有一定弹性，固定于覆盖义齿基托之内。义齿戴入时，臼状结构发生弹性变形，让杆的外形凸点进入臼内，义齿就位后臼状结构恢复原形状，对杆起卡抱作用。在杵臼之间留有少许空隙，允许义齿在咀嚼时有少许垂直方向的移动和轻微的旋转，使牙槽嵴粘膜和覆盖基牙共同分担𬌗力，不致使𬌗力集中，基牙负担过重。这类附着体体积通常较大，有碍排牙，只适于颌间距离较大的病例。

二、根内附着体

此类以 Zest 附着体为代表，虽也为杵臼式结构，它们设置恰恰与上述根上附着体相反，是将臼状结构设置在牙根中，而将杵状结构装

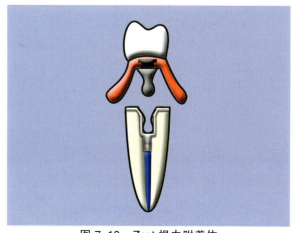

图 7-10　Zest 根内附着体

置在义齿基托上（图 7-10）。首先预备根管以容纳臼状结构，然后将臼状结构粘固于根管内。杵状部分以尼龙做成，略有弹性，一端固定在覆盖义齿基托内，一端插入臼状部分使义齿固位。当行使功能时，可随义齿轻微地移动和弯曲，使覆盖基牙不受过大扭力。这种附着体的最大优点是不占据大的口腔空间，适用于颌间距小的患者，且口内无突出物，患者无异物感。但是，根内臼状部分不易清洁，此外由于需磨切较多牙体，会使牙根壁过于薄弱而引起折裂。

上述两类机械式附着体的共同优点是杵、臼结构间密切的接触关系，可使覆盖义齿获得较好的固位；但另一方面，这种密切的接触和机械扣锁关系，使得这种附着体不能有效地缓冲侧向力，使覆盖义齿所受的侧向力通过附着体大部分传递到基牙根上，当侧向力超过一定范围后，即可造成基牙根的损伤。因此，应用这类附着体的基牙应更健康。此外，要求多个基牙根之间必须具有严格的共同就位道，略有偏差，覆盖义齿就不能就位，临床操作难度较大，适应证较窄。目前，更多的学者主张在应用这两类附着体时采用附着体焊接、包铸等间接方法，并在导线仪的帮助下来获取共同就位道。

三、杆卡式附着体

杆卡式附着体（bar-clip attachment）由金属或塑料制成的预成杆和金属或尼龙预制的卡两部分组成。将杆设置在保留牙根上，将卡设置在义

齿基托组织面上，义齿就位后，通过杆和卡间的弹性卡抱作用，使义齿实现固位（图7-11）。

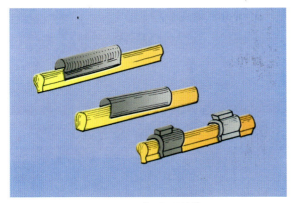

图7-11　杆式附着体
A. 截面为倒梨形的杆式附着体　B. 截面为方圆形、无倒凹的杆式附着体　C. 带固位尼龙卡的杆式附着体

杆卡式附着体，通过杆将2个或多个基牙连接成一个整体，可根据义齿的固位需要通过增减卡的数量来调节固位力的大小，可获得满意的固位效果；同时增加了基牙对抗侧向力的作用，可保护基牙；还可固定松动的基牙，因而具有良好的固位、稳定和支持作用，近年间得到越来越广泛的应用。制作、应用杆卡式附着体的覆盖义齿时，必须注意以下几个问题：

1. 杆需通过插入根管的钉帽来使本身固定，这样无论是通过焊接还是通过整体铸造，都要使杆与钉帽连成一个整体。无论是哪种方法也都要求连接杆的钉帽之间能取得共同就位道，这样才能使杆顺利就位。因而在选择基牙时，应考虑基牙的方向问题，能否取得共同就位道；其次在做根管钉道的预备时，应采用平行尺来确定和调整钉道的方向。

在一些基牙方向不一致，又不能通过调整钉道来取得共同就位道的情况下，可以采用变异方法。即将杆与一端基牙上的钉帽做成整体蜡型，而在另一端的基牙根面，做好的根面蜡型不做根管钉的部分，与杆蜡型连成一体。蜡型完成后，沿着该基牙预备好的根管钉道方向，在根帽蜡型上开一外大内小的孔，使之与钉道方向一致，且内径相同，并按此钉道专门制作蜡型，铸造一个固位钉。待铸件完成后，先将

杆带钉的一端插入一侧基牙的根管中，将杆带帽的一端准确对位后，将固位钉沿钉道方向从帽部的小孔中插入根管中，此时，整个杆就被牢固的固定在基牙上。试戴完毕，以复合树脂或玻璃离子水门汀按上述方法将杆及钉帽粘固到基牙上（图7-12）。

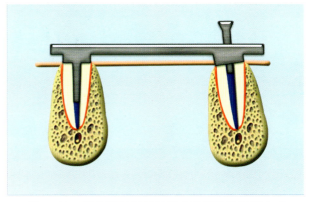

图7-12　覆盖基牙倾斜时杆式附着体的固定方式

2. 杆底部应与牙龈粘膜保持2mm以上的间隙。作者的大量临床观察表明，此间隙过小会引起食物嵌塞，并因杆底部难以自洁，进而引起局部龈炎或增生。当此间隙达到2mm以上时，即可获得良好的自洁作用。

3. 杆的水平位置应与牙槽嵴相平行，与患者的双侧颞下颌关节突的连线相平行（图7-13），如不平行，覆盖义齿在行使功能活动中，有向低的一方移动的趋势，加重这方基牙的负荷。如果当一侧基牙的牙槽骨高，而另一侧基牙低时，可设计带有一定弯曲的杆，使杆的大部分与牙槽嵴保持平行并将卡等固位结构设计在平行部（图7-14）。

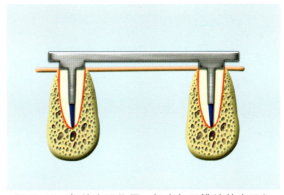

图7-13　杆的水平位置，杆应与牙槽嵴基本平行

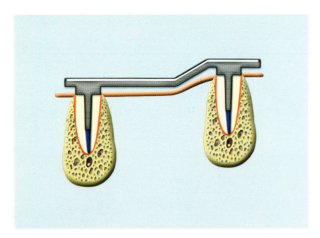

图7-14　基牙与牙槽嵴高度差异时的设计

4. 应用杆式附着体通常选用2个基牙，因而所设计的应为直线杆，若为弧形杆，则会产生以基牙连线为中心的游离距，当覆盖义齿行使功能时，会产生较大的游离力矩，其作用于基牙，可引起杆支架松动，甚至基牙损伤（图7-15）。如有多个基牙，或在颌弓的前部也留有基牙时，可以设计弧形杆。但基牙越多，取得共同就位道就越困难。

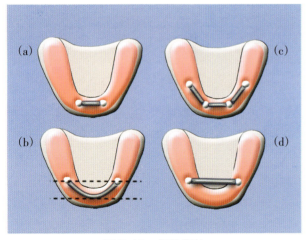

图7-15　杆的设计
（a）正确，杆基本位于牙槽嵴顶上方　（b）错误，弧形杆会形成游离距　（c）正确，多基牙时可设计弧形杆　（d）错误，杆的位置过于偏后，影响舌运动及排牙

5. 杆应位于牙槽嵴顶端上方，如过于偏后，会占据舌的活动空间，影响舌运动；过于偏前，又会影响排牙，并产生游离距。

6. 覆盖义齿的固位力设计，根据赵铱民、周涛等的测试，装置1个国产尼龙卡可使覆盖义齿增加5 N左右的固位力。一副单颌全口覆盖义齿，通常只需2个卡就可获得较好的固位，可根据患者的口腔及咬合情况适当增加1~2个卡。卡的设置部位最好应尽可能对称分布于中线两侧，避免集中于一点。

7. 杆和钉帽的铸件完成后，将其准确复位于模型上，将卡卡抱在杆的设计部位，采用人造石填去杆和卡外形凸点以下倒凹区，以便在义齿完成后能够顺利就位，并在卡的游离卡臂两侧保持一定的游离空间，不影响卡臂的弹性变化（图7-16），在此基础上常规制作义齿，义齿完成后，卡就被牢固地固定在义齿的基托组织面上。

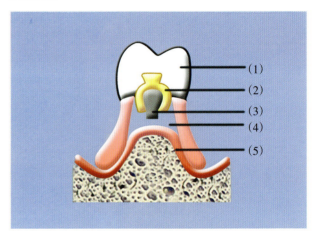

图7-16　杆、卡与覆盖义齿和粘膜间的关系
（1）覆盖义齿　（2）尼龙卡　（3）铸造杆
（4）空隙　（5）粘膜

机械式附着体的应用可显著地改善全口覆盖义齿的固位，提高义齿的修复质量，但机械式附着体是依靠附着体部件间的机械摩擦力固位，不能有效地缓冲侧向力，因而对基牙的要求条件高，同时几乎所有的机械式附着体都有严格的就位道要求，临床操作难度较大，这就使得机械式附着体的应用受到一些限制。而磁性附着体恰恰具有不传递侧向力而利于基牙健康，操作技术简单和无严格的就位道要求等优点，能够弥补机械式附着体之不足，这就是磁性附着体得以迅速成为覆盖义齿的主要辅助固位方式的原因。

第三节 磁性附着体固位的全口覆盖义齿

The complete overdentures retained with magnetic attachments

磁性附着体固位的全口覆盖义齿即是在普通全口覆盖义齿的基牙上增设了磁性附着体，因而，义齿的设计及基牙选择、适应证、禁忌证等都应符合覆盖义齿以及附着体固位全口覆盖义齿的一般规律。但由于磁性附着体固位原理的特殊性以及固位力的可选择性，因而在义齿的设计方面也有其特殊性。本节重点介绍磁附着式全口覆盖义齿设计、制做中的有关问题。

一、基牙选择及固位力设计

磁性附着体固位的全口覆盖义齿基牙的选择符合覆盖义齿基牙选择的一般原则。由于磁性附着体不传递侧向力利于基牙健康，且系列磁性附着体具有不同的固位力，因而磁性附着体基牙的选择适应证更为广泛。

1. 作者及许多学者的临床经验表明：覆盖基牙的健康状况，即牙根长度，骨吸收量，松动程度以及牙位，都与牙根的支持力密切相关，也与该基牙所能提供的固位力密切相关。

一般情况下，口腔内保留的任一有效根长（即牙根在骨内的长度）在8mm–10mm，松动度Ⅰ度以内，经过完善的根管治疗，无牙周炎症的残根、残冠都可做为设置磁性附着体的覆盖基牙，其固位力设计应选择在400 g–600 g之间，这是临床最常选用的固位力范围。

2. 当保留牙根为尖牙或磨牙，有效根长在12mm以上，牙根不松动，可将该基牙的固位力设计在800 g以上。

3. 当保留牙根的有效根长长度为6-8mm，牙根松动度Ⅰ°以内，其固位力应选择在200 g-400 g之间。

4. 当保留牙根的有效根长小于6mm，牙根松动度在Ⅰ°以内，也可用做磁性附着体固位的覆盖义齿的基牙，但其固位力设计不应超过200g。

此外，不同的牙齿其牙根形态不同，牙周储备力也不同，因而其所能提供的支持力、固位力也不相同。一般说来，尖牙及磨牙牙根粗大具有强的支持力，可以设计较大的固位力；而上中切牙，前磨牙支持力次之，其所提供的固位力也居中；上侧切牙，下切牙牙根较小，支持力最小，所能提供的固位力也最小。但牙位差异并非决定的因素，决定的因素应为牙齿的健康状况。

大部分情况下，由于根管治疗方便和根面衔铁制作简单等原因，磁性附着体多被设置于前牙与前磨牙，实际上，磨牙根亦可被很好地用于设置磁性附着体。由于磨牙根具有2-3只牙根，因而支持力强，稳定性好，更有利于成为义齿固位和支持的基础；另一方面，磨牙根的面积较大，可以根据固位力的需要设计1-2只衔铁。当余留牙少，需大的固位力时，可在牙根面的近中、远中各设计1只衔铁，以便设置两只磁性附着体（图7-17）。当然，设计磁性附着体的数量一定要与该基牙牙周的健康状况相适应。

总之，基牙上所设计的固位力一定要与基牙的健康状况相适应，如所设计的固位力超过了

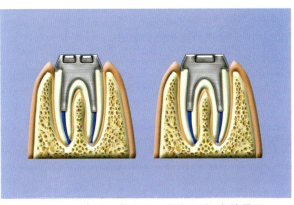

图7-17 磨牙牙根上可以根据固位力的需要设计1~2只衔铁

基牙的支持力，则会损及基牙健康，加速基牙松动，甚至脱落，导致修复失败。现将磁性附着体固位的全口覆盖义齿的基牙健康状况及牙位和与其相适应的固位力设计间的关系列于表7-1，供医师们在做覆盖义齿设计时参考。

表7-1　基牙健康状况与磁性附着体固位力设计间的关系

固位力（g）	有效牙根长度(mm)	牙根松动度(°)	适宜牙齿
<200	<6	<Ⅰ°	上下切牙
200-400	6-8	<Ⅰ°	前牙、前磨牙
400-600	8-10	<Ⅰ°	上前牙、前磨牙
600-800	10-12	<Ⅰ°	尖牙、前磨牙
>800	>12	不松	尖牙、磨牙

二、磁性附着体设置对全口覆盖义齿固位力的影响

众所周知，磁性附着体固位的全口覆盖义齿所获的固位力，与所应用的磁性附着体的数量和所应用的每只磁性附着体的固位力的大小间有密切关系。作者在长期的临床实践中发现：除此之外，磁附着式全口覆盖义齿的固位力还与磁性附着体的设置位置、设置角度、设置方向间有密切关系，为探讨这些因素对磁附着全口覆盖义齿的影响，作者采用了模拟义齿脱载方式的拉力实验对上述问题进行了研究。

（一）磁性附着体设置数量与位置的影响

作者用室温固化树脂复制多只标准下颌无牙颌模型，将其分为三大组，分别设置2只、3只、4只Magfit EX600磁性附着体（图7-18，图7-19，图7-20），每组中又分别将磁性附着体设置在不同牙位上（衔铁设置水平向角度为0°），采用可设置不同数量磁性附着体的公用基托模拟全口覆盖义齿，分别对各模型进行垂直向（90°）和前上方斜向（60°）拉力脱载实验（图7-21，图7-22），采用岛津万能材料实验机做拉力脱载实验。脱载牵拉速度分别为1mm/分

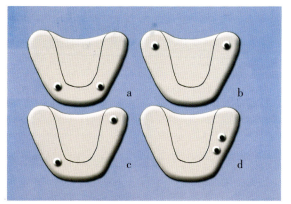

图7-18　标准下颌无牙颌模型上设置2只磁性附着体，设置位置为：a. 3|3；b. 7|7；c. 3|7；d. |45

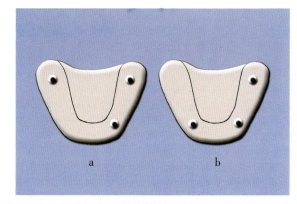

图7-19　标准下颌无牙颌模型上设置3只磁性附着体，设置位置为：a. 7|37；b. 3|37

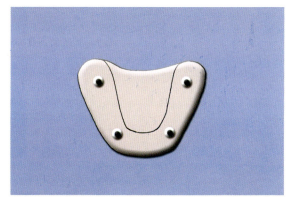

图7-20　标准下颌无牙颌模型上设置4只磁性附着体，设置位置为：73|37

和200mm/分，分别观察静态及标准状态下（1mm/分；垂直向90°脱载）义齿的固位力和模拟口腔功能状态下（200mm/分；前斜向60°脱载义齿的固位力），每种状态各测5次，取其平均值，将结果进行统计学处理后列于表7-2，表7-3，表7-4。

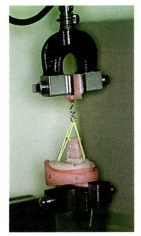

图7-21　对模型上的覆盖义齿进行垂直向拉力脱载实验

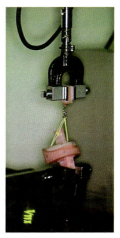

图7-22　对模型上的覆盖义齿进行前上方斜向（60°）拉力脱载实验

表7-2　二只磁性附着体不同设置位置对固位力的影响

设置位置	90°脱载力（g）		60°脱载力（g）	
	1mm/分	200mm/分	1mm/分	200mm/分
$\overline{3\llcorner 3}$	566	760	365	427
$\overline{3\llcorner 7}$	580	797	540	660
$\overline{7\llcorner 7}$	560	752	340	420
$\overline{\llcorner 45}$	480	680	320	410

表7-3　三只磁性附着体不同设置位置对固位力的影响

设置位置	90°脱载力（g）		60°脱载力（g）	
	1mm/分	200mm/分	1mm/分	200mm/分
$\overline{7\llcorner 37}$	1221	999	908	593
$\overline{3\llcorner 37}$	1335	1110	1064	772

表7-4　四只磁性附着体不同设置位置对固位力的影响

设置位置	90°脱载力（g）		60°脱载力（g）	
	1mm/分	200mm/分	1mm/分	200mm/分
$\overline{73\llcorner 37}$	1453	1305	1312	1003

实验表明：无论是标准状态和模拟口腔功能状态下，附着体的设置数量和位置对义齿的固位力都有明显的影响，且这种影响具有一定的规律性。

1. 应用附着体数量与义齿的固位力成正比，附着体数量越多，义齿固位力越大。

2. 应用附着体数量相等，但分布位置不同，义齿所获固位力不等，附着体分散者义齿固位力大于附着体集中者。

3. 在同样附着体数量和位置下，义齿脱位速度快，义齿固位力较低，此提示在义齿功能性活动中，义齿需要较大的固位力。

4. 当附着体同时分布于牙弓的前后、左右时，义齿可获得较大的固位力。当附着体主要设置在颌骨前部时，义齿的固位力大于附着体主要设置在颌骨后部者。

关于附着体设置位置对义齿固位力的影响，本实验可得出以下结论：

1. 磁性附着体应尽可能设置于牙弓两侧，并尽可能使磁性附着体在牙弓上散在分布，避免将磁性附着体集中设置于一侧或某一局部。

2. 拟设置两只磁性附着体时，使附着体以对角线形式斜向分布于牙弓前后左右（图7-18），或使附着体对称设于双侧前磨牙区或尖牙区，从固位效果看，前者更优于后者。

3. 拟设置三只、四只磁性附着体时，应使附着体呈较大的三角形或四边形的形式散布于牙弓的前后左右，这种设计方式可使义齿在相同附着体数量条件下，获得更好的固位和稳定效果。同等附着体数量情况下，在颌骨前段设置较多附着体可使义齿获得更大的固位力。

需要指出的是，上述结果只是一种理想状态的设计，在临床上，患者的余留牙根数量和位置是不能由医生决定的，因而医生并无法自由地选择附着体的设置部位和数量，本实验结果的意义在于当有较多的余留牙根可选择时，应顾及前述结论进行优化设计。

（二）磁性附着体设置方向及角度的影响

在前述的标准无牙颌下颌模型上，在前一实验筛选出的几种优化设计基础上，分别将Magfit EX600磁性附着体的衔铁设在选定牙位的颊斜向、舌斜向、近中斜向、近远中斜向、颊舌向以及水平向，再分别将各衔铁的倾斜角度设置在10°、20°、30°，采用与前述相同的测试方法，评价磁性附着体设置方向和角度对全口覆盖义齿固位力的影响（图7-23~图7-31，表7-5，表7-6，表7-7）。

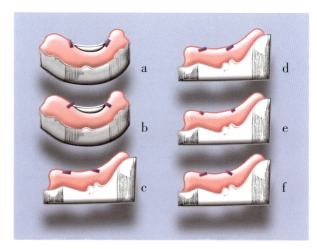

图7-23 将磁性附着体的衔铁设在选定牙位的不同倾斜方向上
a. 舌斜向；b. 颊斜向；c. 远中斜向；d. 近中斜向；e. 颊舌斜向；f. 近远中斜向

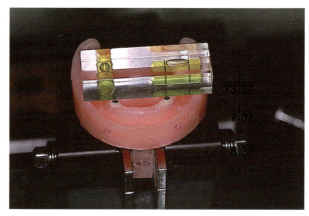

图7-24 用水准仪检测，将衔铁设置为水平方向

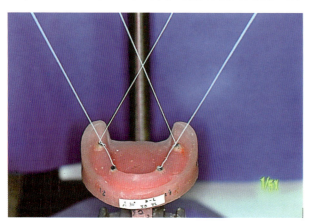

图7-25 将衔铁设置为特定的倾斜方向和角度

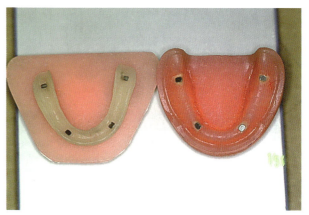

图7-26 基托上相应位置粘固磁体模拟全口覆盖义齿

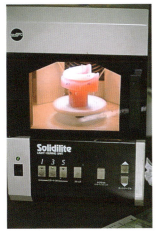

图7-27　在固化箱中进行基托固化

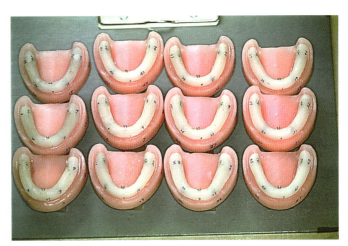

图7-28　制作完成的一组试样

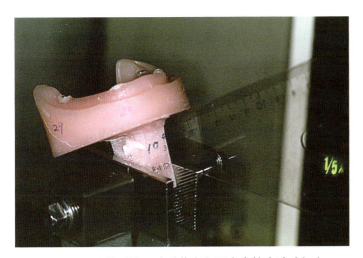

图7-29　将模型按设计脱载方向固定在拉力试验机上

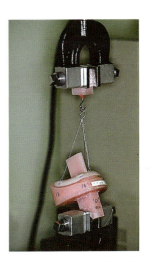

图7-30　进行不同角度的拉力脱载实验，测定固位力

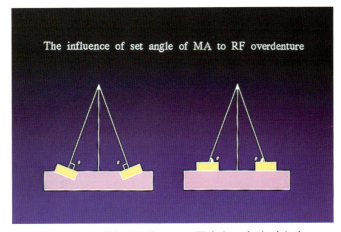

图7-31　磁性附着体不同设置方向、角度对义齿固位力的影响示意图

表7-5　应用二只磁性附着体时设置方向、角度对全口覆盖义齿固位力的影响

（磁性附着体设置在 $\overline{3|3}$ ）

MA 设置方向	脱载力（g）	脱载方向90°	脱载力 1mm/分	
	倾斜角度0°	倾斜角度10°	倾斜角度20°	倾斜角度30°
水平向	760			
近中向		921	784	770
远中向		705	625	323
颊侧向		855	784	620
舌侧向		835	791	553

表7-6　应用三只磁性附着体时设置方向、角度对全口覆盖义齿固位力的影响

（磁性附着体设置在 $\overline{3|37}$ ）

MA 设置方向	脱载力（g）	脱载方向90°	脱载速度 1mm/分	
	倾斜角度0°	倾斜角度10°	倾斜角度20°	倾斜角度30°
水平向	1335			
近中向		1355	1115	942
远中向		1150	1080	820
颊侧向		1390	1205	890
舌侧向		1456	1230	960
舌—颊向		1438	1250	980
近中—远中向		1438	1213	1080

表7-7　应用四只磁性附着体时设置方向、角度对全口覆盖义齿固位力的影响

（磁性附着体设置在 $\overline{73|37}$ ）

MA设置方向	脱载力（g）	脱载方向90°	脱载速度 1mm/分	
	倾斜角0°	倾斜角10°	倾斜角20°	倾斜角30°
水平向	1453			
近中向		1653	1416	1254
远中向		1452	1218	1075
近中—远中向		1699	1706	1103
颊侧向		1625	1471	1275
舌侧向		1590	1644	1214
舌—颊向		1537	1490	1430

由本实验可得出以下结论：

1. 磁性附着体的设置方向和角度对全口覆盖义齿的固位力有明显影响，除可通过磁性附着体的设置数量、位置和选用不同固位力的磁性附着体等方式来调节全口覆盖义齿的固位力以外，还可在必要的情况下通过调整附着体衔铁的设置角度和方向来调整义齿的固位力。

2. 将附着体衔铁设置在颊斜向、舌斜向、颊舌斜向、近中斜向、近远中斜向，可以增加义齿固位力，设置在远中斜向，可减小义齿固位力，应避免将磁性附着体衔铁设置为远中斜向。

3. 在上述各有利方向上将磁性附着体的倾斜角度设为10°时，义齿的固位力均有明显增加；在应用 4 只磁性附着体时，如将倾斜角度设为

20°时，衔铁在颊斜向、颊—舌斜向时的义齿固位力显著增加；将倾斜度设在30°时，衔铁在所有方向上的义齿固位力均下降。

此结论首次更正了"将衔铁设置于水平位时可使义齿获最大固位力"的传统观念，证实了在磁性附着体数量、位置不变的情况下，通过磁性附着体设置方向、角度来调节义齿固位力的可行性，可作为临床应用磁性附着体的指导和参考依据。当然，本实验是基于一种标准状态下设计的，其与临床实际还有较大差异，但在实验中所获得的一些具有规律性的结果，应该对临床工作具有一定的指导意义。

三、磁附着全口覆盖义齿的制做

磁附着全口覆盖义齿的制做程序与普通覆盖义齿基本相同，所不同的只是磁性附着体的设置。其基本制做方法为：

1. 临床检查　临床检查患者牙槽嵴的高度，余留牙或牙根的健康状况，有无龋坏及牙周疾患，有无龈炎，余留牙或牙根的松动程度，牙根周围有无骨性倒凹，测量颌间距离，在单颌牙列缺失时，余留牙根部的颌间距离小于6mm，则不宜设置磁性附着体。拍X线片观察余留牙根周的骨吸收情况及尖周情况。

2. 修复设计　根据检查结果和基牙选择的原则，选定拟用的基牙，当口内余留有多个可利用的残根、残冠时，可按照基牙分布的数量、位置的优化原则筛选出2-4只基牙，用以设置磁性附着体，而将其余牙根作为普通覆盖基牙保留，用于承负𬌗力。再根据各基牙的健康状况，牙根长度，支持力的大小，分别为其选择固位力匹配的磁性附着体。根据磁性附着体应用的情况和义齿可以获得固位力的总量，设计全口覆盖义齿的基板范围，特别是在上颌义齿，由于磁性附着体可为义齿提供足够的固位力，余留牙根又可显著增加义齿的支持力，因而可将上颌义齿的基板设计为马蹄铁形，显著减小义齿的基托面积，增加患者的舒适感。但在减小义齿腭部基板的同时，应为义齿设计金属支架，增加义齿强度，防止折裂（图7-32~图7-36）。

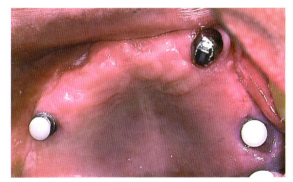

图7-32　上颌保留牙根上设置3只磁性附着体的衔铁

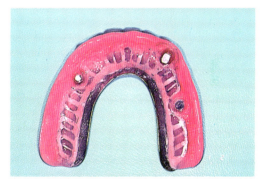

图7-33　义齿基板相应位置上粘固磁体，义齿基板设计为马蹄铁形，金属支架

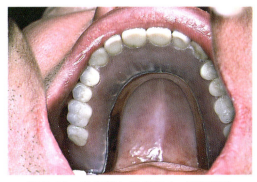

图7-34　义齿戴入患者口内（腭面观）

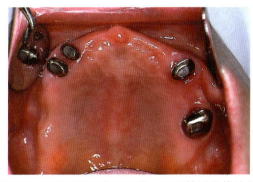

图7-35　上颌保留牙根上设置4只磁性附着体的衔铁

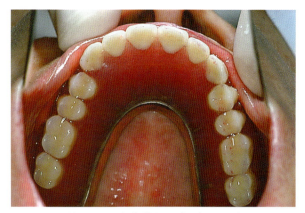

图 7-36　义齿戴入口内（腭面观）

3. 修复前的基牙处理　根据检查结果和修复设计对保留的基牙分别进行牙髓及牙周治疗。原则上，所保留的覆盖基牙都应行根管治疗，并消除基牙的牙周炎症。对用于起支持作用的覆盖基牙行根面保护及防龋处理。

4. 制取观察研究模　采用公用托盘为患者制取观察研究模。在口外观察最佳就位道，并按此方向上观测仪，画出模型的导线，确定倒凹区和义齿基托的伸展范围。

5. 基牙预备　对选定的设置磁性附着体的基牙和普通覆盖基牙分别进行基牙预备。设置磁性附着体的基牙预备应按照拟设置的磁性附着体的衔铁类型进行。

如采用预成粘接式衔铁，则只需选择比衔铁根管钉直径略大的根管钻，将根管扩大到所需的直径和深度，并将根管面截至齐龈，将根面磨平（图 7-37）。

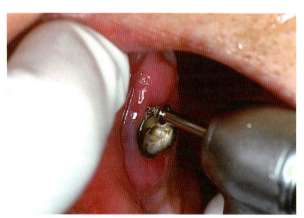

图 7-37　扩大根管后，将根面截至齐龈，并将根面磨平

如采用铸接式衔铁，铸造粘接式或铸造焊接式衔铁则应按第六章第三节所述的方法进行基牙预备。

6. 制取印模　对采用铸接式，铸造式等非预成衔铁的基牙，应在排龈的基础上采用根管精细印模法制取准确的根面、根管印模（详见第六章第三节），并灌制人造石模型。

7. 衔铁的制备　按照第六章第三节所述的方法制做铸接式衔铁蜡型，并参照本节中磁性附着体设置方向、角度等因素对磁附着全口覆盖义齿固位力的影响，调整衔铁在基牙上的设置方向、角度，以调节义齿总的固位力。

铸接式衔铁的制做最好是采用贵金属。也可采用非贵金属的钴铬合金、镍铬合金制做。由于采用非贵金属铸造温度较高，会在软磁合金衔铁表面形成较厚的氧化膜，需做打磨和抛光，会给磁性附着体的固位力带来影响，但影响不很大。作者认为在我国现在的经济水平下，非贵金属是铸接式衔铁制做的主要材料。如应用非贵金属来制做铸造粘接式或铸造焊接式衔铁，则临床效果会更好。

8. 衔铁的粘接　在铸接式衔铁制备完成后，去除基牙根管口的封药，调拌玻璃离子水门汀置于根管及衔铁钉部，用专用于固定衔铁的磁性吸杆吸住衔铁，将衔铁按设计方向准确地插入已制备好的根管中，在衔铁的工作面上加压，使钉帽部分与牙根面密切贴合，挤出并清除多余的粘接剂，衔铁的粘接即完成（图 7-38，图 7-39）。

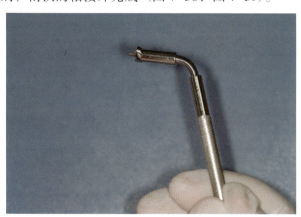

图 7-38　采用专用的衔铁吸杆吸衔铁就位

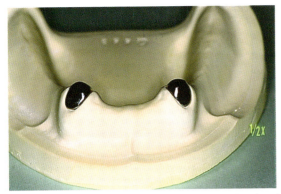

图 7-39　将铸接式衔铁粘接到保留牙根上（示意图）

在预成粘接式衔铁，先用笔式喷砂机对衔铁的底面和钉部做喷砂处理；用酸蚀剂对预备好的根管壁及根面进行常规酸蚀；调拌 Superbonding 等强力树脂粘接剂并置于根管中及根面上，用衔铁吸杆将衔铁准确地插入根管中；在衔铁面上加压挤出多余的树脂，并用挤出的树脂覆盖暴露的牙根面，防止继发龋发生，用小刷蘸单体修整根面使之光滑，及时清除多余的树脂，以免其滞留在龈边缘或牙周袋中刺激牙龈。树脂结固后衔铁粘接即完成。

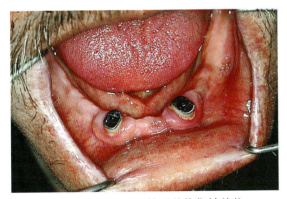

图 7-40　Z-1 型磁性附着体衔铁就位

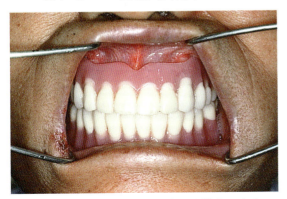

图 7-41　Z-1 型磁性附着体固位的全口义齿

9. 取模及制做义齿　衔铁粘结完毕，将闭路磁体吸附于钉帽状衔铁上，采用前述（第六章第三节）全口义齿的功能性印模法制取全口印模，灌制人造石模型，转移颌位关系。在此基础上制做全口义齿（图 7-40，图 7-41）。

需要注意的是应用磁性附着体的覆盖义齿，很容易在设置磁性附着体的基牙部形成薄弱环节，特别是在𬌗龈距较低的情况下。因而通常需要在义齿的基板上设计金属支架，以增加义齿在薄弱部位的抗折裂能力。常用的金属支架设计方式有两种：

（1）基牙顶端金属支架　将预成制做的塑料压制的成品闭路磁体帽，准确覆盖在模型的闭路磁体部（图 7-42，图 7-43），在模型衔铁部及基牙部涂分离剂；在邻近基牙区的牙槽嵴粘贴一宽度约 8mm，长度约 15mm 的胶布，在其表面涂分离剂。在衔铁及基牙部均匀加蜡，厚度约 0.5mm，使蜡与塑料磁体帽连接成一整体（图 7-44）。在衔铁顶部蜡型的近远中向即胶布表面分别连接两条 15mm 左右的蜡片，宽约 5mm，厚度为 0.5mm，使整个蜡型以基牙为中心，形成一个竖短横长的"十"字型结构（图 7-45）。在蜡型表面涂 502 胶，将微蜡球固位体均匀撒在蜡型表面，以便以后与塑料间的连接。2 分钟后用汽枪轻轻吹去游离的蜡球（图 7-46），在蜡型的两侧竖铸道（图 7-47）。常规包埋铸造后，切除铸道，对带微球面做喷砂处理，对组织面做磨光处理，而对支架上的闭路磁体窝，则只需喷砂

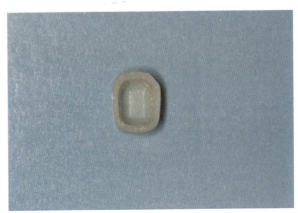

图 7-42　塑料成品磁体帽

处理即可，处理完毕，用高压蒸汽枪清除污渍后备用（图7-48）。如有多个基牙，可同法制做

支架，只是应在支架的结合部形成斜线接口，而避免直线接口（图7-49，图7-50）。

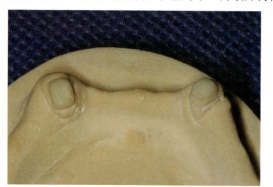

图7-43　将预成制作的塑料成品磁体帽覆盖在模型磁体上

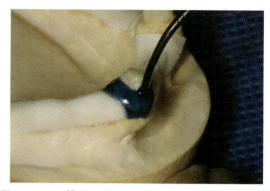

图7-44　牙槽嵴上粘贴胶布，塑料磁体帽周围加蜡

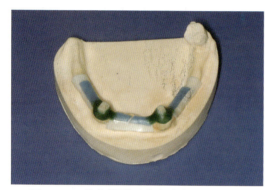

图7-45　整个蜡型形成个"十字型结构"

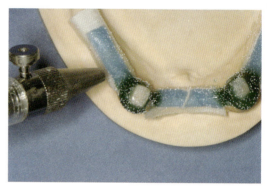

图7-46　将微蜡球固位体撒在蜡型表面

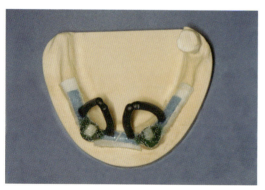

图7-47　蜡型的两侧竖铸道

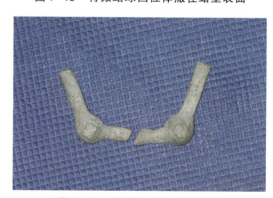

图7-48　铸造完成的金属支架

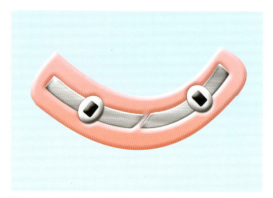

图7-49　金属支架的接合部形成斜线接口（正确）

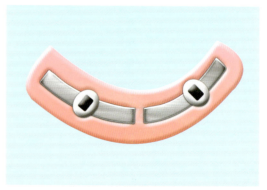

图7-50　金属支架的结合部为直线接口（错误）

（2）基板式金属支架　这种支架制做方法基本同普通全口义齿的基板制做方法，不同之处有以下两点：

①在模型闭路磁体部应加盖成品塑料磁体帽，使蜡型覆盖整个衔铁或基牙部，并与整体支架联成一整体。在基牙局部的蜡型表面加微型固位球（图7-51）。

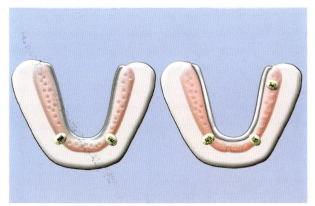

图7-51　成品塑料磁体帽与支架联成一整体，基牙局部加微型固位球

②在上颌全口义齿，由于2只以上磁性附着体的应用，使得上颌全口义齿已获得了足够的固位力，因而义齿基板的主要功能是支持和加强，而无需很大的基板，通常将这种全口义齿的基板设计为蹄铁形，以减小义齿基板，增加患者的舒适感。在下颌，全口义齿基板的面积也可略小，无需做大的伸展（图7-52）。

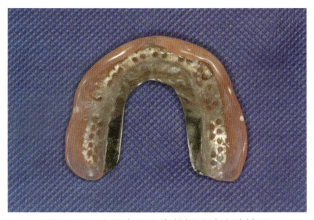

图7-52　上颌全口义齿基板设计为蹄铁形

上述两种支架可适用于各种磁附着式全口覆盖义齿。前者制做简单，费用较低，适用于颌间距离大的患者；后者的制做较复杂，费用较高，但抗折裂作用更强，更适用于颌间距离较低和需显著减小基板的患者。

将金属支架复位于模型上，常规排列人造牙，制做义齿蜡型，完成义齿（图7-53，图7-54）。

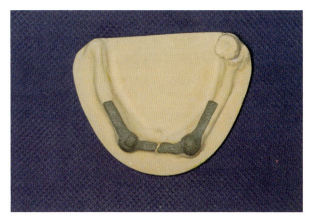

图7-53　将金属支架复位于模型上

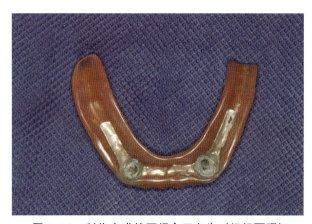

图7-54　制作完成的下颌全口义齿（组织面观）

在无需做金属支架的情况下，可在制取功能性印模后，直接常规制做义齿。

10. 戴牙及粘固闭路磁体　磁附着式全口覆盖义齿试戴义齿的情况与普通全口义齿相同，义齿就位后常规检查调整咬合、基板边缘。义齿试戴合适后，粘固闭路磁体，在闭路磁体粘结时，有两种不同的处理方法：

（1）金属支架上磁体的粘接　对设有金属支架的磁附着式全口覆盖义齿，应采用金属粘接剂将闭路磁体粘入金属支架上的磁体窝中，其方法是：

①仔细检查金属支架的磁体窝，有无小瘤、菲边等阻碍闭路磁体准确就位的情况，如有即

时清除。

②将闭路磁体吸附在调拌刀上；用胶布覆盖义齿组织面的其他部位，仅暴露磁体窝部，采用笔式喷砂机喷砂处理闭路磁体背面和磁体窝。

③在磁体窝和闭路磁体背面涂金属偶联剂。

④在口内衔铁表面涂少许石蜡油。

⑤调拌金属粘结树脂（如 Superbonding），将

其适量置入磁体窝中，用钛制镊子挟持闭路磁体，将其工作面向外，置入磁体窝中，轻施压力，使其基本就位后，用单体轻轻擦去多余的树脂，将义齿戴入患者口内，嘱患者做正中咬合。数分钟后（依所使用的材料性能而定），树脂结固，取下义齿，修去可能存留的树脂残迹，磁体的粘接即完成（图 7-55~图 7-60）。

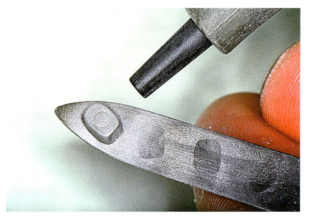

图 7-55　将闭路磁体吸附在调拌刀上，进行喷砂处理

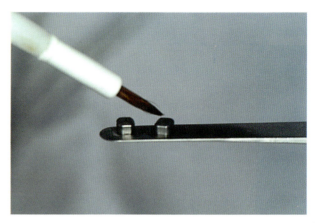

图 7-56　在磁体背面涂金属偶联剂

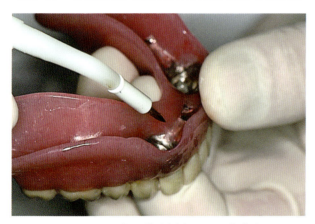

图 7-57　将金属粘结树脂置入磁体窝中

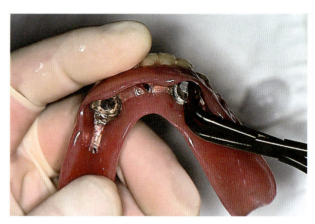

图 7-58　用钛制镊子挟持磁体，置入磁体窝中

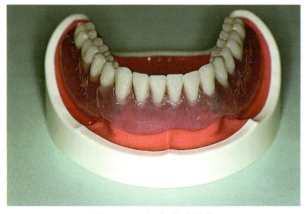

图 7-59　义齿准确就位

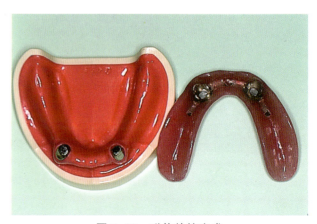

图 7-60　磁体粘接完成

（2）塑料基板上磁体的粘接　义齿试戴合适后，将基托中预留的磁体窝扩大少许，以便使磁体能顺利就位，而后再在磁体窝的舌（腭）侧基托上开一直径 2mm 的小孔，将闭路磁体吸附于调拌刀上，进行粘接面的喷砂处理后，准确吸附于基牙的衔铁上，调少许自凝塑料置于义齿的磁体窝中，戴上义齿，嘱患者做正中咬合。数分钟后自凝塑料凝固，即将磁体牢固地固定于义齿基托中，清除由基托舌（腭）侧小孔中溢出的多余的塑料，粘接即完成（图 7-61~图 7-65）。

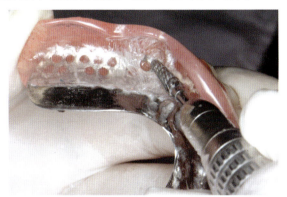

图 7-61　将基托中预留的磁体窝扩大少许

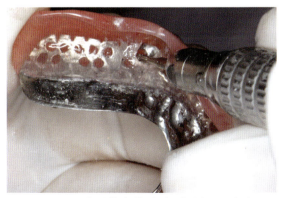

图 7-62　在磁体窝的舌（腭）侧开一小孔

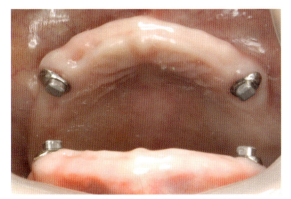

图 7-63　将磁体准确的吸附在衔铁上

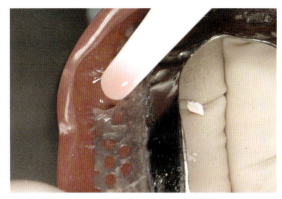

图 7-64　调少许自凝塑料置于义齿的磁体窝中

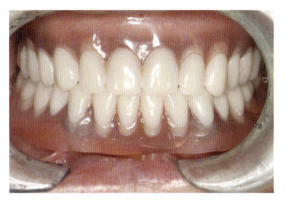

图 7-65　义齿戴入口内做正中咬合，磁体固定于义齿基托中

（3）磁性附着体的口外法设置　除了口内法以外，磁性附着体的设置与固定还可在口外的模型上进行，即在义齿完成后，经过精心修整，在完全没有倒凹的情况下，将义齿复位于模型上，仔细检查义齿印模与模型的接触情况，完全达到设计要求后，用少许强力粘接剂（如 502 胶等）将闭路磁体固定在模型上的衔铁处。将义齿上预留的磁体窝做适当扩大，保证义齿就位和脱位时不会引起闭路磁体移位，试戴义齿无误后，在磁体窝中放置少许调好的自凝树脂，将义齿准确复位到模型上，静置数分钟，待自凝树脂结固，则闭路磁体即被固定在义齿上，仔细修去多余的自凝树脂后，即可将义齿戴入患者口内。作者的经验表明：放置入磁体窝中的自凝树脂应呈糊状可流动不宜过干，且量应少，宁可在磁体固定后，再调少许自凝树脂补充磁体窝中的间隙，而不能因较多树脂积在磁体与义齿基板间，阻碍义齿的准确就位，影响

磁体设置在最佳位置上。

口外固定法的主要优点是口外操作，比较准确，可防止出现差错。

口外固定法有一定的局限性，其通常只适用于缺牙区较小的非游离端义齿，由于义齿的前后都有基牙支持，在咀嚼活动中，粘膜组织变化不明显，因而不会对设置磁性附着体的基牙带来大的扭力，或在功能活动中造成义齿的不稳定，本方法不适用于仅余留少数基牙的磁附着式覆盖义齿，也不适于游离端义齿。

磁体粘固完成，清除去多余的自凝树脂，用橡皮轮小心地抛光磨改过的部分。将义齿戴入患者口内，再次检查咬合、固位及稳定，如无问题，戴牙即完成（图7-66~图7-91）。

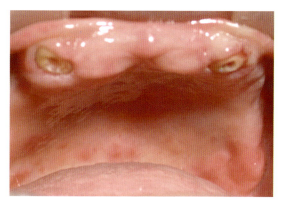

图7-66　上颌余留尖牙牙根进行根管预备，准备行磁性附着体固位的全口覆盖义齿修复

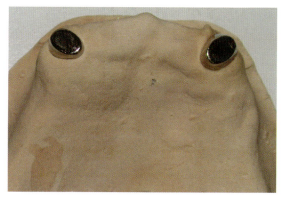

图7-67　制作完成的磁性附着体衔铁

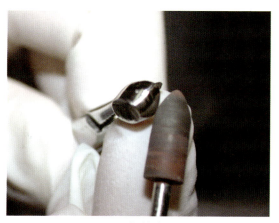

图7-68　衔铁表面抛光

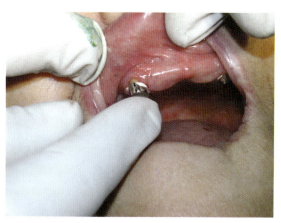

图7-69　将衔铁粘固到余留牙根内

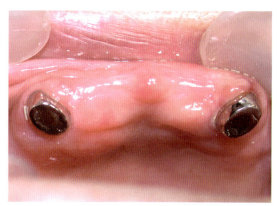

图7-70　衔铁粘固完成

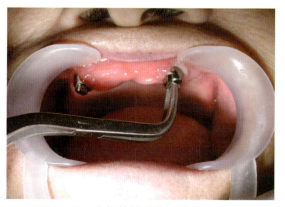

图7-71　钛镊挟持磁体吸附到衔铁上

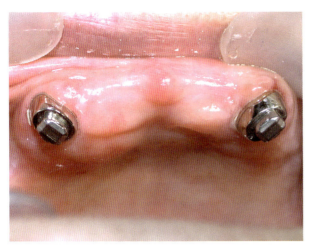

图 7-72 磁体准确地吸附在衔铁上

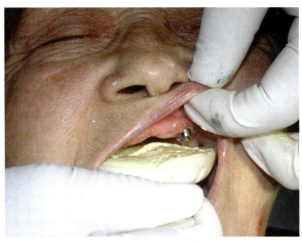

图 7-73 制取印模

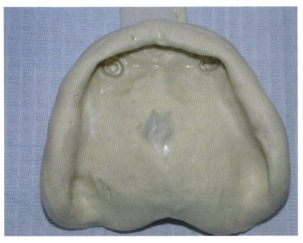

图 7-74 上颌全口覆盖义齿印模

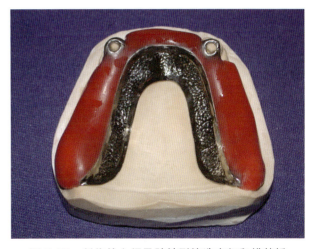

图 7-75 制作的上颌马蹄铁型铸造支架和蜡基板

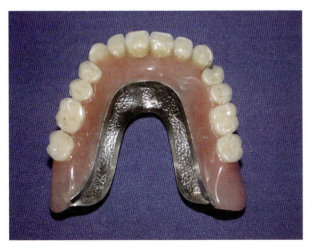

图 7-76 完成的上颌义齿（𬌗面观）

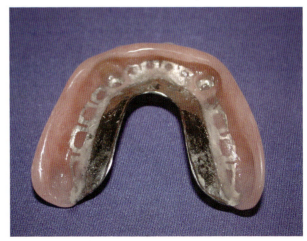

图 7-77 完成的上颌义齿（组织面观）

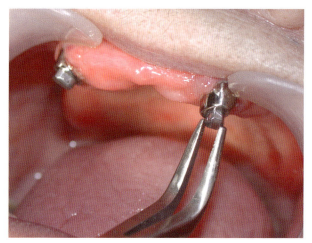

图 7-78　再次将磁体吸附到衔铁上

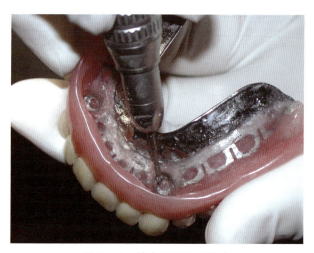

图 7-79　扩大预留的磁体窝

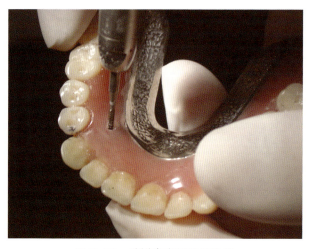

图 7-80　舌侧磨出树脂溢出孔

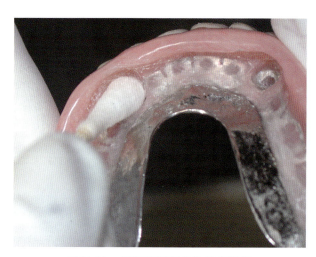

图 7-81　局部用树脂单体进行溶胀

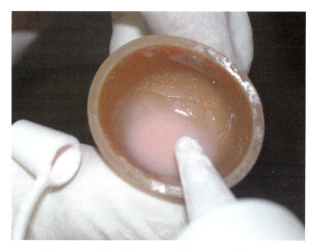

图 7-82　调拌适量自凝树脂，置于磁体窝中

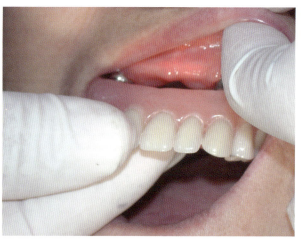

图 7-83　将义齿戴入患者口中并嘱患者做正中咬合

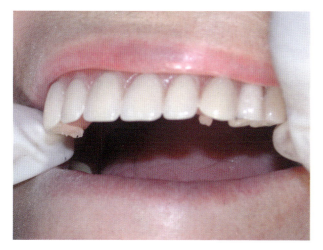

图 7-84 多余的树脂从舌侧孔溢出

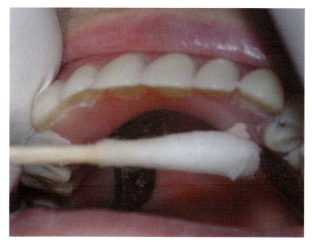

图 7-85 去除溢出的多余树脂

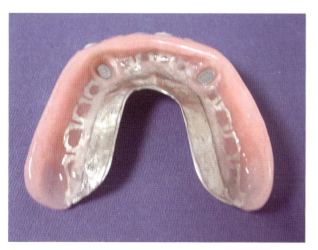

图 7-86 磁体粘固到义齿中（组织面观）

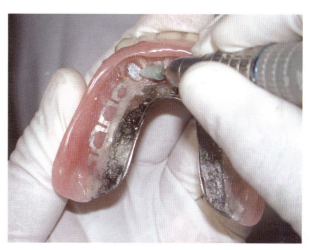

图 7-87 磨除多余的树脂

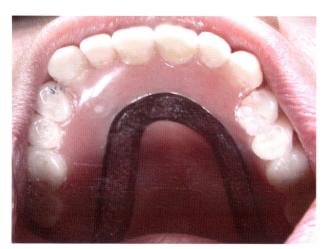

图 7-88 最终完成的义齿修复（腭面观）

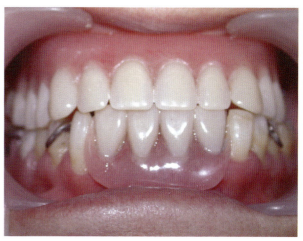

图 7-89 最终完成的义齿修复（正面观）

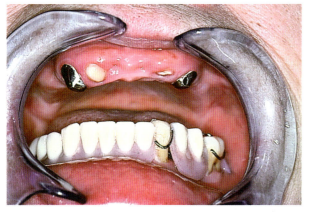

图 7-90　上颌余留牙根上设置两只磁性附着体的衔铁

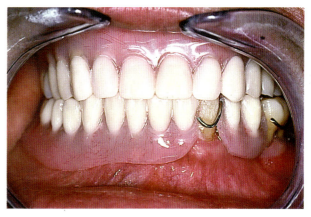

图 7-91　上颌磁性附着体固位的全口覆盖义齿戴入口内（正面观）

在应用预成型衔铁制做磁附着全口覆盖义齿时，其基本步骤和方法与应用铸接式衔铁相同，由于使用的是预成型衔铁，故可省去制备铸接式衔铁的过程。图 7-92 至图 7-101 所示的即是应用预成型衔铁制做磁附着全口覆盖义齿的主要步骤。

11. 闭路磁体设置固定时易出现的问题　闭路磁体设置固定时易出现以下两类问题：

（1）闭路磁体未达到正确位置。这是磁体固定时最常见的问题，常有以下几种情况。

①自凝树脂挤入衔铁和磁体吸附面之间，使磁引力显著下降。这种情况多因未设树脂溢出

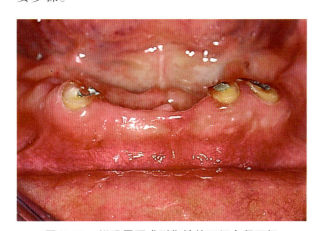

图 7-92　拟设置预成型衔铁的下颌余留牙根

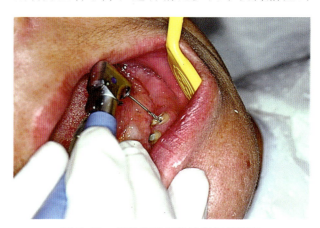

图 7-93　用根管预备钻进行根管预备

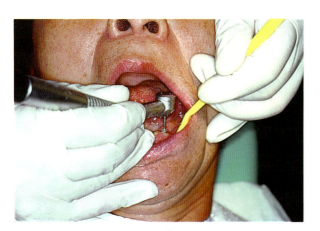

图 7-94　用杵状钻修整牙根平面

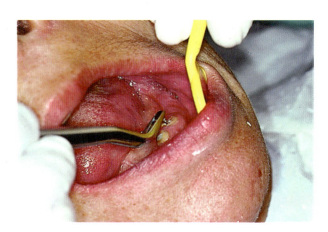

图 7-95　粘固预成粘接型衔铁

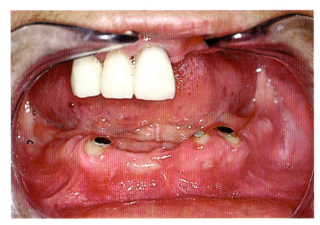

图 7-96　预成式衔铁粘固完成后，常规取模，制作全口覆盖义齿

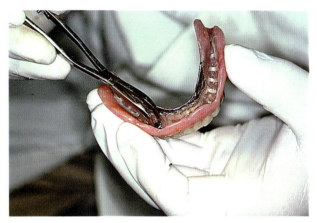

图 7-97　全口义齿完成后扩大预留磁体窝，置入磁体以检查空间是否足够

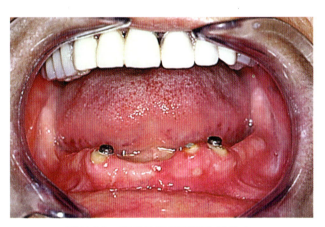

图 7-98　将磁体准确吸附在衔铁上

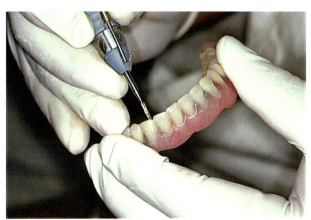

图 7-99　从舌侧基托上开一 2mm 左右的孔

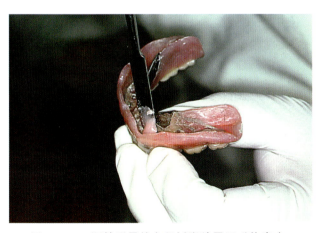

图 7-100　调拌适量的自凝树脂放置于磁体窝中

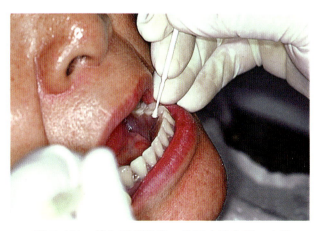

图 7-101　戴入下颌义齿，做正中咬合后，去除多余的树脂，完成磁体的粘固

孔，或调拌的自凝树脂过于粘稠，义齿就位后多余的树脂无法自由溢出，被挤入吸附面之间所致，也可由衔铁面或闭路磁体表面未清洁干净，有小颗粒物存在，在两吸附面之间造成间隙，使树脂进入所致。防止出现此问题的方法是在磁体窝底开设溢出孔，控制自凝树脂的粘稠度和加入量，固定磁体前，仔细检查并清洁衔铁和磁体的吸附面。

②闭路磁体位置倾斜，使吸附面不能有效接触。这种情况通常由于磁体窝较大，调拌的自凝树脂较干，义齿就位时，树脂从侧方挤入所致。

③闭路磁体的位置移动，使磁体与衔铁的有效接触面积减小。其通常由于预留的磁体窝位置有偏差，或磁体窝空间较大，义齿就位过程中，推磁体向一方移位所致。

防止这两种情况出现的方法是，要使闭路磁体在衔铁上准确就位，并将磁体窝修整到适合大小，保证在试戴义齿时，义齿取戴不影响磁体的位置；固定磁体时应用较稀的自凝树脂。

为保证磁体固定的准确性，初学者还可采用在口内充填树脂的固定方法：

即在磁体窝的顶部近颊侧开一直径 3mm 的孔，当磁体就位，义齿试戴无阻碍后，使义齿就位，而后医生将调好的流动性较好的自凝树脂用小注射器从小孔中注入，待自凝树脂结固后，即将磁体固定在正确的位置上。

（2）固定磁体的树脂进入组织倒凹，使义齿无法取下。这种情况多发生在冠外型磁性附着体的应用，或磁性附着体与杆等结构联合应用的情况，固定磁体时，多余的自凝树脂在压力作用下挤入衔铁下方或杆式结构下方的倒凹中，一旦结固，义齿则无法取下，这是初学应用磁性附着体者常遇到的极难处理的问题，一旦发生常常需局部磨开修复体基板，磨除进入倒凹的树脂，方可取下义齿，作者本人早年即曾有过两次这样的经历，印象极深。防止的方法是在固定闭路磁体前，要用软蜡充填树脂有可能进入的倒凹区，以消除倒凹。

第四节　磁附着式全口覆盖义齿的复诊及并发症处理

The re-examination and treatment of complication for complete overdentures retained with magnetic attachments

磁性附着体固位的全口覆盖义齿在戴牙后，通常无需进行定期的复诊和调节。患者在复诊时通常是感到有问题时才来复诊，在临床上较多遇到的问题有固位力不足、衔铁脱落、闭路磁体脱落、基牙松动、基牙处龈炎、继发龋、义齿折裂、义齿翘动等。这类患者的复诊大致分为初期和晚期两类。

一、初期复诊问题

临床观察表明，戴用磁附着体固位的全口覆盖义齿的患者，通常在戴牙后一周内进行第一次复诊，此次复诊中患者的主要问题是咬合不良，局部疼痛，或不舒适，以及固位不良。通常只需仔细检查咬合，调改人造牙的𬌗接触关系；或用组织压力指示剂涂抹在义齿基板组织面及边缘上，检查其在咀嚼功能活动后的压力印迹，找出压迫点和过长的基板区予以磨改；基板过大、过厚以及人造牙排列不当所引起的不舒适，找准原因后予以相应修改，一般问题均可得到解决。

患者初戴牙后也会出现义齿固位不良，最常见的原因是在磁体粘固时出现闭路磁体移位，磁体未能准确地固定在与衔铁相应的位置上，或是在衔铁和闭路磁体间出现了间隙。检查方法是取下义齿，仔细观察在闭路磁体或衔铁上有无阻碍两者结合的余留的树脂或其他物质，确认无阻碍物存在后，用一只同型号衔铁吸附于闭路磁体工作面，检查其磁吸附力，如磁力正常，则说明磁体的粘接位置出现了变化，需重新粘接闭路磁体。用尖细的裂钻插入磁体周边的树脂中，磨开一条缝隙，用尖锐刀片插入缝隙中，撬起闭路磁体，清除磁体粘接面和义齿上的树脂后，再次喷砂，采用前述方法将闭路磁体准确粘接在义齿基板的相对应的位置上，只要对位准确，义齿的固位会立即改善。

二、晚期复诊问题

晚期复诊通常指患者戴用磁附着全口覆盖义齿一年以上所进行的复诊。作者对108例应用磁性附着体固位的全口覆盖义齿进行了18-60月的随访，所见问题列于表7-8，表7-9。

在24例应用Magfit磁性附着体的全口覆盖义齿组中，无一例基牙发生继发龋，而在应用Z-2型磁性附着体的义齿组中有4例发生继发龋，由此可见铸接式衔铁在防止继发龋方面有其特殊的优点，而预成粘接式衔铁则不具有这一优势，特别是粘接树脂有剥脱，基牙面有暴露的情况下，更易发生继发龋。

而在84例应用Z-2型磁性附着体的全口覆盖义齿中，有3例衔铁脱落，有1例闭路磁体脱落。Z-2型磁性附着体的衔铁为预成粘接型衔

表 7-8　24 例应用 Magfit 磁性附着体全口覆盖义齿的问题分析

	例数	随访时间（月）	继发龋	龈炎	基牙松动	义齿折裂	磁体脱落	衔铁脱落
上颌	9	18-58	0	1	1	0	0	1
下颌	15	19-58	0	2	0	1	0	1

表 7-9　84 例应用 Z－2 型磁性附着体固位的全口覆盖义齿的问题分析

	例数	随访时间（月）	继发龋	龈炎	基牙松动	义齿折裂	磁体脱落	衔铁脱落
上颌	36	18-60	1	1	0	0	0	1
下颌	48	18-60	3	1	1	1	1	2

铁，与根管及根面间的密合性较差，依靠树脂粘接固定于根管中，在𬌗力的持续作用下，易于松脱。Z-2型闭路磁体的设计为倒梯形，在磁体近工作面处形成倒凹，磁体被粘接树脂粘接并嵌在设定位置上，一般不易脱落。

所随访的108例中，有两例发生了基牙松动，其中一例是因所设计的磁体的固位力与基牙长度及健康状况不相配，固位力过大，另一例则是由于义齿使用三年后远中牙槽骨吸收造成基牙部应力过于集中所致。

在大量临床观察的基础上，作者将磁性附着体固位的全口覆盖义齿复诊中的问题及并发症的引起原因及相应的处理方法归纳如下：

（一）衔铁脱落

衔铁脱落易发生在应用预成粘接式衔铁的患者，由于在衔铁粘接时所选用的粘接树脂不适合，或采用的粘接技术不可靠，可能造成衔铁粘接不牢固，在使用一段时间后出现衔铁脱落（图7-102）。此时需取下衔铁，仔细去除衔铁粘接面的残余树脂，再对衔铁的粘接面做喷砂处理。清除保留牙根面残余的树脂，用根管钻清

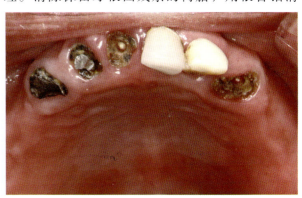

图 7-102　衔铁脱落

理根管中的余留树脂（图7-103），将衔铁插入根管中检查其是否能顺利就位后重行酸蚀，涂粘接剂后将调拌好的树脂粘接剂填入根管中和加在牙根面上，勿过多，将衔铁吸附在义齿的闭路磁体上仔细将衔铁的钉部插入根管中，使义齿完全就位（图7-104），嘱患者做正中咬合，数分钟后，树脂结固，则衔铁被准确牢固地粘在牙根上，清除多余的树脂，用抛光车针精修衔铁上及周边的树脂后，再次戴上义齿检查，义齿就位无阻碍，固位力良好，复诊即完毕。

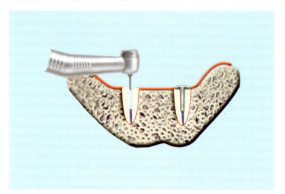

图7-103 用根管钻清除根管中和根面上的余留树脂

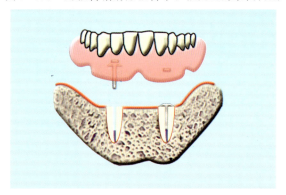

图7-104 衔铁吸附在义齿的磁体上，钉部插入根管中，使义齿完全就位

（二）磁体脱落

磁体脱落常见于用自凝塑料将闭路磁体直接粘固在义齿基托塑料中的情况（图7-105，图7-106）。常因磁体的粘接面未行喷砂处理，以及用于粘固的自凝塑料过于粘稠所致。处理方法是取出脱落的磁体，仔细修去残余的自凝塑料，在闭路磁体的粘接面做喷砂处理，用砂石将义齿基托上的磁体窝加深，扩大少许，在窝底的舌侧（腭侧）开一直径2mm的小孔，用单

体对局部做溶胀处理后，调少许自凝塑料于糊状期加于磁体窝中，将闭路磁体准确吸附于衔铁上，戴上义齿，嘱患者做正中咬合，用蘸有单体的棉签擦去由舌侧孔溢出的自凝塑料，数分钟后，自凝塑料结固，闭路磁体便被固定在义齿基板上（图7-107，图7-108）。由于一般的闭路磁体周边均设计有用于固位的倒凹或固定翼，因而只要粘固方法正确，均可解决磁体的固定问题。

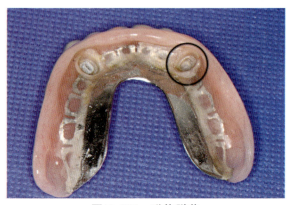

图7-105 磁体脱落

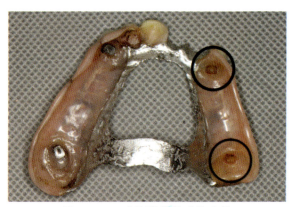

图7-106 磁体脱落并磁体腐蚀

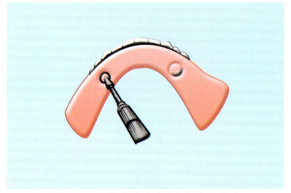

图7-107 扩大义齿基托上的磁体窝

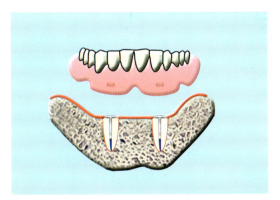

图 7-108　将磁体吸附于衔铁上，使义齿完全就位后做正中咬合

（三）基牙松动

基牙松动常发生在覆盖基牙少，义齿游离端长的情况。临床检查常可发现义齿就位后有翘动等不稳定现象，设置磁性附着体的基牙成为义齿的支点。这种情况下，应采用自凝塑料在口腔内加衬垫底的方法，或用义齿制取功能性印模在口外衬垫的方法，使义齿的支持力均匀分布，而不集中于覆盖基牙。在有其他未设置磁性附着体的覆盖基牙的情况下，可在其他覆盖基牙上设置磁性附着体；拆除松动基牙对应部位的闭路磁体，在已松动的基牙处做缓冲，让基牙得到休息。用这两种方法处理基牙松动的情况都是行之有效的。

还有一种基牙松动的情况，是由覆盖基牙上的固位力设计不当造成的，如在一只骨吸收超过根中 1/2，骨内根长小于 10mm，松动度 I°的覆盖牙根上，设置了固位力为 800g 以上的磁性附着体，固位力超过了覆盖牙根的承受能力，

因而导致了基牙松动。针对这种情况，则应拆下闭路磁体，改换为固位力较小的闭路磁体。

对于基牙松动大于 II°的基牙，原则上应拆除闭路磁体，对义齿基板做缓冲，让其在不载荷状态下得以休息，并逐渐恢复稳固。

对于由牙周病引起的严重松动的基牙则应拔除，将原覆盖义齿改为普通全口义齿。

（四）龈炎

龈炎是戴用附着体固位的全口义齿的常见并发症（图 7-109）。通常是由义齿基板直接压迫龈边缘所致，解决办法是在义齿基板与牙龈接触部位做缓冲，使义齿在功能状态下不直接压迫牙龈缘（图 7-110）。更好的解决办法是将局部的义齿边缘做短，使其外形与牙龈缘外形一致，牙龈缘完全暴露，在义齿的功能和非功能状态下，均无接触（图 7-111）。经这样处理，加上局部上碘合剂等治疗，基牙周的龈缘通常会恢复健康。

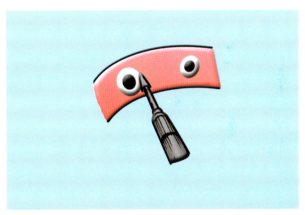

图 7-110　在义齿基板与牙龈接触部位做缓冲

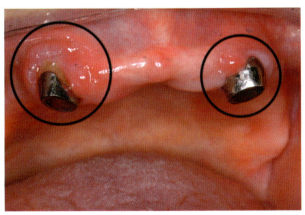

图 7-109　龈炎

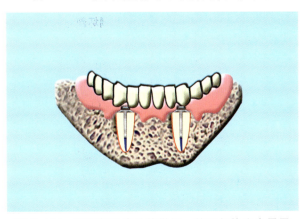

图 7-111　将局部义齿边缘做短，使牙龈缘完全暴露

（五）继发龋

继发龋多见于应用预成粘接式衔铁的情况。由于覆盖牙根面树脂的脱落，使得部分牙根面暴露而产生继发龋。处理方法是用小球钻仔细地去除龋坏部分，采用酸蚀剂做局部酸蚀，涂粘接剂并做光照后，用光固化树脂充填龋坏部并覆盖暴露的牙根面部分，为患者戴上义齿，并做正中咬合，防止因充填树脂在基牙上形成支点，而后取下义齿（图7-112，图7-113，图7-114），仔细修整边缘后进行光固化。

在继发龋较大，已影响粘接衔铁的固位时，应取下衔铁，去除龋坏的牙体组织，按照铸接式衔铁的要求重新制备根管和根面，取模，为患者制做铸接式衔铁，衔铁完成后，将衔铁粘固于根面上，取下义齿基板上的闭路磁体，对基板做调整后，在新的衔铁基础上重新固定闭路磁体（图7-115~图7-119）。

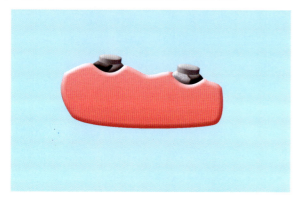

图 7-112　部分根面暴露产生继发龋

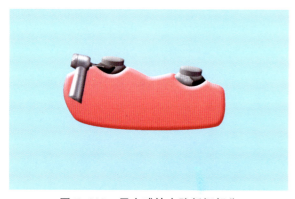

图 7-113　用小球钻去除龋坏部分

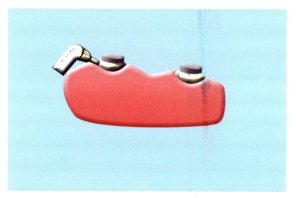

图 7-114　用光固化树脂进行充填，覆盖牙根面

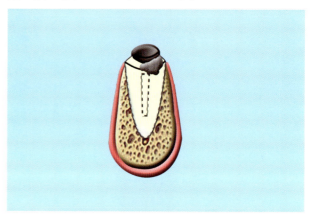

图 7-115　继发龋较大，影响衔铁固位

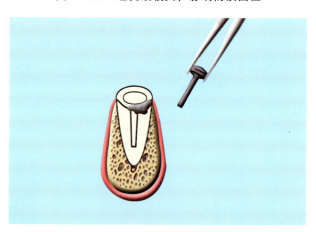

图 7-116　将衔铁取下

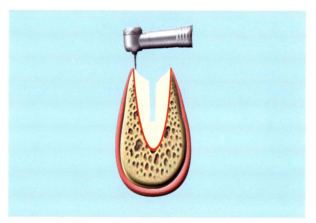

图 7-117　去除龋坏组织

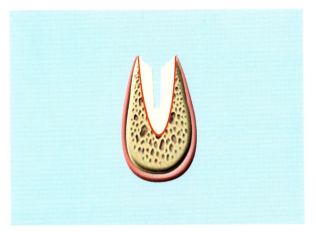

图 7-118 按铸接式衔铁的要求制备根管和根面

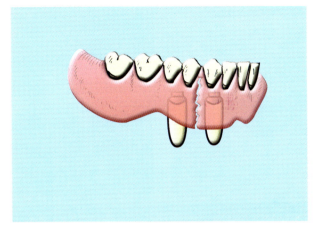

图 7-120 两基牙中间发生义齿折裂

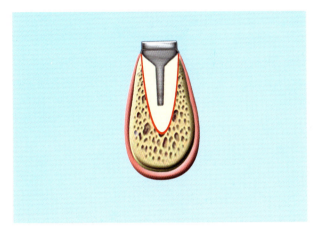

图 7-119 将铸接式衔铁粘固于根面上

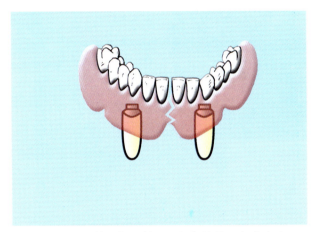

图 7-121 基牙相距较远，折断线位于义齿中央

（六）义齿折裂

义齿折裂多发生在下颌全口覆盖义齿中未行支架加强的病例。一般情况下，凡经金属支架加强过的义齿极少出现折裂。折裂最常发生在有少数覆盖基牙的情况，折裂线常在基牙部，这是由于基牙区成为支点，应力过于集中所造成的，因而常伴有基牙疼痛，基牙松动，义齿翘动等情况。这种情况下，最好的方法是采用前述的功能印模法重新取印模，在此基础上，为义齿设计金属支架（可以是基牙局部支架），然后再制做义齿。在双侧均有基牙，基牙相距较远的情况，也可发生义齿折断，此时义齿的折断线多位于义齿的中央，对于此种情况，金属支架应覆盖各个基牙及基牙间的距离（图7-120~图7-122）。

做为一种过渡性的手段，也可对原义齿进行

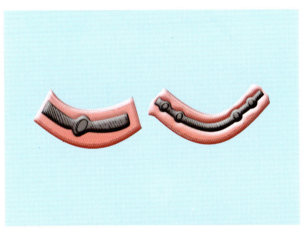

图 7-122 为义齿重新设计制作金属支架

修补。对于已折断的义齿，先将义齿两段准确对位加蜡固定后，在义齿的组织面加灌人造石形成底座以固定义齿。待其结固后用磨头尽可能磨去断裂部两端各 10mm 左右的基托树脂，与余留的义齿基托接口处形成斜坡状，注意不影

响闭路磁体的位置，而后调拌适量的自凝基托树脂，恢复义齿基托形态，于压力锅中聚合。基托经抛光后，戴入患者口内检查义齿的稳定性及支点问题，如有翘动和明显支点形成，则需在功能状态下作自凝树脂口内衬垫，或压力功能印模法口外衬垫，使义齿的支持力均匀分布，可以大大减少义齿折断的发生几率（图7-123~图7-125）。

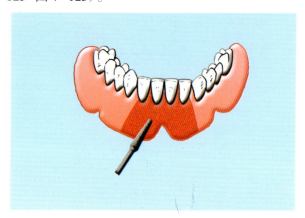

图7-123　磨去断裂部两端各10mm左右的基托树脂

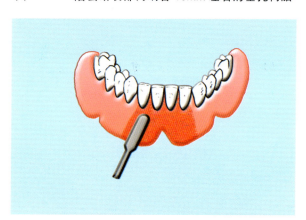

图7-124　用自凝树脂恢复义齿基托形态

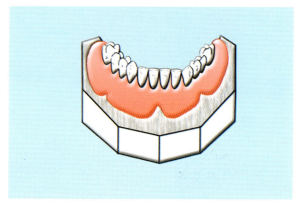

图7-125　修理完成后的义齿

另外一种情况是义齿折裂后并未断离，对此应将上述的两个步骤倒过来进行。先在咬合压力下让义齿在开裂状态做义齿衬垫，而后再磨开折裂缝，做树脂修补。作者认为这种方法的修复效果更接近义齿在口内功能状态下的应力分布，因而修补效果应好于先准确对位后再衬垫的方法，临床经验证实了这一点。

注意在做口内法衬垫时，应使自凝基托树脂较粘稠，避免树脂流动性过大起不到"压力印模"的作用。另外，衬垫的重点是义齿的游离端和基牙间区，在基牙附近只需要义齿边缘部加少许树脂即可，以免将较多树脂挤入衔铁和磁体间，形成新的支点及减小固位力（图7-126，图7-127）。

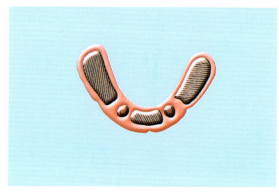

图7-126　适量的自凝树脂置于义齿组织面

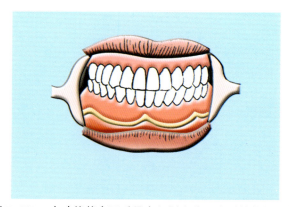

图7-127　在功能状态下采用自凝树脂作口内衬垫修补义齿

（七）义齿翘动

义齿翘动的主要原因是义齿支持组织的不均衡性，由于覆盖义齿有基牙和粘膜两种支持组织，两者间的可让性不同，在承负𬌗力后，组织发生的变化也不同，粘膜下骨组织受到大的压力后，会出现骨吸收，而基牙承受殆力的能力强，则不会有明显的变化，随着义齿应用时间的延长，两者的差异就越明显，粘膜下骨组织吸收的越多，则义齿的稳定性就越差，翘动就越明显。处理磁附着体固位的全口义齿翘动的唯一办法就是在功能状态下行衬垫术，可以是用自凝基托树脂做口内法衬垫，也可以用功能印模法制取印模后直接装盒，用口外法衬垫，其方法和要点已在上文中叙述。

第五节 磁性附着体固位的全口覆盖义齿的固位特性

The retentive characteristics of complete overdenture retained with magnetic attachments

改善全口覆盖义齿的固位是磁性附着体应用的主要目的。应用磁性附着体能否为全口覆盖义齿提供足够的固位力，能否显著改善义齿的固位效果呢？这是广大修复医师所关注的问题，作者通过临床观察和临床实验回答了这一问题。

一、应用磁性附着体的全口覆盖义齿固位效果的临床评价

作者对 24 名患者的 24 副应用 Magfit 磁性附着体固位的全口覆盖义齿，和 68 名患者的 84 副应用 Z-2 型磁性附着体固位的全口覆盖义齿的固位效果进行了 18-60 个月的随访观察。

临床评价固位效果的标准是：

满意：义齿在行使各种口腔功能中均无松动和脱位；

良好：义齿能够满意地完成大多数口腔功能，偶有松脱，但均有自动复位；

改善：较未设置磁性附着体前义齿固位有明显改善，但在口腔功能活动中，义齿有松动脱位且不能自动复位（表 7-10，表 7-11）。

表 7-11 24 例应用 Magfit 磁性附着体的全口覆盖义齿固位效果的临床评价

磁体类型	例 数	附着体数	随访时间	固位效果		
				满意	良好	改善
EX600	4	3	18-58	4		
	4	2	24-48	1	3	
	1	1	27			1
EX400	3	4	19-58	3		
	7	3	19-46	4	3	
	5	2	24-26	1	3	1

表 7-11 84 例应用 Z-2 型磁性附着体的全口覆盖义齿固位效果的临床评价

	例 数	附着体数	随访时间	固位效果		
				满意	良好	改善
上颌	14	3	18-60	14		
	20	2	20-56	18	2	
	2	1	24-30		1	1
下颌	17	3	18-60	17		
	29	2	18-60	23	6	
	2	1	26-32		1	1

临床随访观察结果表明：磁性附着体的使用显著改善了义齿的固位，固位效果与使用磁性附着体的数量和类型间有非常密切的关系。

据报道，Magfit 磁性附着体的 EX600 与 EX400 型分别可提供 600g 和 400g 的固位力。由本研究结果可以看出，应用了 3 只以上 Magfit EX600 磁性附着体的全口覆盖义齿都获得了"满意"的固位效果，还有 1/4 的应用了 2 只 EX600 磁性附着体全口覆盖义齿也达到了满意的固位效果，进一步分析表明，这部分患者大多是牙槽嵴条件较好的患者；另有 3/4 应用了 2 只 EX600 磁性附着体的全口覆盖义齿，固位效果却只达到良好，究其原因，患者的缺牙时间大都较长，牙槽嵴条件较差。同时，使用了 3 只以上 EX400 磁性附着体的义齿固位力大多都达到了满意，而使用了 2 只 EX400 的义齿，固位尚达不到满意。

Z-2 型磁性附着体的固位力为 660g。无论是在上颌义齿还是下颌义齿，使用 2 只以上 Z-2 型磁性附着体的义齿绝大多数都获得了满意的固位效果。在 8 例达到"良好"标准的义齿中，有 4 例属于牙槽很低平的患者，1 例颌关系不正常；另 2 例则是由闭路磁体与衔铁对位不准确所引起。此结果提示：应根据患者余留牙槽嵴的状况来判断所需磁性附着体固位力的大小，再根据所需磁力的大小和余留牙根的数量与健康状况，选配适合的磁性附着体。一般说来，在余留牙槽嵴低平的情况下磁性固位力应大于 600g×2 或 400g×3。

二、磁性附着体固位的全口覆盖义齿固位效果的定量评价

长期以来，对全口义齿和可摘部分义齿固位力的评价一直停留在临床定性观察的水平，由于缺乏一种客观准确的手段，使得这种评价难以量化。1990 年作者尝试研制了口腔修复体固位力自动测试仪，并将其用于义齿临床实际固位力的测试，实现了磁性附着体固位的全口覆盖义齿固位效果的定量评价。

（一）口腔修复体固位力测试仪的研制及应用

修复体的固位始终是口腔修复学的一个重要研究领域。长期以来，由于缺乏一种能够在口腔功能状态下测定修复体实际固位力的手段，因而对口腔修复体固位力的研究仅仅停留在定性研究和粗略估量的水平，许多修复体的固位力参量都源于固位面积的理论推算：如全口义齿的固位力，以及单纯的固位装置的口外测试，如机械式附着体和磁性附着体。这些推算以及测试通常是在理想状态下进行的和单因素的，忽略了修复体戴入口腔后的实际工作状态及多因素的综合作用及影响，因而其所获结果与临床实际观察结果相差甚远，均不能满足定量地研究修复体固位力的需要，故迫切需要一种能在口腔功能状态下直接测定修复体固位力的测试手段。曾有学者尝试采用弹簧秤及滑轮传动系统测定义齿固位力，因摩擦阻力等造成的误差太大而失败。关于修复体固位力定量测试手段，国内外鲜有报道。基于这种状况，作者研制了 ZS-Ⅱ型修复体固位力自动测试仪（图 7-128）以期能在口腔功能状态下测定修复体的实际固位力，为修复体固位的定量研究提供实验手段，为各种口腔修复体提供较为准确的固位力参量。

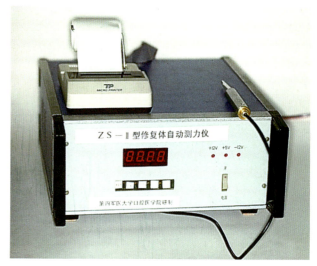

图 7-128　ZS-Ⅱ型修复体固位力自动测试仪

修复体固位力测试仪应满足以下要求：

（1）仪器工作头能进入口腔进行直接测量，无机械摩擦力等干扰因素的影响。

（2）测试结果准确、重复性好，测试精度误差小于2%。

（3）具有温度补偿功能，在室温及口腔环境中均能进行测试，受温度变化的影响小。

（4）仪器抗干扰性好，只显示测试方向的力，而排除其他方向力的影响。

（5）测试不损伤口腔组织。

（6）测试仪工作头材料有一定强度和抗疲劳性、耐腐蚀，并便于消毒。

（7）根据需要可自动记录和显示测试数据。可对测试结果进行简单统计处理，自动校正零点并峰值保持。

（8）测试结果可以线图方式显示以进行直观比较。

实验及临床应用表明：ZS-Ⅱ型修复体固位力自动测试仪可以满足上述要求。ZS-Ⅱ型修复体固位力自动测试仪采用应变电阻式应变计作为传感元件，测量精度高，测力杆可进入口腔，直接测量义齿固位力避免了经中间环节所产生的摩擦力等的干扰影响，还可自动排除其他方向力的干扰，因而可以客观地反映修复体的实际固位力。仪器拥有温度补偿功能，因而在室温及口腔温度下均可进行测试，稳定性好。进入口腔的测力杆体积小，测试在口腔的生理功能状态下进行，不损伤口腔组织。测力杆有足够的强度和抗疲劳性和良好的耐腐蚀性，便于消毒。在额定量程中，可长期使用。仪器可自动记录和处理测试数据，并以点线图直观地反映测试结果，可显著地简化工作程序，提高工作效率。经320余位患者的实际测试以及采用标准计量检测，证明该仪器性能稳定，测试结果可靠，重复性好，使用方便，可用于全口义齿、部分活动义齿等多种修复体固位力测试，可作为固位力研究的有效检测手段。

（二）修复体固位力自动测试仪的临床应用

1. 测试方法

（1）修复体准备 将待测义齿清洗吹干后，分别于义齿中切牙近中舌侧、两侧第一磨牙远中舌侧以自凝塑料粘固一只直径为2mm的钢丝小环，三环构成一个等腰三角形，以零号缝合线穿过各环，将三线连结于三角形的中点位置，并固定一金属钩于此处，作为测力杆的牵拉装置，当牵引力作用于此点时，义齿各部受力均等（图7-129），患者端坐，将头固定于头架上，头略后仰，呈张口位，戴上准备好的义齿，使义齿殆平面呈水平位，调整测力杆夹具，使测力杆牵拉方向与殆平面成垂直关系（图7-130）。

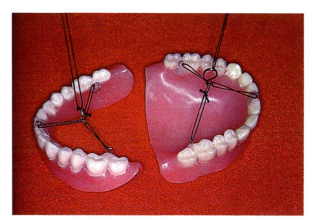

图7-129 测力杆的牵拉装置

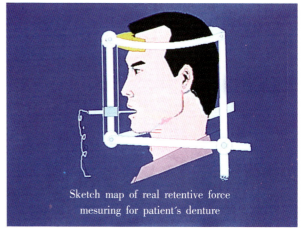

Sketch map of real retentive force
mesuring for patient's denture

图7-130 修复体固位力测试示意图

（2）测试操作 开机并自动调零点后，将测力杆套入义齿中点的金属钩上，向上（测下颌义齿）或向下（测上颌义齿）牵引测力杆，直至义齿脱位。此时显示仪上即显示义齿固位力的峰值，打印机打印出此值及与之相应的力值线。同一义齿可行多次测试，仪器在记录下各测量值后，按动均值键，即可显示出所测力值的均值。

2. 应用举例　作者应用该仪器测试并评价装置磁性附着体前后的覆盖义齿的固位力变化。准备装置磁性附着体的覆盖义齿试戴合适后，在粘固磁体前，以上述方法测试义齿固位力。在粘固磁体后，再以同样方法测量义齿的固位力，比较装置磁性附着体前后义齿的固位力变化，即可客观、定量地评价磁性附着体在增加义齿固位力中的作用；也可准确地反映磁性固位义齿在功能状态下的实际固位力。

此仪器还被用于普通全口义齿的实际固位力的测试，评价各种因素对全口义齿固位力的影响作用；测定不同设计的活动部分义齿的实际固位力，以及评价部分义齿固位力的影响因素等多个方面，也可在口外作为小型拉力试验机使用。

（四）磁性附着体固位全口覆盖义齿固位效果的定量评价

采用前文所述的修复体固位力测试仪及方法对 20 位患者的 32 付装置 2 只 Z-1 型磁性附着体（每只固位力为 950g）前、后的覆盖义齿在口腔功能状态下的实际固位力进行测试，以比较装置磁性附着体后的义齿固位改善情况，定量评价磁性附着体在增加义齿固位力中的作用。

在 220 位戴用普通下颌全口义齿的患者中，筛选出患者自述满意和临床检查均达到了满意效果，即在功能或非功能状态下义齿都稳固无松脱，能满意行使咀嚼、语言功能的患者 19 人；采用同样方法测试其下颌全口义齿的实际固位力，作为磁性附着体固位的全口覆盖义齿固位力的对照组。

下、上颌全口覆盖义齿装置磁性附着体前后固位力变化，列于表 7-12、表 7-13。固位满意的普通下颌全口义齿固位力测定值列于表 7-14。

分别将上、下颌全口覆盖义齿装置磁性附着

表 7-12　20 例下颌全口覆盖义齿装置磁性附着体前、后固位力变化

	装磁体前	装磁体后	增加量	增加率
固位力（X̄）g	146	1643	1497	1025.34%
标准差（S）	98.22	129.63		

表 7-13　12 例上颌全口覆盖义齿装置磁性附着体前、后固位力变化

	装磁体前	装磁体后	增加量	增加率
固位力（X̄）g	1094	2611	1517	138.66%
标准差（S）	436.11	426.83		

表 7-14　19 例固位满意的普通下颌全口义齿固位力测定值

例数	固位力 g（X̄）	标准差（S）	最大值	最小值
19	1120		1324	938
	(11.73N)	1.17N		

表 7-15　上下颌全口覆盖义齿装置磁性附着体前、后固位力的比较

	例数	固位力（g）（X̄）			
		装磁体前	装磁体后	增加量	增加率（%）
上颌	12	1094	2611	1517	138.66%
下颌	20	146	1643	1497	1025.34%

体前、后的固位力测试结果进行配对 t 检验，其结果表明，无论是上颌还是下颌义齿，装置磁体前后的固位力相差极为显著（P<0.001）。而上颌与下颌义齿装置磁体后固位力增加量无显著差异（P>0.05）。

上述固位力测试结果表明设置有 2 只 Z-1 型磁性附着体的上颌全口覆盖义齿实际固位力为 2200g–3000g，较装置附着体前平均增加 1380g–1650g；装有同样附着体的下颌覆盖义齿的实际固位力约为 1500g–1770g，较装置附着体前平均增加 1390g–1600g。本研究中作者采用同一仪器、相同方法对固位良好，可满意地行使各种口腔功能的下颌全口义齿的实际固位力的测试结果平均为1120g。由于下颌义齿的基托面积小，固位效果差，只要能满足下颌全口义齿的固位要求，对上颌全口义齿的固位即无问题。因此，应用2只Z-1型磁性附着体可以为全口覆盖义齿提供足够的固位力，即使对那些因牙槽嵴吸收严重，义齿本身已没有什么固位力的覆盖义齿，采用Z-1型磁性附着体也能使义齿获得满意的固位。本研究中两位患者的下颌覆盖义齿固位力仅60g和30g，无法行使咀嚼等功能，各加用2只磁性附着体后，使它们的固位力分别达到1600g和1620g，可以满意地行使各种口腔功能。

一般来说，磁性附着体固位的全口覆盖义齿的固位力应为义齿大气压力、吸附力和各磁性附着体固位力的总和。实验结果显示磁性附着体固位的全口义齿实际固位力一般均小于计算值。这是因为，磁性附着体用于覆盖义齿时，在磁体与衔铁之间要留下一个0.1mm左右的缓冲间隙，以免义齿承托区粘膜在受力后发生变形时，在磁体与衔铁之间形成支点，引起义齿翘动及应力集中而损伤基牙。缓冲间隙可使义齿在受力时随粘膜组织均匀下沉。此间隙的存在，可使磁性附着体的固位力下降约10%。另一方面，磁性附着体的一个特性是轴向固位力强，而侧向固位力弱，水平向固位力仅为轴向固位力值的1/6。在单个磁性附着体测试时，脱载力与附着体工作极面轴线一致，此时附着体所承负的脱载力（即固位力）达峰值。而义齿在功能活动中产生脱位力的合力作用于每只磁性附着体时，均成为侧向力，因而附着体所能承负的脱位力（也即能提供的固位力）不能达到峰值。磁性附着体固位的覆盖义齿不同于卡环和机械装置固位的部分义齿，它不依靠组织倒凹和摩擦力固位，故在受脱位力作用时，设置的磁性附着体之间不能形成有效的相互制约作用来增强固位作用。此外，个别义齿在粘固闭路磁体时，发生移位，使磁体工作极面与衔铁间未能完全重合，损失了部分磁通量，也是使固位力减小的原因之一。

基于以上原因，磁性附着体用于覆盖义齿后所产生的实际固位力均不能达到单个磁性附着体口外测量的最大值。本研究中用于全口覆盖义齿的Z-1型磁性附着体，平均每只在口内的实际固位力为750g左右，与口外测试的均值950g相比，仅为其的78.95%。因此，设计具有足够的固位力，在非峰值下也能使义齿达到满意固位的磁性附着体是十分必要的。

作者通过上述试验，获得了关于磁性附着体用于改善全口覆盖义齿固位的两个基本参数，一个是能满意行使各种口腔功能的全口义齿的平均固位力约为1120g；另一个是磁性附着体固位的全口覆盖义齿在口腔内增加实际固位力约为磁性附着体口外测量值的79%。在作者与多位学者的临床随访中所观察到的义齿固位效果与上述规律基本一致，此提示在全口覆盖义齿的固位设计中，应使磁性附着体所提供的实际固位力与义齿本身的固位力的总和大于1120g这样一个平均值，以保证义齿能满意地行使各种口腔功能。在本研究中，作者选用了Z-1型磁性附着体做为试样，证实了应用2只磁性附着体即可为一副全口覆盖义齿提供足够的固位力。这一结果中有意义的是磁性附着体所增加的实际固位力，而不是磁性附着体的数量，由于各种磁性附着体的固位力不同因而应用的数量也不同。如在牙槽嵴条件差，固位面积小，主要依靠磁性附着体固位的情况，应设计2-3只Magfit EX600，或3-4只Magfit EX400磁性附着体；在只能设置较少磁性附着体的情况下，则应首选应用Z-1、Z-2，Magnedisk 800等固位力大的磁性附着体，并尽可能地利用牙槽嵴条件，增加义齿本身通过大气压力和吸附力所实现的固位力。赵铱民等的研究表明，磁性附着体固位的全口覆盖义齿固位力与磁性附着体的放置位置、设置角度有密切关系，一般说来，几只磁性附着体的设置位置越分散，则固位效果越好。

一般情况下大部分上颌全口义齿因有较大的

固位面积而可较好的固位，但应用磁性附着体可将上颌全口义齿制成无腭顶或小腭顶基板义齿，使患者更为舒适，进一步改善患者的语言功能，这对一些对语言有特殊要求以及戴普通全口义齿恶心的患者，具有特殊意义。

第六节　磁性附着体固位的全口覆盖义齿的咀嚼效能

The mastictory efficiency of complete overdenture retained with magnetic attachments

应用磁性附着体可以改善全口覆盖义齿的固位，那么应用磁性附着体能否有效地缩短患者的义齿适应期，提高患者的咀嚼效能呢？作者对这一问题进行了较深入的研究。

一、装置磁性附着体前、后全口覆盖义齿的咀嚼效率比较

采用宋兆峻（1988）提出的改良的吸光度法（即以吸光度值表示咀嚼效率）测定戴用下颌全口覆盖义齿的患者装置磁性附着体前、后的咀嚼效率变化，观察磁性附着体在改善患者咀嚼功能和缩短义齿适应时间上的作用。

（一）材料与方法

1. 材料

（1）721 型光栅分光光度计（上海分析仪器三厂）。该仪器吸光度值（A）范围为 0-2.00，高灵敏度区域为 A=0-1.5。

（2）市售熟脆花生米去皮，分为两瓣，每

5g 分装、干燥保存备用。

2. 方法

（1）选择戴用全口义齿：上颌为全口义齿，下颌为准备设置两只磁性附着体的全口覆盖义齿的患者 26 人，于义齿调磨合适，咬合良好，无疼痛及不适后，在装置磁性附着体之前，和装置附着体之后（前后时间相差半小时）分别测试其咀嚼功能。用同法分别测试戴义齿后 1 周、4 周、8 周、12 周、24 周、48 周的咀嚼效率。

另外选择戴用普通全口义齿的患者 30 人分别在其戴用义齿后 1 周、4 周、8 周、12 周、24 周、48 周，同法测定其咀嚼效率。

（2）将分光光度计波长调到 590nm，预热30 分钟。对照比色皿盛蒸馏水 5ml，放入光度计中，指针调零。

（3）测试前嘱患者充分漱口至干净后，戴上义齿，将备用花生米 5g 放入患者口中，咀嚼 30秒后，吐入量杯，彻底漱口并将漱口水吐入量杯中，加蒸馏水至 1000ml，搅拌 1 分钟、静置两分钟后，吸取上 1/3 悬浊液 5ml 至比色皿，于分光光度计中测得吸光度值。而后取出义齿，按前文方法粘固磁性附着体后，以同法再次测量咀嚼效率。以后在设计的随访时间，同法测定义齿的咀嚼效率。

测试及统计结果列于表 7-16，表 7-17。

表 7-16　戴全口覆盖义齿患者装置磁性附着体前、后咀嚼效率变化

	装磁体前	装磁体后	增加量	增加率（%）
吸光度（X）	0.35	0.46	0.11	31.21
标准差（S）	0.14	0.15		

表 7-17　两种全口义齿咀嚼效率变化的随访观察

义齿种类	例数	吸光度值					
		1 周	4 周	8 周	12 周	24 周	48 周
普通全口义齿	30	0.33	0.48	0.52	0.60	0.66	0.78
磁附着全口义齿	26	0.50	0.66	0.72	0.76	0.80	0.80

将两组测试结果行配对 t 检验，结果为戴用装磁体前全口覆盖义齿与戴用装磁体后的全口覆盖义齿两者的咀嚼效率有极显著差异（P＜0.01），后者较前者吸光度值平均增加 0.11，平均增加率为 31.21%。

二、应用磁性附着体可以显著缩短全口覆盖义齿的适应时间

本研究中以咀嚼效率作为评价磁附着全口覆盖义齿修复效果和患者对义齿适应程度的指标。咀嚼效率的高低，代表咀嚼功能的大小。有多种因素可影响咀嚼效率，而在初戴全口义齿的患者，义齿的固位与稳定是影响咀嚼效率的最重要因素。本实验中，患者戴用未装置磁性附着体的下颌覆盖全口义齿，其平均固位力为 146g，义齿固位差，在咀嚼食物时，义齿反复脱落、移位，难以进行有效的咀嚼活动，因而咀嚼效率低下，平均吸光度值为 0.35。而当装置了磁性附着体后，下颌全口覆盖义齿的固位力显著增加，均值达到 1643g，使义齿获得良好的固位与稳定，从而保证了咀嚼运动的正常进行，使咀嚼效率也随之增加，平均吸光度值达到 0.45，较前增加了 0.11。即相当于其咀嚼效率较装置磁性附着体前增加了约 1/3（31.21%），此结果充分证明义齿的固位与稳定在恢复咀嚼功能中的作用。值得注意的是咀嚼效率的这个显著变化是发生在一个小时之内。此外，临床观察也表明，大部分戴用磁附着全口覆盖义齿的患者戴牙当天即可咀嚼食物，而大部分戴普通全口义齿的患者则需一段较长的适应期方可咀嚼食物。

作者对戴用普通全口义齿和磁附着全口覆盖义齿的患者的咀嚼效率进行随访观察则更能说明这一问题。由表 7-17 所列数据知，普通全口义齿在戴牙 1 周后其咀嚼效率值达到 0.33，而磁附着全口覆盖义齿则达到 0.50；戴牙 4 周后戴用磁附着全口覆盖义齿的患者咀嚼效率即达到了 0.66，而戴用普通全口义齿的患者却到戴牙 24 周后方才达到此值；戴用磁附着全口覆盖义齿的患者在第 12 周其咀嚼效率即达到了 0.76，接近咀嚼效率的峰值，而戴用普通全口义齿的患者在第 48 周才达到 0.78 的峰值。此表明应用磁性附着体后，患者的咀嚼效能提高速度远快于戴用普通全口义齿的患者。患者戴用义齿后的咀嚼效率通常是义齿适应状态的标志，义齿适应状态越好，则咀嚼效率就越接近峰值。本研究所获得的结果证明，通过应用磁性附着体改善义齿的固位，显著地缩短了义齿的适应期，使其减少了约 36 周，即 3/4 的适应时间，这一点，对于提高全口义齿的修复质量和提高患者的生活质量均具有重要的意义。

参考文献

1. AA Brewer, et al: Overdentures. London The C.V Mosby Company, Secornd Edition. 1980:13.

2. Allen A. Brewer, Robert M. Morrow. Overdentures. 2nd edition. The C.V. Mosby Company, 1981; 376–397.

3. Becerra G, MacEntee M. A classification of precision attachments. J Prosthet Dent. 1987 Sep;58 (3) :322–7.

4. Chu FC, Deng FL, Siu AS, Chow TW. Implant–tissue supported, magnet–retained mandibular overdenture for an edentulous patient with Parkinson´s disease: a clinical report. J Prosthet Dent. 2004 Mar;91 (3) :219–22.

5. Coca I, Lotzmann U, Prisender K. A clinical follow–up study of magnetically retained overdentures （Dyna–system）. Eur J Prosthodont Restor Dent. 2002 Jun;10 (2) :73–8.

6. Cune M, van Kampen F, van der Bilt A, Bosman F. Patient satisfaction and preference with magnet, bar–clip, and ball–socket retained mandibular implant overdentures: a cross–over clinical trial. Int J Prosthodont. 2005 Mar–Apr;18 (2) :99–105.

7. Gendusa NJ. Magnetically retained overlay dentures. Quintessence Int. 1988 Apr;19 (4) :265–71.

8. Gillings B: lntraradicular anchorage of overlay dentures using cohalt rare earth magnets .Aust Soc Prosth Bull 1977; 7:27.

9. Gillings BR, Samant A. Overdentures with magnetic attachments. Dent Clin North Am. 1990 Oct;34 (4) :683–709.

10. Gillings BR. Magnet overdentures. Aust Prosthodont J. 1993;7:13–21.

11. Gonda T, Ikebe K, Ono T, Nokubi T. Effect of magnetic attachment with stress breaker on lateral stress to abutment tooth under overdenture. J Oral Rehabil. 2004 Oct; 31 (10) :1001–6.

12. Kroone HB, Bates JF. Overdentures with magnetic retainers. Br Dent J. 1982 May 4;152 (9) :310–3.

13. Labaig C, Marco R, Fons A, Selva EJ. Biodynamics of attachments used in overdentures: experimental analysis with photoelasticity. Quintessence Int. 1997 Mar;28 (3) : 183–90.

14. Maroso DJ, Tischler P, Schmidt JR. A simplified technique for magnetic retention of overdentures. J Prosthet Dent. 1984 May;51 (5) :599–601.

15. Mensor MC. Alternative designs for magnetic retention of the overdenture. CDA J. 1985 Apr;13 (4) :31–3.

16. Moghadam BK, Scandrett FR. Magnetic retention for overdentures. J Prosthet Dent. 1979 Jan;41 (1) :26–9.

17. Moosen A. Aided retention of mandibular dentures by magnets. J Am Dent Assoc. 1987 Feb;114 (2) :153–4.

18. Nai–Huei Wang, et al: The direct and indirect techniques of making magnetically retained overdentures. J Prostht Dent 1991; 65 (1) :665.

19. Saygili G, Sahmali S. Retentive forces of two magnetic systems compared with two precision attachments. J Oral Sci. 1998 Jun;40 (2) :61–4.

20. Smith GA, Laird WR, Grant AA. Magnetic retention units for overdentures. J Oral Rehabil. 1983 Nov;10 (6) : 481–8.

21. van der Bilt A, van Kampen FM, Cune MS. Masticatory function with mandibular implant–supported overdentures fitted with different attachment types. Eur J Oral Sci. 2006 Jun;114 (3) :191–6.

22. van Kampen F, Cune M, van der Bilt A, Bosman F. Retention and postinsertion maintenance of bar–clip, ball and magnet attachments in mandibular implant overdenture treatment: an in vivo comparison after 3 months of function. Clin Oral Implants Res. 2003 Dec;14 (6) : 720–6.

23. Watanabe I, Tanaka Y, Ohkubo C, Miller AW. Application of cast magnetic attachments to sectional complete dentures for a patient with microstomia: a clinical report. J Prosthet Dent. 2002 Dec;88 (6) :573–7.

24. Yimin Zhao，Heiji Hiraruma. The influence of set position and number of magnetic attachments to the retentive force of complete overdenture. J Japanese Magnetic Dent. 2000;2 (1) :30–33.

25. Yimin Zhao，Shikimoto，Kenji Hiranuma. The influence of directions and angles of magnetic attachments to the retentive force of complete overdenture. Journal of Japanese Magnetic Dentistry 1999;1 (7) :35–37.

26. 田中貴信著. 磁性アタッチメント——磁石を利用した新しい補綴治療. 医歯薬出版株式会社. 東京，1992. 94–103.

27. 藍稔、平沼謙二編著. 磁性アタッチメントの臨床応用. クインテッセンス出版株式会社. 東京，2000. 66–73.

28. 程祥荣,肖忠吉.钕铁硼永磁材料在下全口托牙中的初步应用.口腔医学纵横.1990,6 (3) .176–178.

29. 杜莉,胥春,巢永烈.Magfit磁性附着体下颌全口覆盖义齿的固定力测定.华西口腔医学杂志,2003, 21 (5) , 366–368.

30. 刘凌宜,姜婷,冯海兰.磁性附着体和球帽式附着体固位力的体外疲劳耐久性研究.实用口腔医学杂志, 2008, 24 (5) , 635–638.

31. 刘宇,刘洪臣,隋强.Magfit磁性附着体在下颌覆盖义齿的应用.口腔医学.2006,26 (3) .205–206.

32. 马鹏华,杨亚东,冯海兰.磁性附着体覆盖义齿修复的临床观察.口腔颌面修复学杂志.2005,6 (3) .213–215,227.

33. 宋兆峻等:用吸光度法测定咀嚼效能的研究.口腔医学1988; 8 (1) :70.

34. 夏露,杜莉,王培志,巢永烈.下颌磁性附着体覆盖全口义齿患者满意度调查.口腔医学.2006,26 (1) .27–28.

35. 肖雪,冯海兰.磁性附着体在下颌全口覆盖义齿中的临床应用.华西口腔医学杂志.2000,18 (4) .232–234.

36. 肖雪,冯海兰.磁性固位的下颌全口覆盖义齿侧向载荷下基牙支持组织的应力.北京医科大学学报.1999,31 (4) .360–362.

37. 徐世同,程祥荣.磁固位与杆固位种植全口义齿的三维有限元应力分析.中华口腔医学杂志.1997,32 (2) . 105–107.

38. 赵铱民,欧阳官.磁性固位覆盖总义齿固位特性和咀嚼效率的定量研究.中华口腔医学杂志.1994,29 (3) . 140–142.

39. 赵铱民,邵龙泉.Magfit磁性附着体在全口义齿修复中的应用.实用口腔医学杂志.1999,15 (6) .422–425.

40. 赵铱民,施纪泽.口腔修复体固位力测试仪的研制及应用.临床口腔医学杂志.1992,8 (4) .224–226.

第八章 磁性附着体在可摘部分义齿中的应用

The application of magnetic attachments in removable partial dentures

可摘部分义齿也是磁性附着体应用的重要领域，应用磁性附着体改善可摘部分义齿的固位，改善义齿的美观效果，减小义齿的体积，增加患者的舒适感和便利，显著改进了可摘部分义齿的应用性能，而深为广大患者和修复医师所欢迎。可摘部分义齿有多种设计及类型，本章将分别叙述磁性附着体在不同类型可摘部分义齿中的应用。

第一节 完全由磁性附着体固位的部分覆盖义齿

The partial overdenture retained with magnetic attachments

在有可利用余留牙根的牙列缺损修复中，应用根上型磁性附着体作为主要固位方式的修复体即磁性附着体固位的部分覆盖义齿。

一、固位设计

此类部分义齿的固位力，完全由磁性附着体的磁力提供。通常在缺损区选择 2~3 只余留牙根，并在其上设置磁性附着体，按照义齿总固位力的需求，根据牙根的健康状态，选用固位力不同的磁性附着体，在尖牙、磨牙上可设计固位力大的磁性附着体如 Z-2、Z-1、Magnedisk 800 等，在前牙区则宜设计固位力小的附着体，如 Magfit EX400、Magnedisk 500 等。应注意尽可

能使附着体的分布比较均匀，以利于义齿在功能活动中的支持与稳定（图 8-1，图 8-2，图 8-3，图 8-4，图 8-5，图 8-6）。

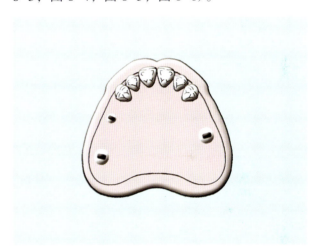

图 8-1 $\frac{64|457}{}$ 缺失，$\frac{75|6}{}$ 牙根上设置 3 只磁性附着体

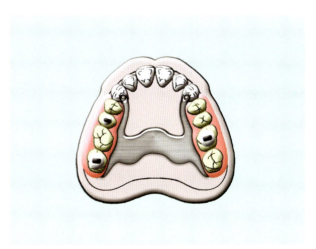

图 8-2 上颌磁性附着体固位的部分覆盖义齿修复牙列缺损

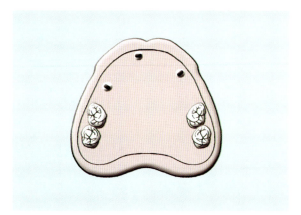

图 8-3　$\frac{532|1245}{\quad|41\;3}$　缺失，　牙根上设置 3 只磁性附着体

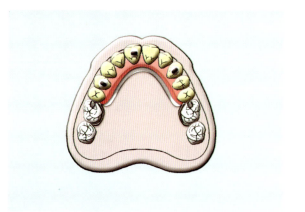

图 8-4　上颌磁性附着体固位的部分覆盖义齿修复牙列缺损

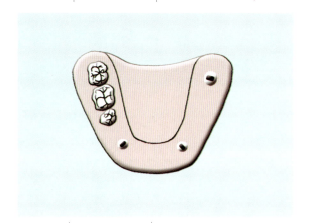

图 8-5　$\frac{421|12456}{3|37}$　缺失，　牙根上设置 3 只磁性附着体

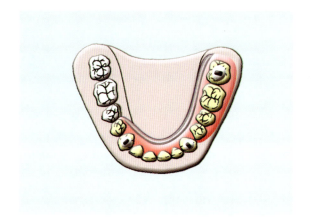

图 8-6　下颌磁性附着体固位的部分覆盖义齿修复牙列缺损

二、支持设计

这类义齿的支持形式仍属于混合支持式，即由余留牙根、余留基牙和粘膜组织共同支持，也可以是由余留牙根与粘膜组织共同支持。因而在支持设计上，应根据余留牙、牙根的具体情况设计支持力。可以在相邻的余留牙上设置𬌗支托，利用余留牙根作为支持点，在大的缺牙区则应尽可能采用功能印模法制取印模，以便形成有效的粘膜支持。

三、设计要点

磁附着式部分覆盖义齿的设计要点，是要增加义齿抗水平方向移动的能力，即提高义齿的稳定性。在这类义齿，如采用 2-3 只磁性附着体，那么义齿的固位力完全可以满足要求，但由于磁性附着体水平方向的固位力较小，在侧

向𬌗力作用下可能出现不稳定。因此应在义齿设计中，充分利用牙槽嵴高度和余留牙，将义齿基板做适当的延伸并与余留牙齿间形成密切接触关系，或在余留牙舌（腭）面设置导面板或𬌗支托连接体（图 8-7，图 8-8）。这一点对于缺牙区牙槽嵴低平的患者显的尤为重要。

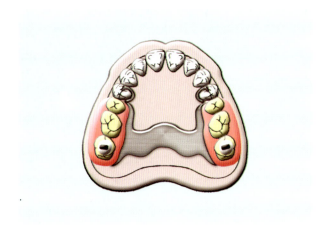

图 8-7　在余留牙的腭面设置导面板，近中设置𬌗支托

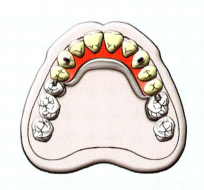

图8-8 在余留牙的腭面设置导面板或单臂卡环

磁性附着体固位的部分覆盖义齿还需重视的另外一个问题是义齿与余留牙间的邻接关系。义齿部分与余留牙间应形成密切接触的邻接关系，以免形成食物嵌塞。如果余留牙有足够的支持力，应在余留牙上设置𬌗支托，此时𬌗支托的主要功能是建立邻接关系防止食嵌，而不是支持力。

四、适应证

这类义齿的适应证与全口覆盖义齿相似，主要适用于缺牙区较大，余留牙根较多的患者，如同前述，覆盖基牙区的𬌗龈距不应低于6mm，特别适用于缺牙多，只能采用可摘部分义齿修复，和对义齿的美观要求高的患者。缺牙区可为游离端，也可为非游离端缺牙（图8-9~图8-23）。

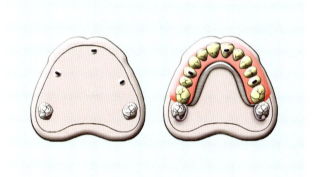

图8-9 $\frac{65321|2346}{}$ 缺失，$\frac{4|15}{}$ 牙根上设置三只磁性附着体，部分覆盖义齿修复牙列缺损

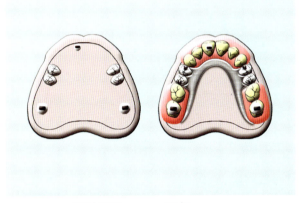

图8-10 $\frac{632|1236}{}$ 缺失，$\frac{71|7}{}$ 牙根上设置三只磁性附着体，部分覆盖义齿修复牙列缺损

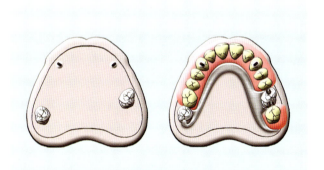

图8-11 $\frac{65421|12457}{}$ 缺失，$\frac{3|3}{}$ 牙根上设置2只磁性附着体，$\frac{7|}{}$ 远中𬌗支托，$\frac{|6}{}$ 近远中𬌗支托，部分覆盖义齿修复牙列缺损

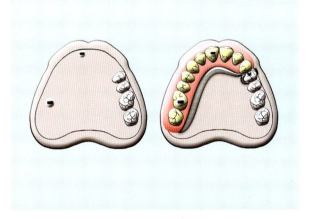

图8-12 $\frac{75432|123}{}$ 缺失，$\frac{61|}{}$ 牙根上设置2只磁性附着体，$\frac{|4}{}$ 设置近中𬌗支托及卡环，部分覆盖义齿修复牙列缺损

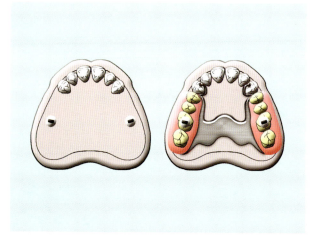

图 8-13　$\frac{754|457}{6|6}$ 缺失，$\frac{}{6|6}$ 牙根上设置 2 只磁性附着体，行部分覆盖义齿修复

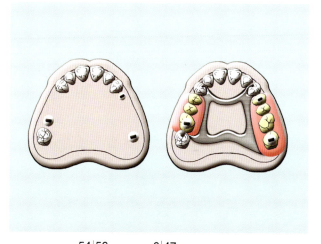

图 8-14　$\frac{54|56}{6|47}$ 缺失，$\frac{}{6|47}$ 牙根上设置 3 只磁性附着体，行部分覆盖义齿修复

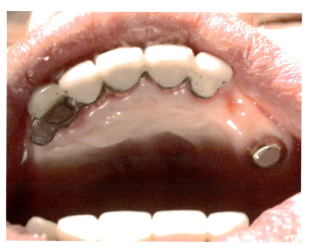

图 8-15　$\frac{7654|3467}{5}$ 缺失，在 $\frac{}{5}$ 的牙根上以及联冠远中设置磁性附着体的衔铁

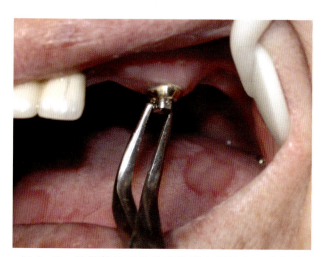

图 8-16　钛镊挟持磁体准确放置在衔铁上，准备进行粘固

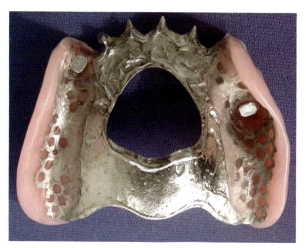

图 8-17　磁体粘固到预留的磁体窝中

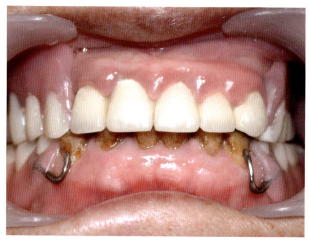

图 8-18　义齿完成后（正面观）

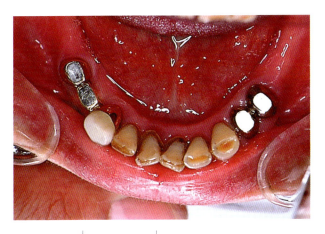

图 8-19　$\frac{76}{54}|\frac{67}{45}$ 缺失，设置 4 只磁性附着体的衔铁

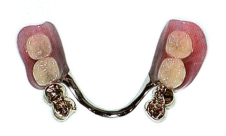

图 8-20　完成的活动义齿（𬌗面观）

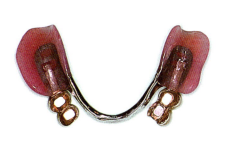

图 8-21　完成的活动义齿（组织面观）

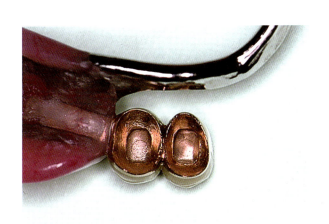

图 8-22　预留的磁体窝

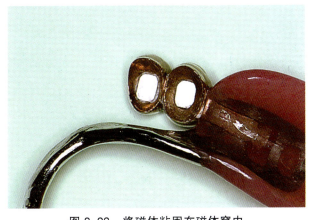

图 8-23　将磁体粘固在磁体窝中

完全由磁附着体固位的可摘部分义齿的制做技术基本上同磁性附着体固位的全口覆盖义齿，只是根据需要增设𬌗支托及稳定臂，义齿的金属支架设计制做与常规可摘部分义齿相似，不再赘述。

磁性附着体固位的部分覆盖义齿也越来越多的采用较小的金属基板，具体方法参见第七章第二节。

第二节　磁性附着体固位的固定-可摘式义齿

The fixed-removable dentures retained with magnetic attachments

在口腔内无可利用牙根的牙列缺损的患者，特别是远中游离端牙列缺损的病例中，如何应用磁性附着体来实现义齿良好的固位与稳定，并改善美观，是磁性固位技术应用研究中的一个课题。1998 年以来作者借鉴精密附着体在固定—可摘式部分义齿中的应用方法和经验，尝试应用 Magfit 磁性附着体制作固定—可摘式部分义齿修复远中游离端牙列缺损，经不断改进，取得了成功的经验。本节将重点介绍其应用技术。

一、适应证

磁性附着体固位的固定—活动式义齿主要适用于那些缺牙区较大的单、双侧游离端缺损，以及非游离端缺损；且缺牙隙较少（一般不超过两个缺牙隙，最多不超过三个缺牙隙），而余留的基牙（或牙根）健康，缺牙区殆龈距大于7mm，患者手功能无障碍。

二、基牙选择

选择骨吸收和松动度均在 I°以内的前磨牙或尖牙作为基牙，由于这种设计主要适用于缺牙数多的双侧游离端牙列缺损，为防止基牙因受到较大的侧向力作用而导致基牙损伤，通常应在每侧选择 2 只以上的基牙，必要时可将所有余留牙都作为基牙用联冠形式将其连接在一起，以有足够的强度对抗义齿作用带来的侧向力（图 8-24，图 8-25，图 8-26）。如有余留牙根或残冠，则应制备桩核后作为基牙。

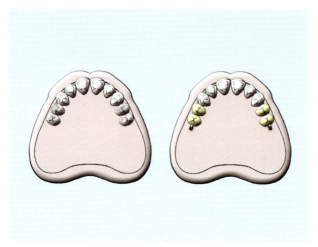

图 8-24 $\frac{76|67}{}$ 缺失，$\frac{54|45}{}$ 联冠加强，$\frac{⑤|⑤}{}$ 远中设置磁性附着体的衔铁

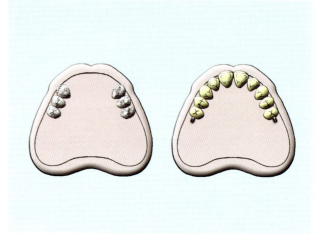

图 8-25 $\frac{7621|12\ 67}{}$ 缺失，$\frac{⑤④③21|12③④⑤}{}$ 固定桥修复，$\frac{⑤|⑤}{}$ 远中设置磁性附着体的衔铁

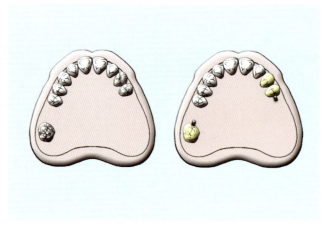

图 8-26 $\frac{6|567}{}$ 缺失，$\frac{7|}{}$ 冠保护，$\frac{34|}{}$ 联冠加强，$\frac{⑦|}{}$ 近中、$\frac{④|}{}$ 远中设置磁性附着体的衔铁

三、设计及制做方法

1. 基牙预备　将选择的基牙，按烤瓷联冠的要求进行基牙预备，使各基牙间具有严格的共同就位道，以硅橡胶制取精细印模（图 8-27，图 8-28）。

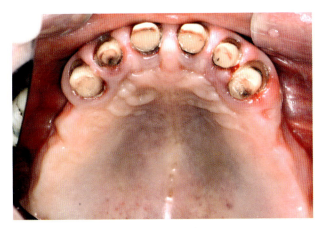

图 8-27　$\frac{7654|4567}{}$ 缺失，$\frac{321|123}{}$ 设计联冠加强，进行基牙预备

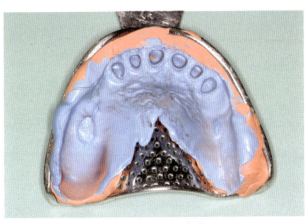

图 8-28　制取印模

2. 联冠蜡型制做　于基牙上制做烤瓷联冠的基底冠蜡型，将 Magfit 磁性附着体的衔铁用蜡固定在联冠远中面距龈组织 2mm 以上的位置，在衔铁的四周和底面加蜡，并充分暴露衔铁的吸附面，注意务必使衔铁底面与联冠连接部分的蜡型有足够的厚度，以免其在受力后出现变形。蜡型初步完成后，将模形整体固定在平行研磨仪上，采用 2°的蜡刀按义齿就位道的方向修整蜡型的远中面和舌（腭）面，使其内聚角达

达到 2°。并使两侧基牙具有共同的内聚角和严格的共同就位道。将紧邻缺损区的前磨牙的烤瓷冠设计为金属𬌗面或部分金属𬌗面（舌、腭侧），将冠的舌腭部分做成与所设计的可摘义齿就位道方向一致的弧形导面，在两冠的邻接面处，制备一条与义齿就位道方向完全一致的栓道（图 8-29~图 8-36）。蜡型完成后，常规包埋用烤瓷合金铸造。

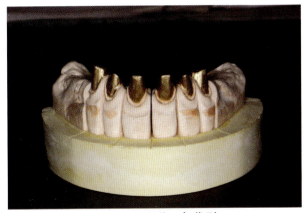

图 8-29　制作可卸代型

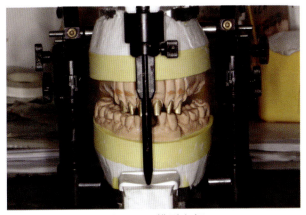

图 8-30　模型上架

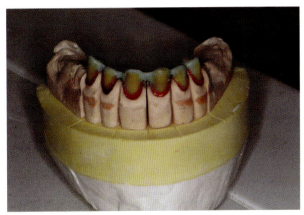

图 8-31　制作烤瓷联冠基底冠蜡型

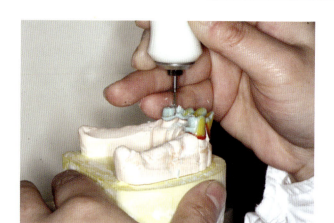

图 8-32 用平行研磨仪在蜡型上制作腭部导面及邻接部栓道

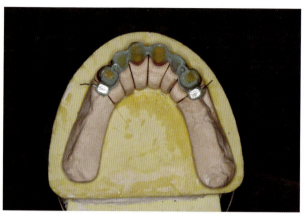

图 8-33 将磁性附着体的衔铁用蜡固定在联冠远中

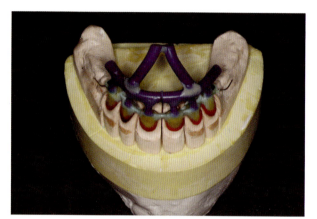

图 8-34 联冠蜡型竖铸道

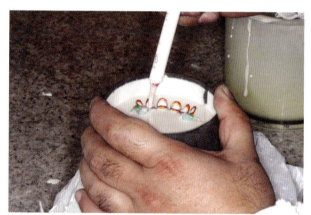

图 8-35 包埋蜡型，进行铸造

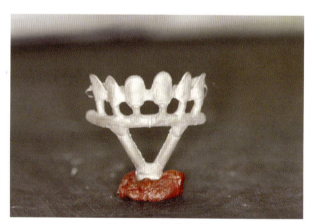

图 8-36 铸造完成

3. 烤瓷　铸件完成后，经喷砂、研磨后，将铸件复位在模型上，将模型固定在平行研磨仪上，采用精细的金钢砂磨头，按设计的就位道对铸件的导面、栓道进行精细研磨修整。精修完毕，将联冠进行常规烤瓷，烤瓷完成后，将余留金属面高度磨光（图 8-37，图 8-38）。

4. 制做义齿支架　将完成的烤瓷冠复位到模型上，用少许速干胶将闭路磁体的石膏替代体粘固在衔铁上，其余部分涂分离剂。在此基础上设计制作游离端固定-可摘式部分义齿支架。与常规的义齿支架不同的是，这种支架无需设计卡环等固位体，但需将义齿的紧邻 A 基

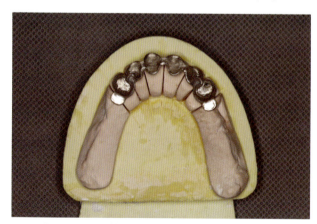

图 8-37 将基底冠喷砂打磨后复位到模型上

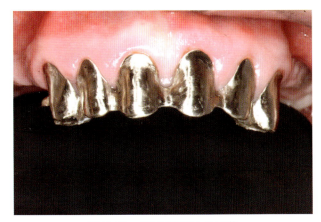

图 8-38 基底冠在口内试戴

牙的邻面板向前延伸，形成导面板，覆盖 A 基牙的舌（腭）侧，止于 A 基牙近中邻间隙处，其末端形成与栓道相适应的栓体结构。从近远中方向上与 A 基牙舌（腭）面形成扣锁关系，以阻止义齿在功能活动中，向远中方向移位。

还可根据义齿的支持需要在余留牙上设置支托等支持结构，通过小连接体连于大连接体上。在缺牙区设计加强网，将加强网的蜡型延伸至预备设置闭路磁体处的上方，或与该处的金属殆面相连接。常规包埋铸造，电解抛光（图 8-39~图 8-43）。

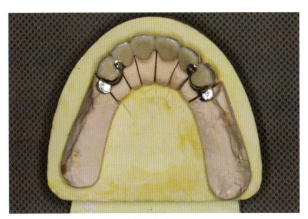

图 8-39 烤瓷冠完成后复位到模型上

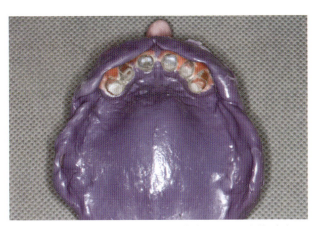

图 8-40 口内试戴完后，将烤瓷冠翻至硅橡胶印模内，并在冠的边缘加蜡

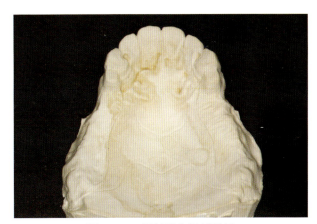

图 8-41 翻制耐火材料模型

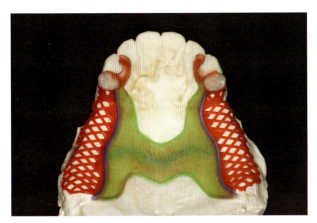

图 8-42 制作义齿支架蜡型

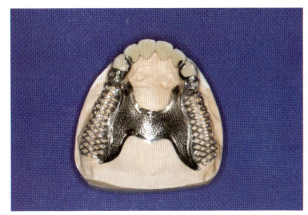

图 8-43 支架铸造完成后复位到模型上

5. 制做义齿 将支架复位于模型上，检查无误后，按照第六章所述的功能性印模法制取功能性印模，并翻制模型，在此基础上于支架上排列人造牙，制做义齿蜡型，常规装盒、充填、热处理（图 8-44~图 8-61）。

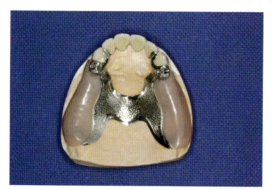

图 8-44 制作暂时基托

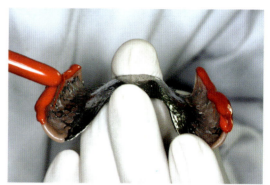

图 8-45 将软化的基托边缘蜡加衬在暂时基托的边缘上

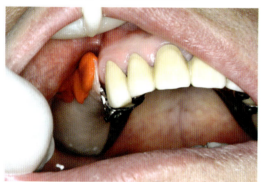

图 8-46 戴入患者口内，做局部肌功能修整

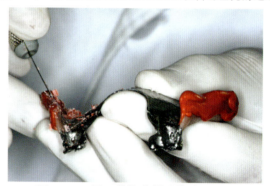

图 8-47 用刀片修去蜡边缘约 1.5mm

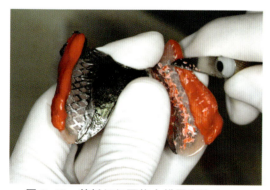

图 8-48 基托组织面修去蜡厚度约 1mm

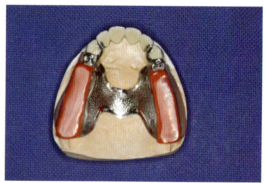

图 8-49 制作蜡殆堤

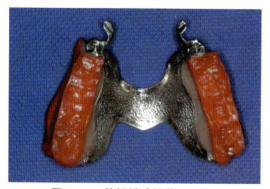

图 8-50 基板蜡殆堤戴入口内

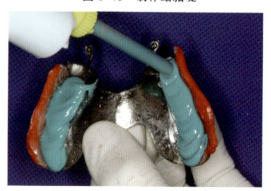

图 8-51 基托组织面加硅橡胶印模料

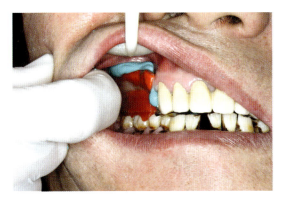

图 8-52　将带有印模料的暂时基托戴入患者口中，嘱患者做正中咬合，同时行颊肌功能修整

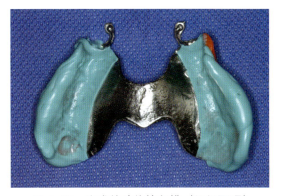

图 8-53　完成的功能性印模（组织面观）

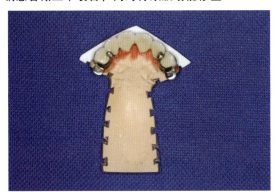

图 8-54　在普通模型上切除游离端缺牙区的模型部分，用裂钻在断面上磨出连接沟槽

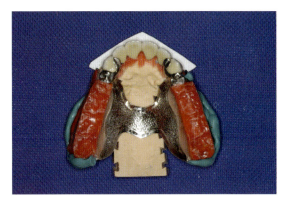

图 8-55　功能性印模准确复位到修整后的模型上

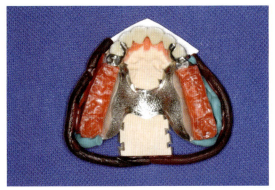

图 8-56　用灌模边缘软蜡条包裹基托边缘

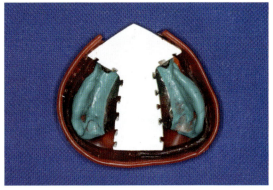

图 8-57　用红蜡条围成模型腔（背面观）

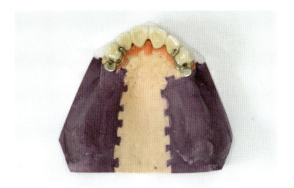

图 8-58　用另一种颜色的超硬石膏二次灌制模型

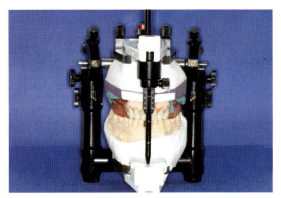

图 8-59　利用功能性印模再次上架，常规制作活动义齿

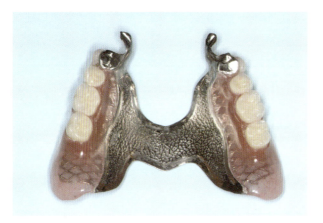

图 8-60　完成后的活动义齿（𬌗面观）

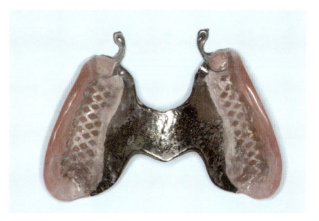

图 8-61　完成后的活动义齿（组织面观）

6. 戴义齿　将烤瓷联冠和固定–可摘式部分义齿依次戴入患者口内，试戴合适，调整咬合后，将烤瓷联冠用粘接剂粘固在基牙上，待其结固后，清除多余的粘固剂，将义齿上预留的磁体窝扩大少许，装入少量调好的自凝塑料，

将闭路磁体吸附在衔铁上，戴上义齿，嘱患者作正中咬合，待自凝塑料结固后，即将闭路磁体牢固地固定在义齿基板中，修复即告完成（图 8-62~图 8-74）。

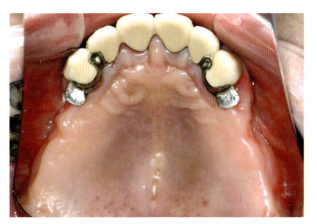

图 8-62　将烤瓷联冠粘固到基牙上（𬌗面观）

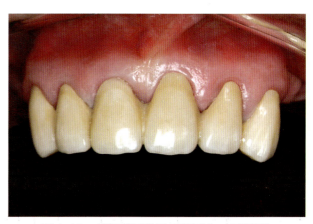

图 8-63　烤瓷联冠粘固到基牙上（正面观）

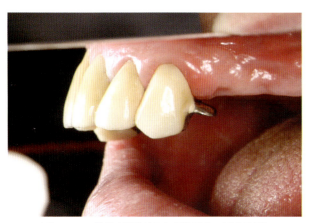

图 8-64　烤瓷联冠粘固到基牙上（颊面观）

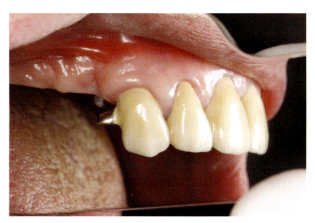

图 8-65　烤瓷联冠粘固到基牙上（颊面观）

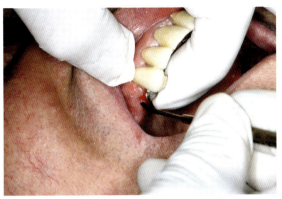

图 8-66　将蜡填入衔铁龈方的倒凹中

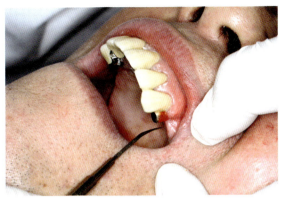

图 8-67　将蜡填入衔铁龈方的倒凹中

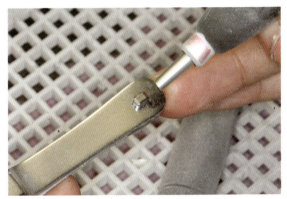

图 8-68　对磁体粘接面进行喷砂

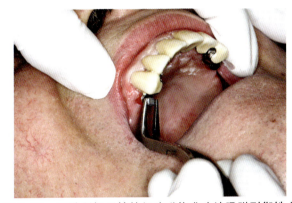

图 8-69　用钛制镊子挟持闭路磁体准确地吸附到衔铁上

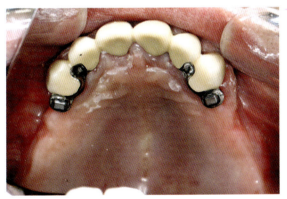

图 8-70　磁体吸附到衔铁上

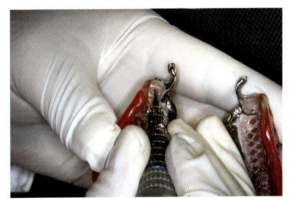

图 8-71　扩大义齿上预留的磁体窝

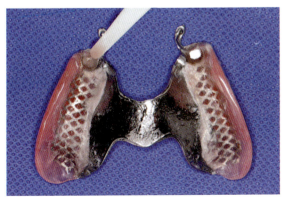

图 8-72　磁体窝中装入少量自凝塑料

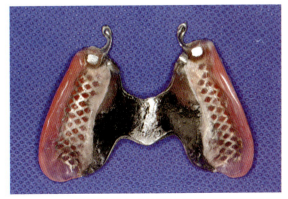

图 8-73　磁体粘固完成的活动义齿（组织面观）

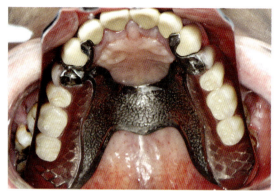

图 8-74　义齿戴入患者口腔（ 面观）

此方法除可用于双侧游离端牙列缺损的可摘义齿修复外（图 8-75~ 图 8-84），还可用于单侧游离端牙列缺损的修复。

长期以来，缺牙较多的游离端后牙缺失通常是采用健、患侧双侧固位的可摘部分义齿修复，患者通常报怨一侧牙列缺损修复所用的横跨腭部基板式金属支架所带来的不适，能否采用患侧固位和支持的方法解决有较多后牙缺失的单侧游离端缺损的修复问题，是可摘部分义齿修

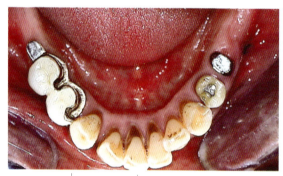

图 8-75　76|67 缺失，|5 牙根上设置磁性附着体的衔铁，45| 联冠加强，舌侧制作导面，⑤④| 邻接部制作栓道，远中设置衔铁

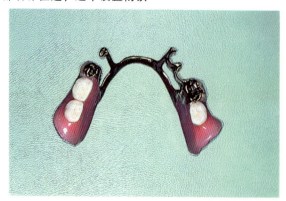

图 8-76　完成的下颌活动义齿（ 面观）

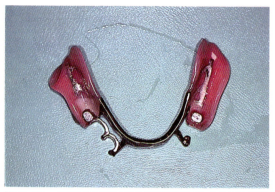

图 8-77　完成的磁附着下颌活动义齿（组织面观）

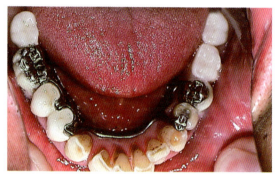

图 8-78　义齿戴入患者口腔（ 面观）

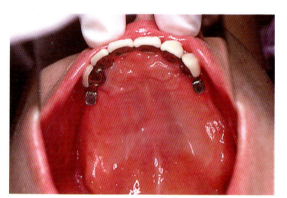

图 8-79　76541|14567 缺失，③②1|1②③ 烤瓷桥修复

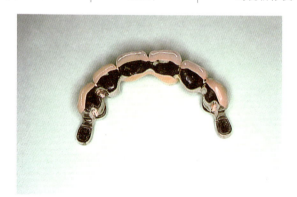

图 8-80　③②1|1②③ 固位桥，③|③ 远中设置磁性附着体的衔铁，舌侧制作导面，③②|②③ 邻接部设置栓道

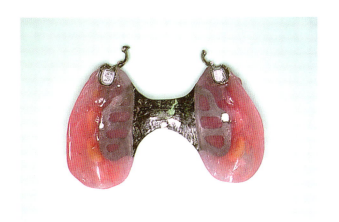

图 8-81　活动义齿（组织面观）

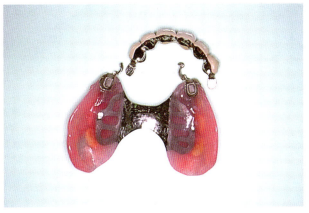

图 8-82　烤瓷联冠与活动义齿（组织面观）

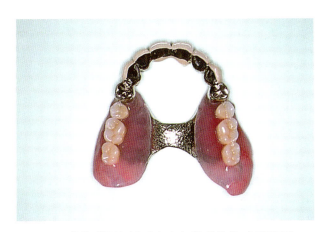

图 8-83　烤瓷联冠与活动义齿组装成整体（𬌗面观）

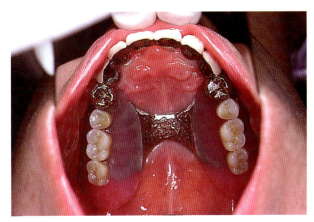

图 8-84　烤瓷联冠与活动义齿戴入患者口内（𬌗面观）

复中的一个挑战。作者等将磁性附着体技术引入这一课题的研究中，创造了磁附着体及导面栓道结合单侧固位支持修复单侧游离端缺损的新方法，经 56 位患者的临床应用，获得了满意的效果，深为患者所欢迎，这种方法不仅可具有良好的固位、稳定和支持效果且可显著减小义齿体积，使患者感到更加舒适，美观效果也更好（图 8-85～图 8-96）。

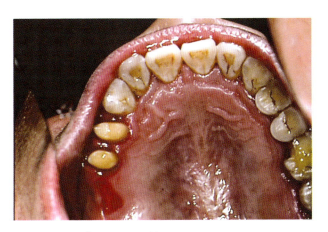

图 8-85　<u>76</u>　缺失，<u>54</u>　设置联冠，进行基牙预备
（𬌗面观）

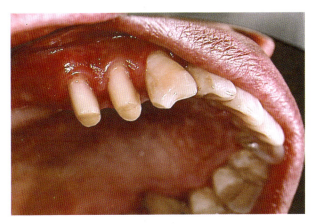

图 8-86　预备完成的基牙（颊面观）

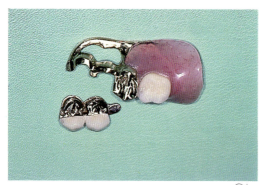

图 8-87　修复体的固定部分和活动部分，⑤| 远中设置衔铁

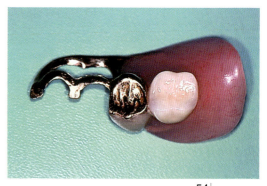

图 8-88　修复体的活动义齿部分，54|舌侧导板，邻接部栓体，6|为磁体上方的金属殆面

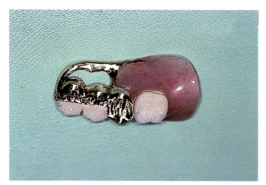

图 8-89　固定部分与活动部分组装成整体

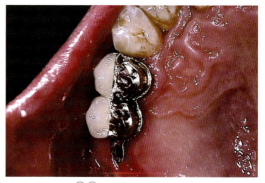

图 8-90　将⑤④|联冠粘固在基牙上（殆面观）

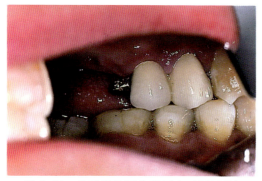

图 8-91　将联冠粘固在基牙上（颊面观）

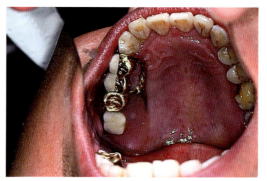

图 8-92　活动义齿部分戴入口内（殆面观）

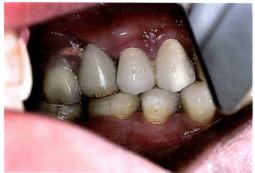

图 8-93　活动义齿部分戴入口内（颊面观）

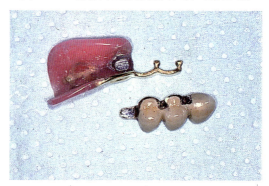

图 8-94　76|缺失，543|联冠加强，⑤④|舌侧制作导面，邻接部制作栓道，远中设置衔铁，活动义齿相应部位制作导板、栓体，粘固磁体

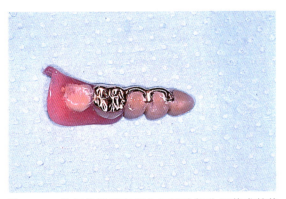

图 8-95　修复体的固定部分与活动部分组装成整体

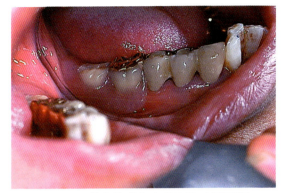

图 8-96　修复体戴入患者口腔（颊面观）

与磁性附着体固位的双侧游离端义齿的设计制做相比，单侧修复的义齿的基本方法和技术均相同，但要特别注意以下两点：

1. 基牙应不少于 2 个，以便有足够的支持力对抗义齿所受的侧向𬌗力，同时有两个基牙的舌（腭）面做导面，并设置相应导板，可使义齿获得更好的稳定性。

2. 采用功能性印模，尽可能减小支持组织差异带来的不稳定及杆杠扭力。

四、临床应用情况

作者及同事们自 1998 年以来，先后应用此方法为 100 余名患者进行了单、双侧游离端牙列缺损的修复，并对其中 72 例患者进行了 16-72 个月随访，证实了此修复方法的可靠性。采用临床随访问卷调查和临床实际检查相结合的方法对义齿的应用结果进行评价，义齿的固位、稳定和美观均达到了很高的满意度。

由表 8-1 可以看到采用磁性附着体固位修复单侧游离端牙列缺损的患者，除 1 例对固位稳定不满意外，余皆满意；在双侧游离端牙列缺损的患者中，仅有 1 例认为局部的金属𬌗面不美

观，仍有 3 位双侧游离端缺牙患者（5.8%），对所使用的后腭杠或中腭杠感到不适。在有过戴用普通卡环固位的可摘部分义齿经历的患者均认为："戴用磁附着式可摘部分义齿，义齿戴的稳，在咀嚼活动中不松动，体积小巧更舒适"。

五、义齿的设计要点

固定—可摘式部分义齿，是指一类应用附着体或套筒冠固位的具有良好的固位和稳定性能的可摘部分义齿，义齿就位后可具有与固定义齿相似的稳定性，它又可以根据需要方便地取戴，且多采用基牙与粘膜、牙槽骨的混合式支持。通常这种义齿的固位体是采用精密附着体，依靠多基牙上设置的附着体和导面、栓体、栓道等来保持义齿的固位和稳定。作者的实践表明，磁性附着体亦可被作为固位体用于固定—可摘式部分义齿。用于固定—可摘式部分义齿的附着体必须满足三个基本条件：①固位力强；②体积小；③易与其他义齿部件形成一整体。Magfit EX600 磁性附着体，可提供 600g 的固位力，且体积很小，闭路磁体体积为 $3.8mm \times 2.8mm \times 1.8mm$，因而可被方便地设置在义齿中。

表 8-1　72 例磁性附着体固位的可摘部分义齿修复游离端牙列缺损的随访观察

缺损类型	例数	平均磁性附着体数	固位、稳定		美　观		舒　适	
			满意	不满意	满意	不满意	满意	不满意
双侧游离端	51	2	51		50	1	48	3
单侧游离端	21	1	20	1	21		21	

其衔铁形式为矩形，体积为 3.8mm×2.8mm×0.5mm，带有一定位杆，可以方便地置入各种蜡型中，特别是易于设置在基牙冠的远中或近中，经铸造与铸件形成一整体。这些特点允许医师灵活地将磁性附着体设计在所需要的部位并与联冠或义齿支架形成一个整体。对一副游离端义齿来说，应用两只这样的附着体，即可获得1000g 左右的固位力。磁性附着体的一个重要特性是其轴向固位力强，而侧向（水平向）固位力弱。将磁性附着体的衔铁水平设置在基牙冠的远中，即可充分发挥磁性附着体轴向力的作用，解决义齿的固位问题，在相邻基牙人造冠的腭（舌）面设置导面和栓体栓道，就可以精确控制义齿的水平向移动，使之达到良好的稳定效果，而且这些装置在就位后产生机械摩擦力，也成为义齿固位力的一部分。因此，磁性附着体与导面及栓体栓道的配合应用，是实现固定—可摘式部分义齿良好固位与稳定的基本保证。

应用磁性附着体的固定—可摘式部分义齿通常适用于缺牙区较大的单、双侧游离端缺损或单、双侧非游离端缺损，即 Kennedy 氏Ⅰ类、Ⅱ类、Ⅳ类缺损。与普通可摘部分义齿不同的是，这种设计对基牙的要求较高。在这种义齿设计中，需在基牙的近缺牙区侧近颈部的位置设置磁性附着体的衔铁，义齿就位后，衔铁既作为固位结构，同时又作为支持结构，起到殆支托的承力和传递殆力的作用。由于衔铁位于基牙的一侧，受力时作用力距基牙轴线较远，对基牙来说，即为一种侧向力，且此侧向力大于普通可摘部分义齿设在基牙上的殆支托所产生的侧向力，这就要求基牙具有足够的支持力。无论是前磨牙还是尖牙，单个基牙都不足以对抗这种侧向力，很易造成基牙损伤，引起基牙松动、脱落，导致修复失败，因而在设计中，通常在近缺牙区处选择两个以上牙周组织健康的基牙，将其做成联冠，在一些情况下，如咬合重建，残根、残冠修复等，可将余留的前牙以联冠形式联结成一个整体，增加基牙的支持作

用，对抗因应用衔铁方式而产生的侧向力，避免基牙的损伤。

对一副双侧游离端的义齿来说，通常设置二只磁性附着体，辅以栓道及导面，即可获得足够的固位力。可以在双侧前端基牙的远中各设置一只磁性附着体；在一侧游离端和一侧非游离端的义齿也可采用同样设计，而在远中基牙上设置支托窝，也可在非游离端侧近中基牙上设置栓道导面，而在远中基牙的近中设置磁性附着体衔铁；对单侧非游离端缺损，可以在近、远中基牙上分别设置磁性附着体，也可近中基牙设一只附着体，而在远中基牙上设置栓体栓道。

六、主要优缺点

磁性附着体固位的固定—活动义齿的主要优点有以下三个方面：在唇颊面无金属卡环暴露，可以达到良好的美观效果；固位稳定可靠，并由基牙和粘膜及牙槽骨组织共同支持，因而能实现更高的咀嚼效率；由于磁性附着体及导面、栓道等结构均被设置在人造牙和基牙的固有形态内，保持了口腔内硬软组织的自然外形，也减小了义齿的体积，从而使患者感到更为舒适，临床应用表明患者只需稍加训练，掌握义齿的就位方向，即无取戴困难。此外，与由精密机械式附着体固位的固定—可摘式部分义齿相比，这种设计的制作工艺较为简便，附着体费用也便宜1/2至2/3。但与普通可摘义齿相比，这种义齿制做精度要求很高，要求应用"平行研磨仪"（milling machine)，进行导面和栓道的研磨。

七、注意事项

应用磁性附着体固位的固定—可摘式部分义齿，应注意以下几个问题。

（一）教会患者掌握义齿取戴的方向，这样就可容易的取戴义齿。

（二）教会患者做义齿及基牙清洁和护理，除每日清洗义齿和常规刷牙外，还应用细的棉线束插入衔铁与牙龈之间的间隙中，来回拉动，

以清洁衔铁部的龈底面，保持清洁。

（三）定期复查。戴用这种义齿的患者应每年复查一次，重点检查有无明显的骨组织吸收，义齿基板与粘膜组织间是否密合，如不密合，应及时做垫底处理，防止因支持组织吸收造成对基牙的损伤和引起义齿部件的变形（图8-97~图8-102）。

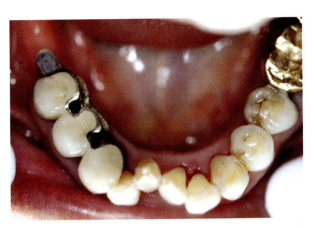

图8-97　已使用七年的磁附着式半固定义齿，带衔铁的固定义齿部分依然完好

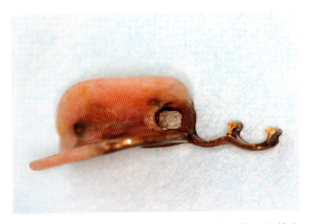

图8-98　已使用七年的磁附着式半固定义齿，可摘义齿部分依然完好，但因组织吸收出现了义齿不稳定

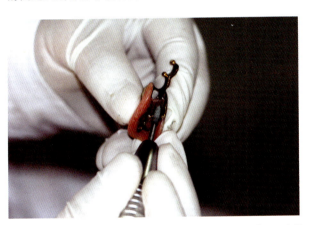

图8-99　将义齿的远中区基板组织面进行打磨，形成新的树脂面

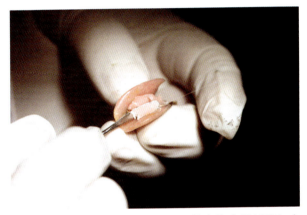

图8-100　用单体溶胀基板后，调拌少许自凝树脂加在基板的游离端区，注意严防将树脂挤入磁体区

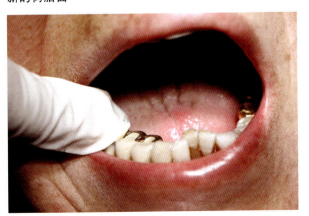

图8-101　将义齿就位于患者缺牙区

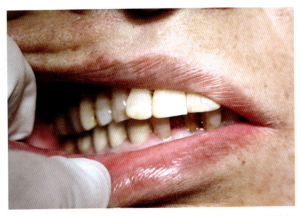

图8-102　嘱患者做正中咬合，在自凝树脂完全固化前取下义齿，修去多余的树脂，去除阻挡部分，抛光，义齿衬垫即完成

第三节 磁性附着体与卡环共同固位的可摘部分义齿

The removable partial denture retained with magnetic attachments and clasps

在一些单独应用余留牙根和余留基牙均不能使部分义齿获得良好固位的情况下，可以采用根上型磁性附着体与卡环共同固位的可摘部分义齿，其实际上是磁性附着体固位的覆盖义齿与常规可摘部分义齿的结合。

一、固位设计

这类义齿适于缺牙区大的患者。通常在缺牙区有1-2只余留牙根，在口腔内还有其他余留牙。因而在固位设计时，常选用1-2只余留牙牙根设置根上型磁性附着体，而常在义齿的另一侧设计1-2只卡环，共同实现可摘部分义齿的固位。卡环较多采用RPI卡环组，或RPA卡环组，以适应大的游离端缺失的修复要求。一般情况下，卡环与附着体的总数以三只为宜，不宜过多（图8-103~图8-106）。

固位稳定设计：由于颌弓上余留牙根的数量少，缺牙区大，常常是单独采用卡环或磁性附着体均不能获得可靠的固位，这种情况下，应根据口腔的实际情况在牙根上设置1-2只磁性附着体，再根据固位稳定设计的要求，加用1-2只卡环。固位力的计算方法应与磁附着式全口覆盖义齿的固位力计算方法相一致。

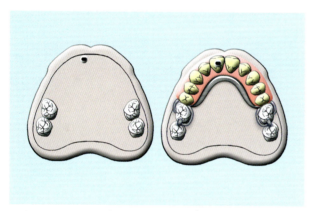

图8-103 5432|12345 缺失，1|牙根上设置衔铁，6|6 设置变异的RPI卡环组，可摘部分义齿修复

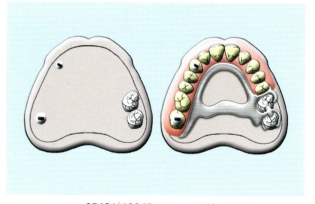

图8-104 65421|12345 缺失，73|牙根上设置衔铁，|67 设置联合支托与卡环，可摘部分义齿修复

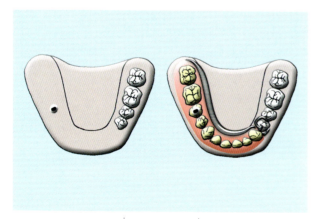

图8-105 764321|123 缺失，5|牙根上设置衔铁，|4 设置变异的RPI卡环组，可摘部分义齿修复

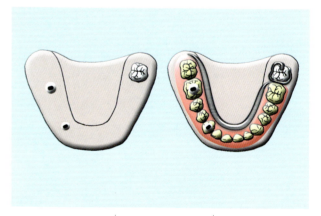

图8-106 75421|123456 缺失，63|牙根上设置衔铁，|7 设置RPA卡环组，可摘部分义齿修复

磁性附着体与卡环联合固位的部分覆盖义齿的总固位力应包括以下几个部分：

磁性附着体固位力

卡环固位力

基板大气压力和吸附力

多个固位体间的相互制约产生的固位力

由于可摘部分义齿基板小，可获取的大气压力及吸附力也较小，加之磁性附着体的水平向固位力较差，因而形成的多个固位体间的相互制约力也较弱，为使分析问题简单化，在计算义齿固位力时，可不考虑这两个因素。

义齿的固位力=磁性附着体固位力×磁性附着体个数+卡环固位力×卡环数

对一副缺牙数较多，接近全口义齿的可摘部分义齿来说，义齿的固位力应大于或等于1100g。

作者的临床经验表明，一般情况下，卡环和附着体总数以三只为宜。

由于余留基牙的存在和卡环的应用，这种义齿的稳定性通常较好，无需做特殊的装置来增加其稳定性（图8-107~图8-114）。

二、设计要点

这类义齿仍为典型的混合支持式，即由余留牙根，余留基牙和粘膜组织共同支持，因而要

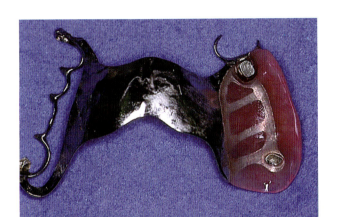

图 8-107 $\frac{76}{}$ 缺失，$\frac{85}{}$ 牙根上设置磁性附着体（组织面观）

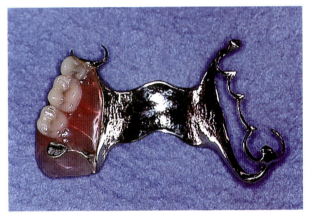

图 8-108 $\frac{4567}{}$ 舌侧导板，$\frac{34}{}$ 间设支托并𬌗钩固位体（𬌗面观）

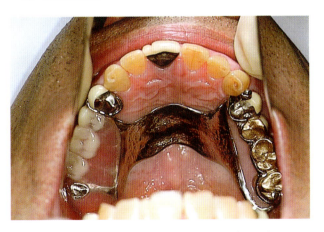

图 8-109 修复体戴入患者口腔（𬌗面观）

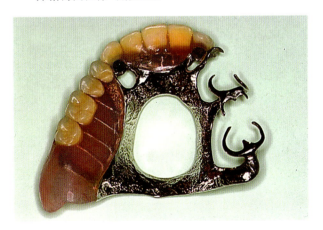

图 8-110 $\frac{765421|1}{}$ 缺失，$\frac{3|2}{}$ 牙根上设置磁性附着体（𬌗面观）

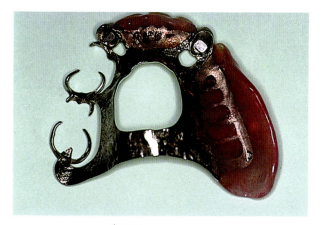

图 8-111　3567̅|̅　设置卡环，活动义齿修复（组织面观）

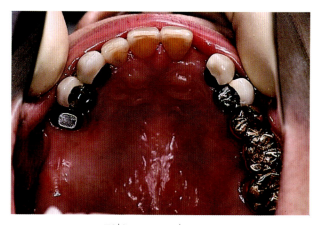

图 8-112　76̅|2̅ 缺失，5̅|̅ 牙根上设置衔铁

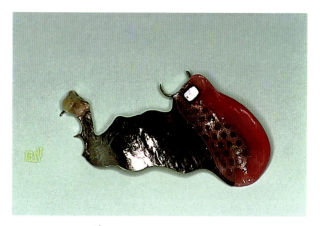

图 8-113　4̅|̅ 设卡环，完成的义齿（组织面观）

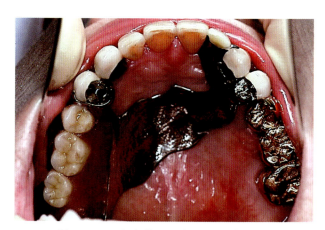

图 8-114　义齿戴入患者口腔（殆面观）

充分利用余留基牙，在基牙上设计不同类型的殆支托以分担殆力。支持设计中，余留牙根的位置是不可更动的，但在余留牙上设计的支托则是可动的，应根据缺牙区的位置、范围和余留牙根的位置来从整体上考虑义齿的支持。使义齿的支持力分布更为合理。如将支持点设计为三角形、多边形结构；设计近中支托、近远中支托、联合支托，以及应力中断卡环等调节殆力，防止应力过于集中在近缺牙区的 A 基牙上，以减小支持组织的差异；同时，应尽可能地保留和利用关键部位的牙根及牙齿，如尖牙、磨牙，以增加支持力，防止形成大的游离端。

这类义齿设计应特别注意卡环、支托及连接体的设计与义齿的支持形式相适应。由于缺牙区大，余留牙根少，因而就决定了在缺牙区支持以粘膜为主，只能有少量殆力传递到余留牙上，通常需要采用弹性连接设计，小连接体、近缺牙隙支托、RPI、RPA 卡环组等都是常用的设计方式。

此外，应制取功能印模，保证义齿就位后在功能活动中有最佳的应力分布。

三、适应证

这类由磁性附着体和卡环共同固位的可摘部分义齿的适应范围广泛，主要用于缺牙区大，余留牙根少（1-2 只），有可利用的余留基牙的情况。只要余留牙根和余留牙符合做为覆盖基牙和基牙的条件，均可采用此设计。在临床上这类义齿是仅次于全口覆盖义齿而被广泛应用的一种修复方式（图 8-115~图 8-124）。

　　磁性附着体与卡环联合固位的可摘部分义齿的制做方法是常规可摘部分义齿与磁附着体固位可摘部分义齿两者制做方法的结合，此处不再赘述。

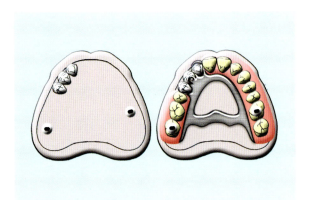

图 8-115　651|123457 缺失，7|6 牙根上设置磁性附着体，2| 设杆式卡环，可摘部分义齿修复

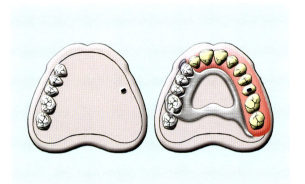

图 8-116　21|123467 缺失，|5 牙根上设置磁性附着体，63| 设卡环，可摘部分义齿修复

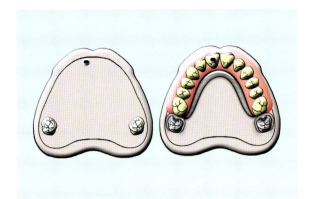

图 8-117　65432|123456 缺失，1| 牙根上设磁性附着体，7|7 设卡环，可摘部分义齿修复

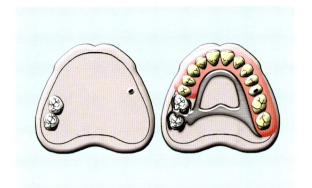

图 8-118　54321|123467 缺失，|5 牙根上设置磁性附着体，76| 设联合支托卡环，可摘部分义齿修复

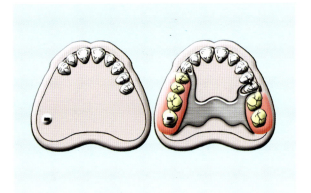

图 8-119　654|67 缺失，7| 牙根上设置磁性附着体，3|5 设卡环，可摘部分义齿修复

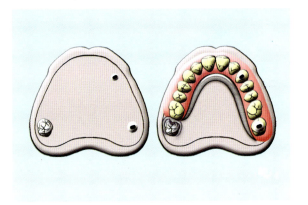

图 8-120　654321|12456 缺失，|37 牙根上设磁性附着体，7| 设卡环，可摘部分义齿修复

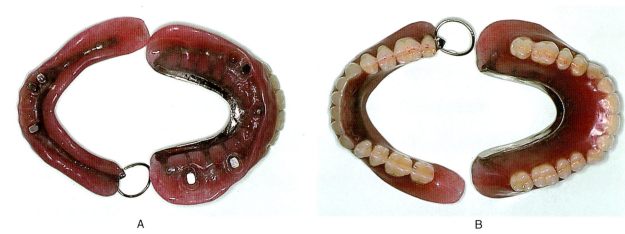

A   B

图 8-121　上颌为磁性附着体固位的全口覆盖义齿，下颌为磁性附着体与卡环共同固位的部分覆盖义齿（A. 组织面观 B. 殆面观）

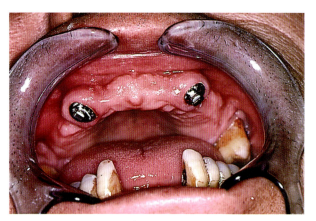

图 8-122　$\overline{765421|12456}$ 缺失，$\dfrac{3|3}{}$ 残根上设置两只磁性附着体

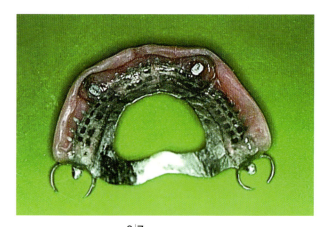

图 8-123　$\dfrac{8|7}{}$ 设计为卡环（组织面观）

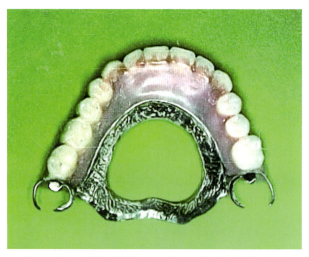

图 8-124　磁性附着体与卡环共同固位的覆盖义齿

第四节　磁性附着体与其他附着体共同固位的可摘部分义齿

The removable partial denture retained with magnetic attachments and other types attachments

除卡环外，磁性附着体还可与其他附着体如杵臼式附着体、杆卡式附着体、套筒冠等联合使用，实现可摘部分义齿的固位。这类义齿在设计上有其特殊性。

一、固位设计

在部分覆盖义齿的设计中，有时为了提高义齿的稳定性，将磁性附着体与机械式附着体结合使用，有时是因采用机械式附着体修复失败而改用磁性附着体，这就形成了由磁性附着体与其他机械式附着体共同固位的可摘部分义齿。磁性附着体与不同的附着体联用，在义齿的设计上各有不同。

1. 磁性附着体与杆卡式附着体联用　这种共同固位方式有多种情况。一种是在缺牙区有杆卡式附着体，但不足以获得足够的固位力，需加用磁性附着体（图8-125，图8-126）。如图8-127、图8-128所示，患者原采用在一侧中切牙和尖牙上设置杆式附着体，后因另侧余留牙脱落、松动，需重新设计义齿，此时即可在对侧选择适宜的牙齿，设置磁性附着体来改善义齿固位。

在一些采用杆式附着体固位的覆盖义齿，由于大的侧向力作用，使得个别基牙松动出现骨

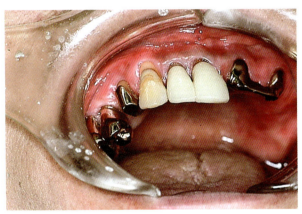

图8-125　<u>13</u> 牙根上设置杆式附着体，<u>4</u> 牙根上设置磁性附着体

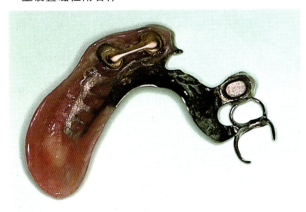

图8-126　由磁性附着体与杆卡式附着体共同固位的覆盖义齿（组织面观）

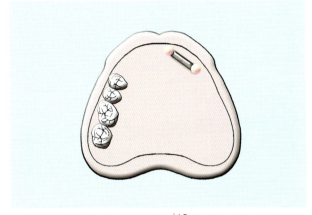

图8-127　患者原采用 <u>13</u> 设置杆式附着体

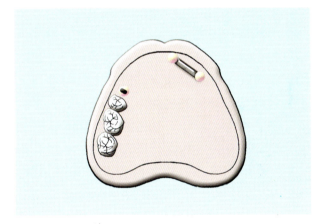

图8-128　<u>4</u> 牙冠龋坏严重，改为截冠后设置磁性附着体

吸收，不宜继续作为杆式附着体的基牙，此时，则可将局部杆切断，将出现松动或骨吸收的基牙，改设磁性附着体，由此解决该基牙支持力不足和杆切断后义齿固位力不足的问题（图8-129、图8-130）。

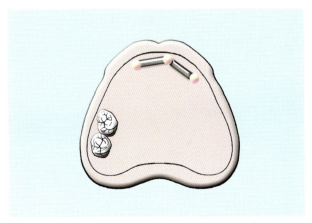

图8-129　原采用杆式附着体固位义齿

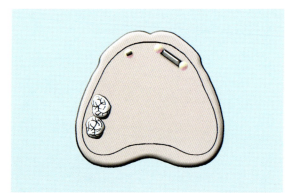

图 8-130 $\frac{2|}{}$ 出现松动，则将 $\frac{2|1}{}$ 杆切断，$\frac{2|}{}$ 改设磁性附着体

　　磁性附着体与杆卡式附着体联用的另一种情况是在研磨杆式支架上用磁性附着体。研磨杆（milling bar）常被用于基牙条件较差的全牙列或部分牙列缺损，用研磨杆可以将几只松动的基牙固定起来，增加其抗侧向力的能力。但研磨杆本身的固位力较小，不足使义齿获得良好固位，此时可在研磨杆表面或在研磨杆末端加用2-3只磁性附着体，则可解决此问题（图 8-131、图 8-132）。

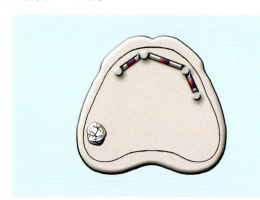

图 8-131　研磨杆表面加用磁性附着体，增加义齿固位

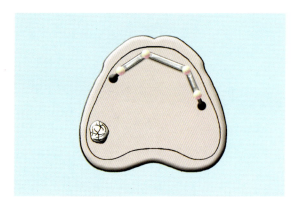

图 8-132　研磨杆两端加用磁性附着体，增加义齿固位

　　2. 磁性附着体与杵臼式附着体联用　杵臼式附着体是机械式根上附着体的典型代表，其具有固位力强，稳定性好的优点，由于其与义齿间的连接为刚性连接，不能缓冲侧向力，因而对基牙的要求较高。在临床上，可根据基牙的条件差异，将杵臼式附着体与磁性附着体联合应用，在粗大、稳固的牙根上设置杵臼式附着体；在较差的基牙上设置磁性附着体（图 8-133）；也可在杵臼式附着体引起基牙松动后，将部分杵臼式附着体拆除而改用磁性附着体（图 8-134、图 8-135、图 8-136），这样有利于基牙的健康和保留。

　　3. 磁性附着体与套筒冠联用　在一些牙列大部分缺损，仅余留少数余留牙或残根，牙槽嵴低平的情况，少数的余留牙或牙根就必须同

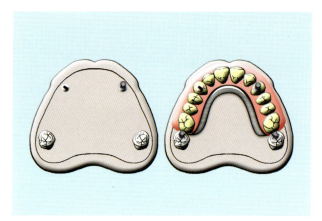

图 8-133 $\frac{3|}{}$ 设置磁性附着体，$\frac{|3}{}$ 设置杵臼式附着体，可摘义齿修复缺损

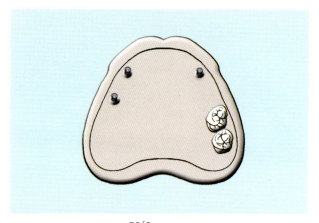

图 8-134 $\frac{5|3}{}$ 上设杵臼式附着体

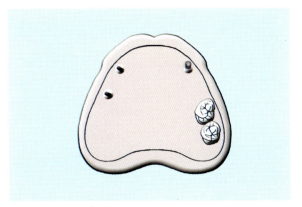

图 8-135 $\frac{53}{}$ 牙根松动后，拆除原杆臼式附着体，改用磁性附着体

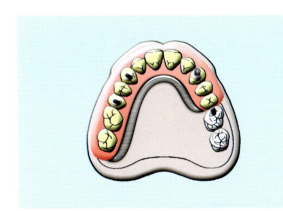

图 8-136 完成的由磁性附着体与杆臼式附着体共同固位的活动义齿修复

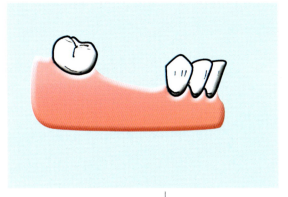

图 8-137 $\frac{654}{}$ 缺失

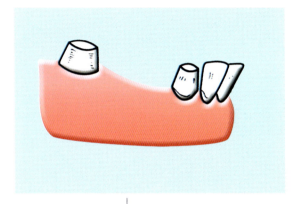

图 8-138 $\frac{}{73}$ 进行套筒冠基牙预备

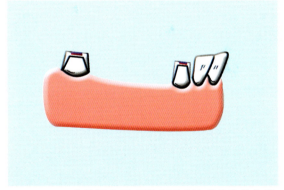

图 8-139 套筒冠内冠顶端设置磁性附着体的衔铁

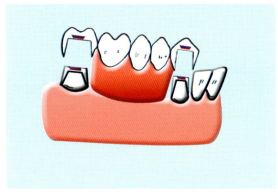

图 8-140 套筒冠外冠设置闭路磁体

时担负起义齿固位、稳定的作用。因此，将余留基牙设计为套筒冠，为增加义齿的固位力，在套筒冠的内冠顶端设置磁性附着体的衔铁，在套筒冠的外冠内设置闭路磁体。义齿就位后，依靠套筒冠和磁引力获得固位，依靠套筒冠增加稳定性，可以达到良好的修复效果（图 8-137~图 8-150）。

在缺牙较多的 Kenedy's Ⅲ类缺损，无法直接采用固位桥进行修复，此时可以采用套筒冠与磁性附着体结合的方式制做半固定义齿。将缺牙区的近、远中的基牙或残根按照套筒冠内冠的要求进行基预，注意将基牙冠的高度降低（指死髓牙），使基牙冠的𬌗面距对𬌗牙面间距大于4mm，以便设置带有衔铁的内冠和带有闭路磁体的外冠，如基牙为残根，则在制做桩核时也应留出同样的空间。内冠完成后，将闭路

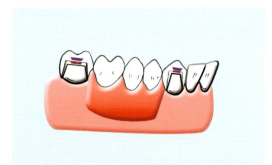

图 8-141　由套筒冠与磁性附着体共同固位的可摘义齿修复缺损

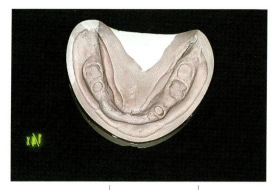

图 8-142　7654321|12456 缺失，378 进行套筒冠基牙预备

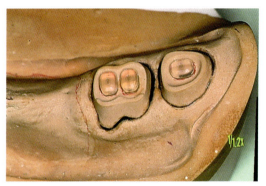

图 8-143　套筒冠内冠完成后粘固在基牙上，翻制模型后，将磁体的超硬石膏代型粘固在衔铁表面的位置

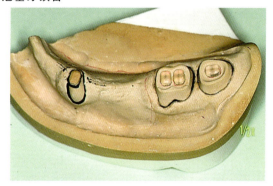

图 8-144　在此模型上制作义齿的支架与套筒冠外冠

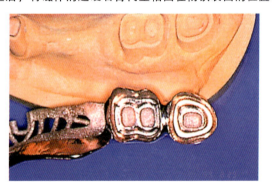

图 8-145　完成的套筒冠外冠与金属支架，套筒冠外冠内面预留磁体窝

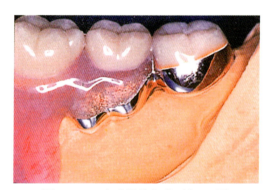

图 8-146　完成的修复体（颊面观）

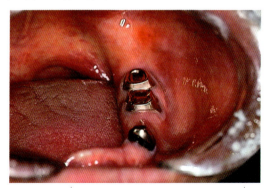

图 8-147　78 套筒冠内冠顶部设置衔铁，3 牙根上设置衔铁

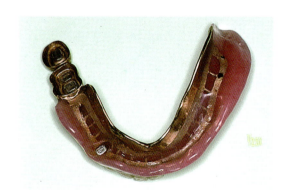

图 8-148　完成的修复体（组织面观）

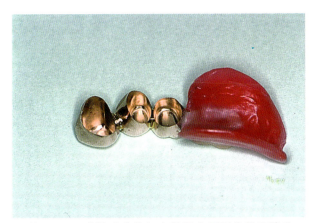

图 8-149　磁性附着体与套筒冠共同固位的可摘义齿（组织面观）

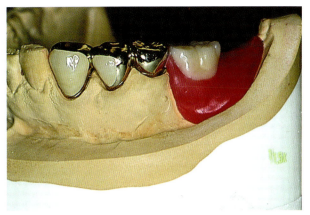

图 8-150　磁性附着体与套筒冠共同固位的可摘义齿（就位后）

磁体替代体粘固在内冠顶部的衔铁上，制做外冠及义齿支架蜡型，外冠及支架完成后，在其上常规排牙，制做义齿基板，注意基板面积应与缺牙区大小及义齿支持力相适应。义齿完成后，在带有衔铁的内冠上涂凡士林后准确复位于基牙上，将闭路磁体用金属粘接树脂准确粘固在外冠内的磁体窝中，将义齿戴在内冠上，确认位置准确无误后，将义齿与内冠整体取下，调拌粘接剂，使带有内冠的义齿整体粘固在基牙上，待粘固剂固化后，取下义齿。这种义齿的固位稳定可靠，同时为混合支持，有足够的支持力，因而是一种应用效果良好的"半固定义齿"，咀嚼效能高，使用舒适，取戴方便。但其适应证较窄，由于必须留出足够的殆间隙，因而通常只适用于缺牙区前后基牙为死髓牙的情况。

二、设计要点

在这种磁性附着体与其他附着体联用的义齿设计中的一个关键问题是要正确选择义齿的就位道，虽然磁性附着体无严格的就位道要求，但其他附着体却有严格的就位道要求，因此，义齿的就位道设计应以其他附着体的就位道为准，否则将给义齿就位带来严重困难。此外，无论是磁性附着体与哪种附着体联用，都应使各附着体尽可能在颌弓上散在分布，以达到固位效果。

三、制做方法

磁性附着体与其他附着体共同固位的可摘部分义齿的制做方法，是相应附着体技术和磁性附着体技术的结合应用，可分别按照其他附着体的应用技术和磁性附着体应用技术制做义齿的相应部分，需要注意的是在制做磁性附着体的铸接式衔铁时，应使根帽及衔铁与其他附着体的方向基本一致。

第五节　磁附着式分部义齿
The sectional denture with magnetic attachment

在一些特殊的口腔条件下，义齿等修复体无法成整体戴入缺损区，通常需要将义齿分解做成部件，沿特定的方向戴入，而后在口内组成整体，这种义齿称为分部义齿（Sectional Denture）。要使组合后的义齿在功能活动中仍能保持整体性，则需在各部件之间设置连接装置，而磁性附着体应是最为理想的连接装置，应用磁性附着体为连接结构的部分义齿称为磁附着式分部义齿。

义齿设计

磁附着式分部义齿的设计可有多种形式，作者根据自己的经验，重点介绍以下 3 种。

（一）在部分下颌骨缺损导致下颌骨舌侧偏斜的患者，按照常规方法设计的可摘部分义齿，由于舌侧大的倒凹区存在而很难戴入。此时可以将义齿设计为两部分，一部分为义齿的固位体（如卡环）和缺牙区牙槽嵴及舌侧基板，另一部分为牙列及颊侧基板，在缺牙区的牙槽嵴的基板上设置1-2只磁性附着体，以及一只用于定位的定位孔；在人造牙列的基底面的相应部位分别设置1-2只闭路磁体，和一个与定位孔对应的定位榫。分部义齿制做完后，将义齿的舌侧基板部分从舌侧戴入，而后再将牙列及颊侧基板部分从颊侧戴入，此时牙列基底部的榫准确对位于基板上的定位孔中，通过牙列基底部的闭路磁体和基板上的衔铁间的磁引力，使义齿的两部分牢固、紧密地吸附在一起，即组合成了一副完整的义齿（图8-151、图8-152、图8-153、图8-154）。由于定位榫的稳定

作用和磁性附着体的固位连接作用，使得义齿在功能活动中能够以一个整体发挥作用，获得了良好的修复效果。

这种义齿的设计中，应务必注意义齿的稳定问题，定位孔和定位榫均不得少于2mm，过短（浅）则不足以对抗侧向力，会出现牙列滑动。

（二）在一些基牙严重倾斜，做固定义齿修复不能取得共同就位道的情况下，也可将固定义齿改为套筒冠式的可摘部分义齿设计。根据基牙的倾斜程度和缺损区的情况，将基牙分为按不同就位道方向的两部分，分别按照各自的就位道进行基牙预备，制备套筒冠的内冠。内冠完成后将其分别粘固在基牙上，2次取模，制做分部义齿。将缺牙区桥体分为上半和下半两部分，将下半与一组外冠连接在一起，而将上半与另一组外冠连接成整体。将闭路磁体和衔

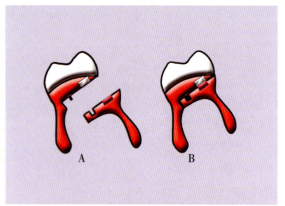

图 8-151 磁附着体固位的分部义齿
A. 分部义齿的颊侧部分和舌侧部分；B. 组合后的分部义齿

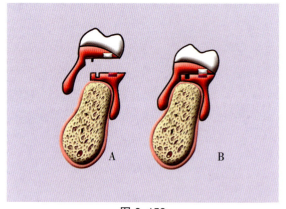

图 8-152
A. 分部义齿舌侧部分和颊侧部分分别从舌侧、颊侧两个方向依次就位在倾斜且有倒凹的下颌骨上；B. 分部义齿就位后在磁力作用下形成一完整义齿

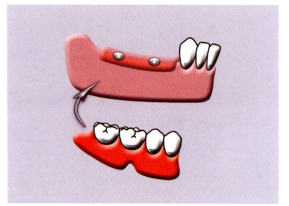

图 8-153 分部义齿的舌侧部分就位后，颊侧部分再行就位

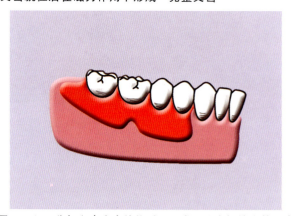

图 8-154 分部义齿完全就位后，形成固位良好的完整义齿

铁分别设置在桥体上半和下半的截面上。义齿设计的关键是桥体的上半部分就位方向与其所连接的外冠的就位方向完全一致，桥体的下半部分不影响桥体上半部分的就位。义齿完成后，先按原基牙的就位方向，戴入与下半部桥体相连的外冠，再戴上与上半部桥体相连的外冠，义齿就位后，上下桥体间依靠磁引力紧密地连接在一起，形成一个整体，前后基牙上的外冠也与桥体形成一个整体来行使功能（图8-155~图8-164）。由于内外冠间的摩擦力，因而义齿的稳定性很好，桥体的两部分间无需再设稳定结构。这种部分义齿可作为固定—活动义齿使用，可定期分部取下义齿进行基牙及缺牙区的清洁及护理。

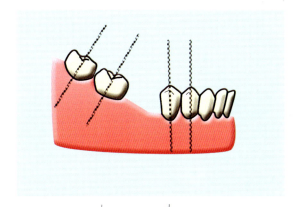

图8-155　6｜缺失，87｜严重向近中倾斜

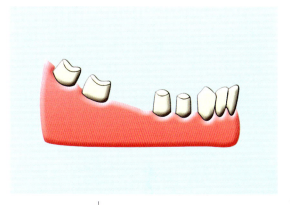

图8-156　8754｜按不同的就位道方向进行基牙预备，制作套筒冠内冠

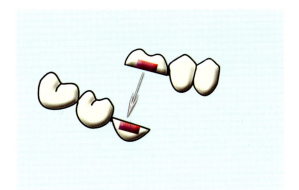

图8-157　缺牙区桥体下半与87｜外冠连在一起，设置衔铁，桥体上半与54｜外冠连在一起，设置磁体

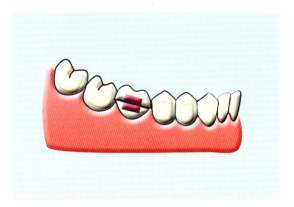

图8-158　两部分分别就位后，组成一个整体

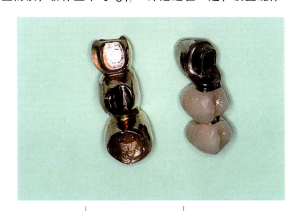

图8-159　6｜桥体下半与54｜套筒冠外冠连在一起，顶面设置衔铁

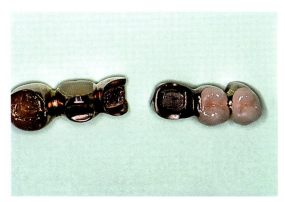

图8-160　6｜桥体上半与8｜套筒冠外冠和7｜桥体连在一起，底面设置磁体

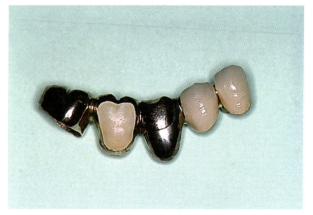

图 8-161　组成一个整体的修复体（颊面观）

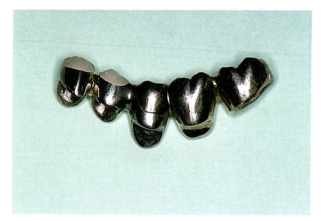

图 8-162　组成一个整体的修复体（舌面观）

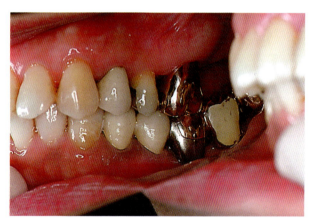

图 8-163　修复体戴入患者口内（颊面观）

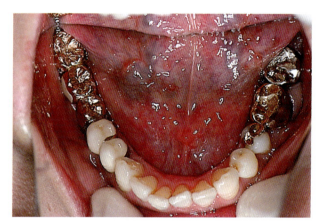

图 8-164　修复体戴入患者口内（殆面观）

这种设计是提供一种临床修复体的设计思路，临床应用较少。

（三）在后牙非游离端缺失，余留牙近远中颈部倒凹大的情况下，也可设计磁附着式的分部义齿。

在缺牙区前后的基牙上常规预备殆支托窝，将缺牙区的人造牙设计为金属殆舌面，将金属殆舌面向基牙延伸形成近、远中殆支托，金属殆舌面的舌侧部分伸展进入近、远中基牙颈部的倒凹，利用此倒凹，阻止金属殆舌面向殆向脱出，在金属殆舌面的舌面部分朝向颊向的一面，嵌入一只磁性附着体的衔铁（如缺牙多也可用 2 只），在衔铁的前后各设计一直径 0.8mm 或 1mm 的小孔作为定位孔；分部义齿的另一部分为缺牙区人造牙的颊面部分和颊侧基板。通常是在带有衔铁的金属殆舌面完成之后，将其

复位在模型上，制做颊面部分的蜡型。将相应的闭路磁体吸附在金属舌面的衔铁上，将直径 0.8mm 或 1mm 的钢丝弯成"U"型插入定位孔中，选择适合形态及大小的牙面进行磨改，使其与金属殆面及缺牙区相适应，调拌红色自凝树脂将其填入模型与殆舌面间的空隙中，将磨改好的牙面准确对位在金属殆舌面颊侧下方，将红自凝树脂向下及两侧延展，形成义齿的颊侧基板。树脂结固后，以与定位孔对应的"U"型钉插入定位孔，即可将义齿的颊侧部分推出，经精修抛光，磁附着式分部义齿即完成。

义齿戴用时，先从舌侧将金属殆舌面部分水平向戴入缺损区，再将义齿的颊侧部分从颊侧水平向插入缺损区，在缺牙区前后基牙的导向下，颊侧部分的定位钉会准确地插入定位孔，此时金属殆舌面及颊侧部分会在磁引力的作用

下牢固地吸附在一起形成一个整体（图 8-165~
图 8-168）。义齿就位后，由于颊、舌侧的基板
深入近、远中基牙的倒凹中，阻止了义齿𬌗向
脱位、有良好的固位作用，另外，义齿的两部
分从颊、舌面卡抱在近、远中基牙上使义齿具

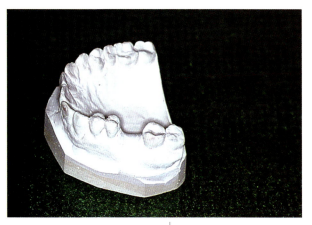

图 8-165　　6 缺失

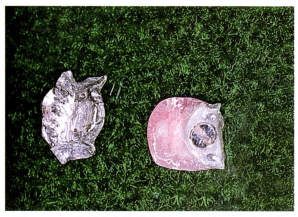

图 8-166　设置有衔铁的金属𬌗舌面与设置有磁体
的颊侧部分

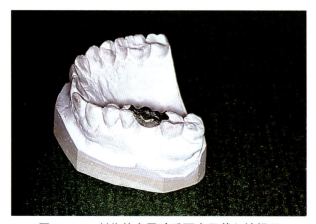

图 8-167　制作的金属𬌗舌面水平戴入缺损区

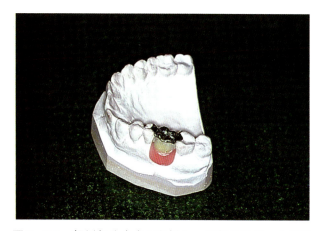

图 8-168　颊侧部分也水平向插入，两部分组成一个整体

有很好的稳定性，加之体积小，因而这种义齿
具有与固定义齿相近的功能。

取下义齿时，可用牙签插入颊侧基板下，向
颊侧拨推义齿的颊侧部分，即可容易地取下颊
侧部分，再从舌侧取下𬌗舌面部分。

这种分部义齿适应证较局限，不适用于有手
功能障碍的患者。

第六节　磁性附着体固位的过渡义齿
The transitional denture retained with magnetic attachment

磁性附着体还可以被用于暂时的过渡性义
齿，解决义齿的固位问题。临床工作中常会遇
到戴用可摘部分义齿的患者基牙龋坏折断的情
况，基牙折断后，义齿则无法固位，直接影响
到患者的生活。这种情况下，可以立即对折断
基牙的余留牙根进行根管治疗，而后按照预成
式粘接衔铁的预备方法进行根管和根面制备，
用强力粘接树脂将预成的粘接式衔铁粘固入根
管中，并用树脂封闭余留的牙根表面，经表面
修整后，在衔铁及牙根面上涂分离剂，将闭路
磁体吸附在衔铁上，修去原义齿的卡环，在局
部加调好的自凝树脂，将义齿戴入口内，将选
磨好的人造牙排列在折断的基牙处。待自凝树
脂固化后取下义齿，打磨抛光，即可形成一副

固位良好的过渡性义齿（图8-169~图8-195）。而后，可以再次取模，在此基础上，设计制做磁性附着体固位的部分或全口覆盖义齿。作者在临床工作中，多次应用此方法解决基牙折断

后可摘部分义齿的固位问题，获得了良好的临床效果。磁性附着体也为修复医师解决此类应急问题提供了途径。

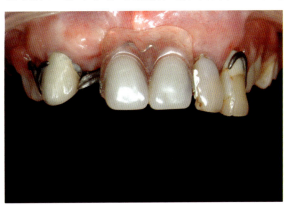

图8-169　患者戴用可摘部分义齿数年后又出现牙齿脱落、基牙松动，拟重新行可摘义齿修复，需拔除松动基牙

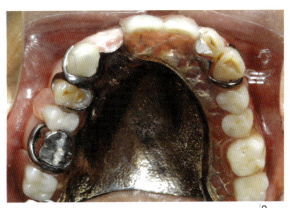

图8-171　可摘部分义齿在口内（腭面观），$\dfrac{\ \ }{3}$为义齿固位基牙

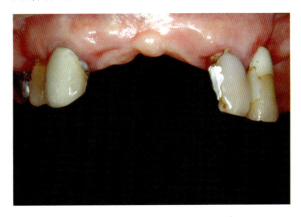

图8-172　患者上颌牙列缺损情况，$\dfrac{3}{\ \ }$拔除后，$\dfrac{\ \ }{2}$不宜作为基牙，则上颌可摘义齿难以实现满意的固位和稳定

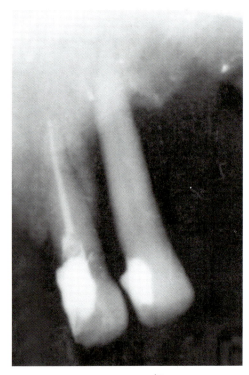

图8-170　X线片显示$\dfrac{2}{\ \ }$骨吸收Ⅱ°，$\dfrac{\ \ }{3}$骨吸收Ⅲ°，拟拔除$\dfrac{\ \ }{3}$，保留$\dfrac{\ \ }{2}$牙根

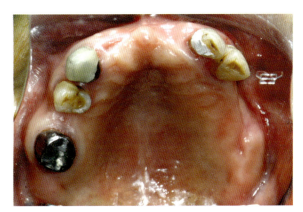

图8-173　患者上颌牙列缺损情况（腭面观），拟拔除$\dfrac{\ \ }{3}$，将$\dfrac{\ \ }{2}$截冠后设置磁性附着体，将原义齿改为过渡性义齿

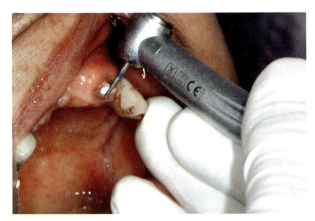

图 8-174 截断 $\overline{2}$ 牙冠至齐龈（$\overline{2}$ 已行根管治疗）

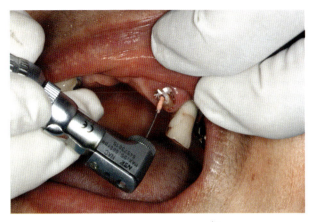

图 8-175 应用根管预备钻行 $\overline{2}$ 根管预备

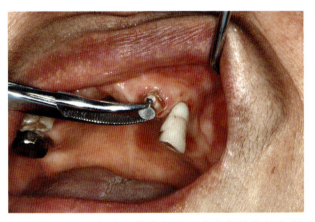

图 8-176 所预备的根管直径与预成式衔铁的桩部长短、粗细相适应。如牙根无足够长度时，可适当磨短桩的长度

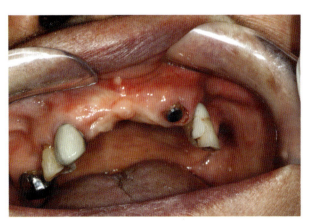

图 8-177 将预成式衔铁插入预备好的根管中，使衔铁底面与预备的牙根面基本密合

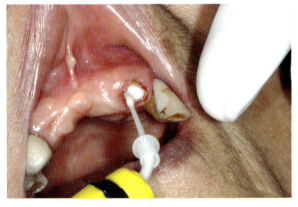

图 8-178 将树脂型根管桩粘接剂注入预备好的根管中，并覆盖牙根面

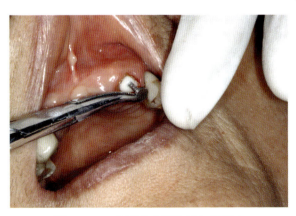

图 8-179 将预成式衔铁插入根管中

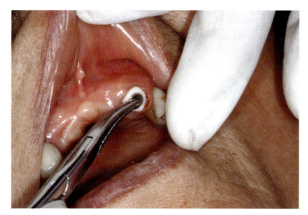

图 8-180 使预成式衔铁完全就位

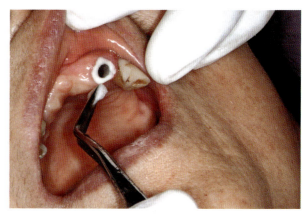

图 8-181 用单体棉球修整衔铁周围挤出的树脂,使其完全覆盖牙根面和衔铁侧面

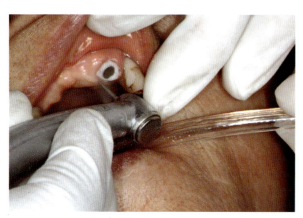

图 8-182 待粘接树脂结固后,用精细抛光磨头去除多余的树脂,使衔铁侧面的树脂成斜面,最后抛光

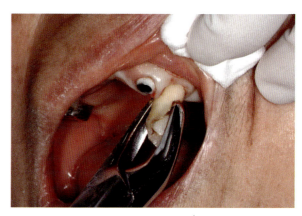

图 8-183 拔除 3̄|

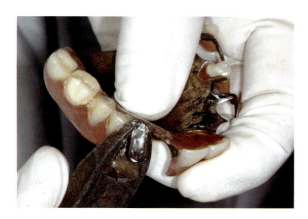

图 8-184 将原可摘部分义齿设在 3̄| 上的卡环剪去

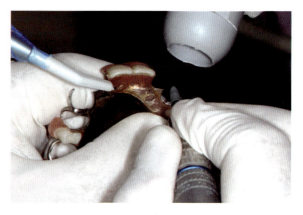

图 8-185 用磨头将 3̄| 腭侧金属基板扩大

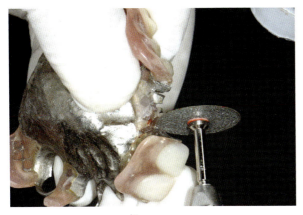

图 8-186　用砂片在 $\frac{3}{}$ 区金属基板上开槽，深度约 2-3mm，以便与树脂进行连接

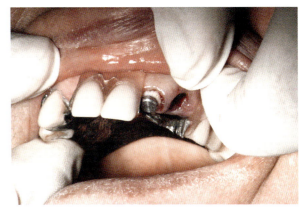

图 8-187　将闭路磁体吸附在衔铁上，再将修改好基板的可摘义齿戴入口内，检查义齿基板与磁性附着体的位置关系以及排牙空间，选择合适的人造牙面

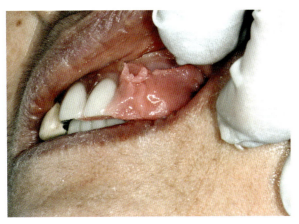

图 8-188　调拌自凝树脂，将其置于磁性附着体上方及缺牙区

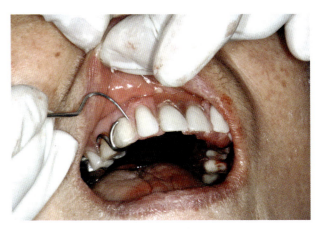

图 8-189　将选好的人造牙面排列在缺牙区，嘱患者做正中咬合，注意及时清除挤入倒凹区的树脂

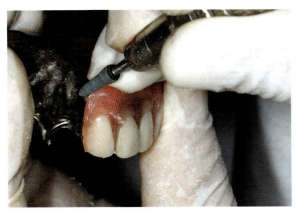

图 8-190　待树脂结固后，取下义齿，用磨头进行修整

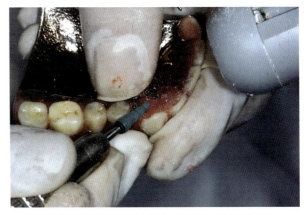

图 8-191　用磨头对咬合面进行修整

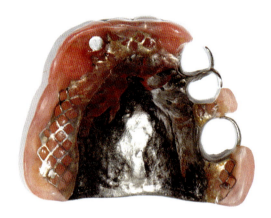

图 8-192　修整完成的带有闭路磁体的过渡性可摘部分义齿

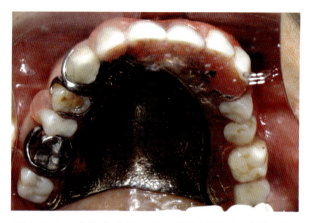

图 8-193　磁性附着体与卡环联合固位的可摘部分义齿戴入口内

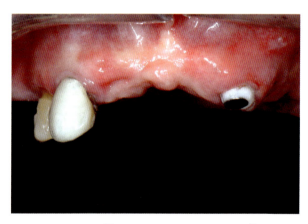

图 8-194　经过┤2├设置磁性附着体、拔除┤3├等治疗后的上颌情况

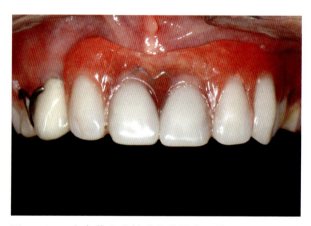

图 8-195　患者戴上磁性附着体及卡环共同固位的过渡性义齿后的情况

参考文献

1. Highton R, Caputo A. A magnetically retained partial denture. Quintessence Int. 1988 Dec;19 (12) :889-94.

2. Highton R, Caputo AA, Matyas J. Retentive and stress characteristics for a magnetically retained partial overdenture. J Oral Rehabil. 1986 Sep;13 (5) :443-50.

3. Ling BC. Combined magnetic plus rod and tube retention in sectional denture. J Dent. 1982 Mar;10 (1) :7-11.

4. Ling BC. Rare earth magnets as locking devices in sectional dentures. J Prosthet Dent. 1982 Mar;47 (3) :252-5.

5. Matsumura H, Kawasaki K. Magnetically connected removable sectional denture for a maxillary defect with severe undercut: a clinical report. J Prosthet Dent. 2000 Jul;84 (1) :22-6.

6. Minoru Ai, Yuh-Yuan Shiau: New Magnetic Applications in Clinical Dentistry Quintessence Publishing Co, Ltd. Tokyo. 2004, 58-69.

7. Ohkubo C, Watanabe I, Tanaka Y, Hosoi T. Application of cast iron-platinum keeper to a collapsible denture for a patient with constricted oral opening: a clinical report. J Prosthet Dent. 2003 Jul;90 (1) :6-9.

8. Pezzoli M, Highton R, Caputo A, Matyas J. Retention magnets in guiding plates of distal-extension removable partial dentures. J Prosthet Dent. 1988 Nov;60 (5) :577-82.

9. Pezzoli M, Highton R, Caputo AA, Matyas J. Magnetizable abutment crowns for distal-extension removable partial dentures. J Prosthet Dent. 1986 Apr;55 (4) :475-80.

10. Zuest P. Retention magnets in guiding plates of distal-extension removable partial dentures. J Prosthet Dent. 1989 Sep;62 (3) :365.

11. 水谷紘等. 磁性アタッチメントを用いた部分床義歯. クインテッセンス出版. 東京, 1994.

12. 杜红保,虞晓燕.缓冲型套筒冠与磁性附着体修复技术联合应用.现代口腔医学杂志.2009,23 (2) . 123-123.

13. 郝裕一,李霞,常浩波,薛红升.磁性附着体可摘义齿修复牙列缺损的临床应用.实用口腔医学杂志, 2004, 20 (1) , 89.

14. 赵铱民,林丽红,董洁,何平,王宝成.磁性附着体固位的固定-可摘式部分义齿.华西口腔医学杂志, 2002, 20 (2) , 115-117.

第九章 种植磁附着体

The Implant-magnetic attachments

磁性附着体具有固位可靠，操作简单，可自动复位，不传递侧向力而利于基牙健康，对机体组织无影响，应用磁性附着体的修复体具有无需经常调节修理，取戴方便等诸多优点，现已成为改善修复体固位的重要手段，被广泛应用于各种口腔、颌面修复体中。但磁性附着体也存在着一些缺点和不足，如其适应证有限，磁性附着体总是设置在余留牙根或基牙的牙冠上，或是设置在修复体的阻塞器或其他结构上，如果患者为无牙颌，或不具备前述可供设置磁性附着体的条件，则磁性附着体无法应用。

如何扩展磁性附着体的应用领域呢？种植体技术的出现为我们提供了新的思路。种植体因其可与骨组织形成良好的骨性结合，能与粘膜及皮肤组织形成良好的邻接关系，具有足够的强度和支持力，因而被用于口腔及颌面缺损修复，以支持和固位修复体。在口腔，种植体用于支持和固位义齿，成为人类的第三副牙齿；在颌面部，种植体被用做颌面赝复体的支持及固位装置，使赝复体能稳定地保持在缺损区。近年来，随着人们对种植体表面性状及其与骨组织、软组织界面间关系认识的深化，特别是种植体骨界面愈合的基因调控方面认识的深入，对种植式修复体生物力学认识的深入，对种植体植入手术的改进，对种植式修复载荷方式、载荷时间认识的深入，使得种植体修复技术得到了迅速的发展，作为一项成熟的修复技术而广泛应用于口腔及颌面缺损的修复，种植体技术被认为是20世纪口腔医学领域中最有意义和最具影响的进展。种植体的一个最突出的优点即其可植入任何有足量骨组织的部位，以解决该部位修复体的支持与固位问题，因而具有广泛的适应证。种植全口义齿具有固位可靠，传力方式与真牙相似，能有效恢复患者咀嚼功能，义齿小巧，异物感小，患者易于适应等优点，是一种符合生理的修复方法，深受患者的欢迎。但传统的种植义齿也存在着一些不足，如一副半口义齿，通常需要种植6-8只种植体，即使是目前最先进的"all on four"种植全口义齿技术，也需要4只种植体，费用较高。此外，无论在种植体上设置哪种机械式上部结构，如杆卡式、杵臼式、套筒式等（图9-1~图9-8），都要求严格的共同就位道，制做过程复杂，且需定期调节修理，复诊工作量大；种植体固位的颌面赝复体固位稳定可靠，但由于戴用颌面赝复体的患者需要经常取戴修复体，而采用传统的种植上部结构固位的赝复体都较难取戴，给患者带来不便。这些不足又部分地影响了种植体技术的广泛应用。

将种植体技术与磁性附着体技术结合起来，以种植体为基础，以磁性附着体为上部结构，形成种植磁附着体，这样即可充分利用种植体可植入任何有足量骨组织的部位，适应证广泛和磁性附着体固位可靠，自动复位，不传递侧

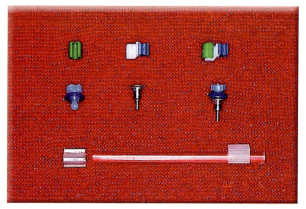

图 9-1 几种常用的附着体

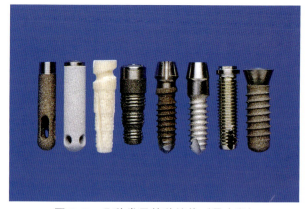

图 9-2 几种常见的种植体（骨内段）

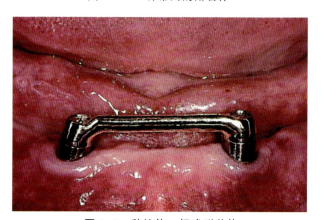

图 9-3 种植体–杆式附着体

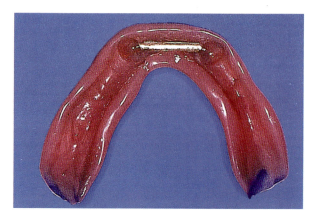

图 9-4 带金属卡的下半口义齿

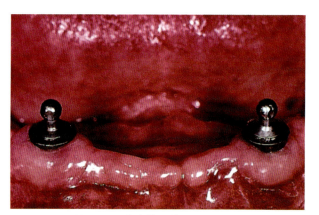

图 9-5 种植体–杆臼式附着体

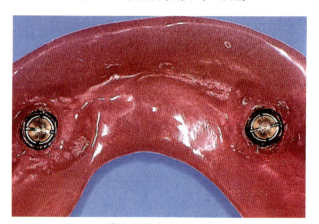

图 9-6 带有臼状结构的下半口义齿

向力而利于基牙健康，操作简单等优点，从而克服单纯种植体固位的修复体所需种植体数量多，取戴不便和磁性附着体适应证有限等缺点，为修复体提供更加有效而方便的固位方式，使患者有更加满意的修复效果，也使种植体技术和磁性附着体技术具有更大的应用领域。

第一节 种植磁附着体的结构及应用特点

The structures and applied characteristics of implant-magnetic attachments

种植磁附着体基本上是由种植钉、龈接圈、衔铁、闭路磁体四部分组成（图 9-9~图 9-12）。

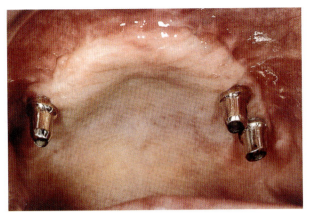

图 9-7　种植体 - 套筒冠式附着体

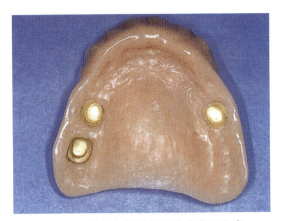

图 9-8　带有套筒冠外冠的上半口义齿

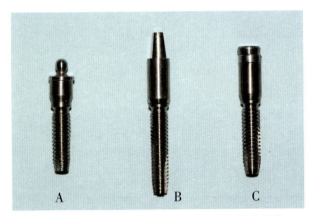

图 9-9　国内常用的几种不同上部结构的种植体
A.杆白式　B.螺丝固定式　C.磁附着式

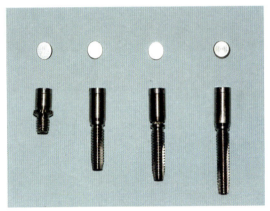

图 9-10　MDIC 种植磁附着体

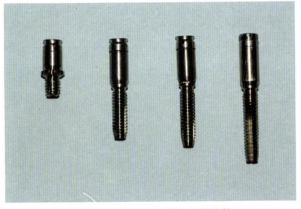

图 9-11　MDIC 种植磁附着体

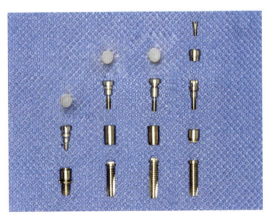

图 9-12　MDIC 种植磁附着体的分解结构

不同的种植磁附着体其依托的种植体及磁性附着体虽有不同，但基本结构相同，只是在衔铁的设置方式上有所不同，基本可分为以下两类：

一、平面式衔铁

这类种植磁附着体以 MDIC 种植磁附着体为代表。其采用软磁合金将种植体中心螺丝与衔铁做成一体：衔铁的下方是中心螺丝，衔铁旋转就位后，衔铁下部的螺杆通过龈接圈与种植钉中的内螺纹相吻合，将龈接圈固定于种植钉上，形成种植磁附着体的下半部分。衔铁顶端设计为平面，以便与闭路磁体吸附构成磁回路。

平面上开有深度为 0.5mm 的槽，以便用螺丝刀旋入，当衔铁螺丝旋紧后，衔铁底面即与龈接圈上端紧密贴合，并有硅胶圈从内面严密封闭种植钉与外界的交通（图 9-13、图 9-14）。种植钉的直径依亚洲人颌骨测量值设计为 3.6mm，长度由 7mm 至 20mm 分为 6 种规格，可适用于各种形态大小的颌骨、颧骨。衔铁直径为 4mm，厚度 0.8mm，闭路磁体直径为 4mm，厚度为

1.6mm，可以方便地置入各种修复体中。

平面式衔铁设计的另一种形式是将软磁合金衔铁与中心螺丝分开制做，当中心螺丝将龈接圈牢固地固定在种植钉上后，再用特制的软磁合金螺丝将衔铁固定于龈接圈上方，小螺丝的下方深入到中心螺丝中的内螺孔中，即分段式固定（图 9-15，图 9-16）。

这种设计较前种设计，衔铁固定螺丝的扭力

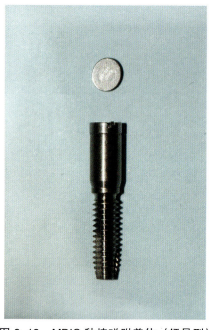

图 9-13 MDIC 种植磁附着体（颌骨型）

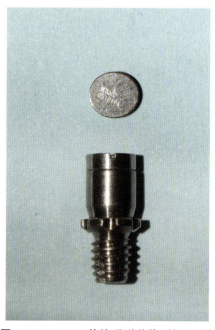

图 9-14 MDIC 种植磁附着体（颅面型）

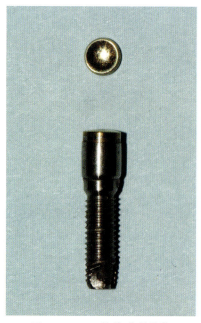

图 9-15 ITI 种植磁附着体

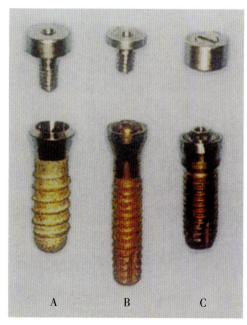

图 9-16 A. ITI；B. POI；C. 3I 种植磁附着体的种植钉与衔铁

矩（转矩）更小，因而衔铁的稳定性要好，不易松动。

二、基台式衔铁

这类种植磁附着体基本结构相同，只是在衔铁设计上有所变更。其在龈接圈上方设计了一个圆台状的基台，在其上方设置衔铁，用小螺丝将衔铁和基台固定在中心螺丝上（图9-17）。也有产品将整个圆锥台状的上部结构都采用软磁合金制做，采用小螺丝将其固定于中心螺丝上（图9-18）。这两种设计中，小螺丝都采用软磁合金制做，当螺丝拧紧后，螺钉表面平面与衔铁表面平齐，构成磁回路中的一部分。这类设计可以增加种植磁附着体的抗侧向力的能力，通常用于缺牙少的部分义齿修复或固定—活动式义齿修复。

除了上述两种不同设计外，种植磁附着体还有另外一种专用于颜面部赝复体的颜面型种植磁附着体。其上部结构与前述的种植型磁性附着体相同，只是其种植体部分的外形和尺寸有

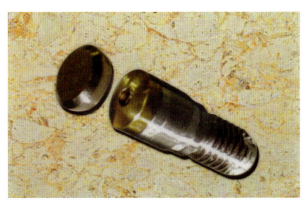

图 9-17 种植体基台上方设置用螺丝固定的衔铁

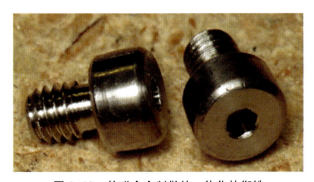

图 9-18 软磁合金制做的一体化的衔铁

所差异。种植钉上方设有一个带孔圆盘，植入骨组织后，突出的圆盘卡于骨皮质表面，以免种植体受压力后穿出骨板，造成骨板下组织损伤，衔铁的直径大于龈接圈1mm，覆盖种植体与周围皮肤的交界缘，以免皮肤收缩使皮缘上翻覆盖衔铁（如图9-19）。此类种植钉有4mm和6mm 2种规格。

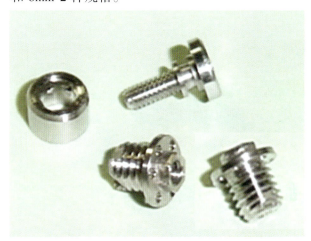

图 9-19 在基台上方设置一体化衔铁的颜面型种植磁附着体

三、种植磁附着体的固位力

种植磁附着体的固位力依据所选用的磁性附着体的固位力而定，由于种植磁附着体多采用圆形衔铁，因而配套的闭路磁体多为钢帽式闭路磁体，其固位力范围在300g-800g之间，医生可根据修复体所需的固位力和植入的种植磁附着体骨内种植钉部分的长度来选择不同固位力的闭路磁体，如颜面部种植磁附着体的种植钉长度仅4mm-6mm，故其所适宜的磁附着体的固位力应在200g-500g间。

四、种植磁附着体的特点

种植磁附着体除具有种植体和磁性附着体各自的优点以外，还互补了各自的不足，使其具有一些特殊优点。

种植磁附着体以磁性结构代替了常规种植体龈上部分复杂的双重螺旋结构，将修复体与骨内种植钉间的硬性连接改为非硬性连接，即将固定式修复体改为可摘式修复体，这样就省去

了固定修复体所必需的桥架结构，大大简化了修复体的制作工艺和制作难度；患者可自由取戴修复体进行清洁，而无需医护人员进行专门的清洁维护，也减少了传统种植义齿因清洁不便易造成种植体周围组织炎症的可能性。

这种种植体与修复体间的非硬性连接，没有严格的就位道要求，因而种植体植入方向的差异也不影响修复体的就位与固位，故可以明显减小手术的难度。

种植磁附着体也改变了传统种植修复体依靠单一的种植体支持的承力方式，它利用种植体、粘膜及骨组织共同承力，因而可以显著地减少种植体的数量，减少手术创伤，也显著地降低了治疗费用，使患者更易接受。

种植磁附着体可以种植在颌骨、颅面部骨的多个部位上，这就显著扩展了种植体和磁性附着体的应用范围，可为颌骨、鼻、眶、耳等多种修复体提供可靠的固位，提高修复质量。

第二节　种植磁附着体在全口义齿修复中的应用

The application of implant–magnetic attachments in complete denture

应用种植技术来改善全口义齿的支持和固位，是全口义齿学中最重要的进展之一。以植入颌骨内的人工种植体作为支持的种植义齿，不但体积小，患者感到比较舒适，而且彻底改变了义齿传统的固位模式，实现了义齿与颌骨的机械连接和生物性结合，因而大幅度提高了义齿的固位与稳定能力，咀嚼效率恢复到接近天然牙的程度。而且由于种植体承担了部分或全部𬌗力，减轻了牙槽骨的吸收，Jocobs 等的研究表明，戴用种植全口义齿的患者每年牙槽嵴的骨吸收量明显小于戴用普通全口义齿者。Naert 等发现下颌前部应用种植体来支持覆盖义齿，1 年后牙槽骨平均吸收量低于 0.1mm，而

Atwood 和 Coy 发现普通下颌无牙颌的前部牙槽嵴年吸收量大约为 0.5mm。牙槽嵴条件较差的无牙颌患者，常因义齿修复效果差甚至无法进行义齿修复而影响身心健康，对于这些患者，种植义齿无疑是最佳选择。随着经济条件的改善，人们对义齿修复质量要求也越来越高，现在国内外学者和材料商已为无牙颌患者提供了多种生物相容性良好的牙种植体，使无牙颌患者也能采用固定义齿或覆盖义齿修复，显著改善了患者的美观、发音、咀嚼功能并有更好的舒适感。大量文献报道，种植全口义齿的五年成功率、十年成功率都分别达到了 95%、80%以上。

应用种植体的全口义齿有固定义齿与覆盖义齿两种形式。Branemark 率先应用种植体制作种植固定式全口义齿。种植固定全口义齿是在单颌种植 6 只以上种植体，在其上固定金属桥架排列人工牙，或直接制作金属烤瓷长桥，通过固位螺钉或粘固剂与种植基台相连。特点是能为无牙颌患者提供具有良好固位和稳定的义齿，咀嚼效率接近自然牙水平，义齿体积相对较小，无异物感，舒适。其所受𬌗力经种植体直接传递给周围骨组织，不需牙槽嵴粘膜承担，适用于牙槽骨有一定高度和宽度，有健全的骨小梁和健康的软组织，且全身状况较好的患者。由于以上优点，在早期比较倾向于种植固定修复。但同时它也存在着所需种植体数量多，种植体的植入方向要求较高，手术创伤较大，义齿制作工艺复杂，需专人进行清洁维护，机械并发症较多，价格昂贵等问题。Arie Shifman 认为以下情况不宜采用种植全口固定义齿：①严重骨吸收不能植入足以支持固定修复的足够的种植体数目；②不利的牙槽嵴关系；③牙槽骨吸收较多，唇部及面形不够丰满；④身体或经济原因不能承受复杂的修复。而种植全口覆盖义齿一般只需在单颌植入 2-4 只种植体，其上应用不同类型附着体使义齿得到固位。它具有以下优点：固位可靠，适应症广，操作相对简单，对种植体的方向要求较低，利于美观，手术创

伤小，患者可自行取戴，便于清洁义齿及口腔卫生，费用较低等，而且义齿的基托能为唇颊等软组织提供支持并恢复面部丰满度。Feine 对已分别戴用过下颌种植固定全口义齿和杆卡式附着体固位的全口种植覆盖义齿的 15 名受试者进行了临床追踪观察，对改变前后的修复体进行了咀嚼功能测验和心理测验，研究结果表明，固定组的义齿稳定性和咀嚼能力优于活动组，但患者由于有能力调节其咀嚼运动以适应这两种不同的修复方式，因此种植覆盖义齿修复体的咀嚼效率并不低于固定修复体。种植覆盖义齿由种植体与牙槽嵴共同承担𬌗力，因而种植体骨界面、牙槽嵴的应力值均比前者低，表现出相对较好的力学特性，还可以根据口腔中的具体情况来决定分别由种植体与牙槽嵴负担的𬌗力的比例，通过不同的上部结构的设计，即应用不同种类的附着体来调节分布在种植体与牙槽嵴上的𬌗力的大小，最终达到保护及促进组织健康的目的。自 90 年代后期以来，越来越多的种植修复医师首选种植覆盖义齿修复全牙列缺失。种植全口覆盖义齿已经在临床上得到了更广泛的应用。

1991 年起，赵铱民等将磁附着技术与种植体技术结合起来，形成了种植磁附着体，并将其用于全口义齿的修复，制做种植磁附着体固位的种植全口覆盖义齿，成功地解决了全口义齿的固位和稳定问题，提高了全口义齿的咀嚼效能，受到患者的普遍欢迎。在表 9-1 所提供的 1999-2002 年第四军医大学口腔医院所完成的应用种植磁附着体的病例中，全口义齿占到 60% 以上，而其中以下颌全口义齿为多。全口义齿是种植磁附着体应用的主要对象，应予以特别的关注。

一、种植磁附着体在全口义齿中的应用方法

本节将以下颌全口义齿为例，介绍种植磁性附着体的应用。

（一）种植磁附着体的定位

在全口义齿修复中，种植磁附着体的主要作用是固位义齿，全口义齿的支持则是依靠粘膜组织与种植体的混合支持。因而在种植磁附着体数量和位置设计上，主要考虑固位力能否满足义齿的功能要求。

如前所述，对一副半口义齿其总固位力达到 1100g 以上就可实现良好的固位，通常设置两只固位力在 700g 以上的磁性附着体即可为义齿提供足够的固位力。在牙槽嵴骨吸收严重，牙槽嵴严重低平，义齿可获得的大气压力、吸附力很小的情况下，应选择固位力大（700g 以上）

表 9-1　第四军医大学口腔医院种植磁附着体（IMA）的应用情况（1999-2002）

种　类		病例	IMA 数	随访时间	失败数	IMA 拔除数
全口义齿	上颌	13	30	12-60 (m)	4	7
	下颌	49	110			
部分义齿		23	46	10-58 (m)	0	1
耳修复体		4	12	25-48 (m)	0	1
部分颌骨修复体		8	18	28-46 (m)	1	2
全上颌骨修复体		4	16	28-50 (m)	1	3
下颌缺损修复体		8	35	12-60 (m)	0	2
总　计		109	267	12-60 (m)	6	16

的种植磁附着体，如应用固位力在400g-600g的种植磁附着体，应设计3-4只种植磁附着体。在牙槽嵴骨吸收中度，义齿仍可获得一定的大气压力、吸附力的患者，则可设计两只固位力较小的种植磁附着体。在上颌全口义齿通常设置两只种植磁附着体即可，依据所用磁附着体固位力的大小来决定全口义齿基板面积的大小。如磁性附着体固位力不足则保留较大的基托面积，如磁性附着体固位力足够，则可减小基托面积。

种植磁附着体的设置部位应均匀分布于颌骨两侧，设置两只种植磁性附着体时，以第一前磨牙部为最佳；如设置三只种植磁附着体则以两侧第一前磨牙和下颌中线部位为最佳；如设置四只种植磁附着体时，则可有两种设计方法，一种是将4只种植磁附着体排列在颌骨前段，即第一前磨牙和侧切牙的位置；第二种是将四只种植磁附着体排列在两侧尖牙和第一磨牙或第二磨牙的位置（图9-20、图9-21、图9-22、图9-23、图9-24）。上述位置设计仅仅是一种理想化的定位，在临床上，对每个患者的种植体定位必须依据患者颌骨的具体情况而定，不能机械地套用上述设计。

（二）X线检查

患者局部骨质的健康状况，即骨质的质量是种植磁附着体应用的基础，X线检查应是种植体植入前的基本检查，通过X线检查，确定患者的余留骨的高度、宽度和骨密度，并由此来决

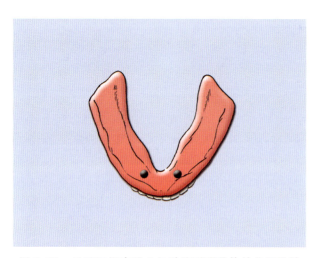

图9-20　无牙下颌应用2只种植磁附着体的位置设计

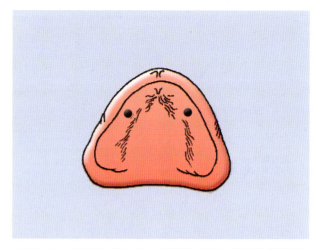

图9-21　无牙上颌应用2只种植磁附着体的位置设计

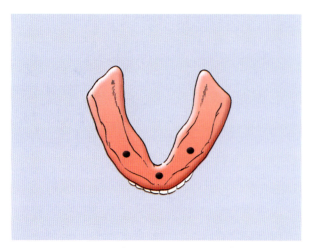

图9-22　无牙下颌应用3只种植磁附着体的位置设计

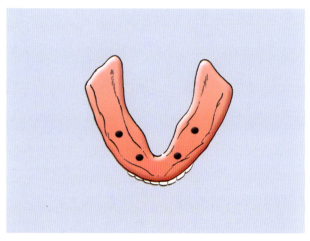

图9-23　无牙下颌应用4只种植磁附着体的位置设计1

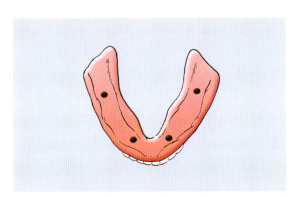

图 9-24　无牙下颌应用 4 只种植磁附着体的位置设计 2

定患者是否适用于种植磁附着体和最适宜的植入部位，并进一步确定种植磁附着体的长度。目前应用的螺旋 CT 诊断技术可以提供局部骨组织的精确的三维形态和数据，有助于种植体的准确定位。辅以种植体专用的分析定位软件，则可以精确定出种植体的最适位置。

在一些牙槽嵴吸收后余留有刃状牙槽嵴的情况下，颌骨的高度计算应除去刃状骨嵴的高度，以保证植入种植体周围有足够的骨量。

需要指出的是，植入种植体的长度，与种植磁附着体的固位力有关，植入种植体的长度小于 10mm，通常不适于设计 600g 固位力以上的磁性附着体，种植体长度大于等于 14mm，一般情况下就可以设置各种固位力的磁性附着体。

（三）种植体植入

种植磁附着体植入的手术方法与程序同其他种植体，只需按照种植体植入的常规方法植入即可，此节不再赘述。

种植磁附着体通常采用二次法植入。第一次

手术时植入种植钉，手术四月后，行二期手术，切开粘膜，暴露种植体，接上基台和软磁合金衔铁。值得注意的是种植磁附着体基台高度的选择有两种情况。

1. 基台平齐牙龈。在应用两只种植磁附着体，以及牙槽嵴尚有一定高度，可以保持义齿稳定的患者，种植磁附着体基台的高度应设计为齐龈型，即基台就位后，基台上端平面与粘膜平齐，接上软磁合金衔铁后，使衔铁平面高出龈粘膜约 0.8mm（图 9-25、图 9-26、图 9-27、图 9-28）。这种方式，使种植磁附着体的出龈部分高度低，可以减小种植体所受的侧向力。

2. 基台高出牙龈。在牙槽嵴严重吸收，难以稳定义齿，需采用 3-4 只种植磁附着体的患者，则宜采用基台高出牙龈的设计，使基台高

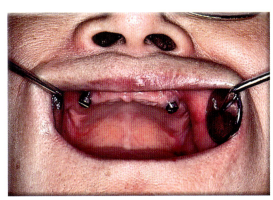

图 9-25　上颌无牙颌患者，应用两只 MDIC 种植磁附着体，基台设计为齐龈。该患者因多年前植入的种植体间无共同就位道而无法设置机械式附着体。改行磁附着上部结构后，满意地解决了义齿的固位问题

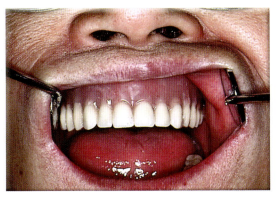

图 9-26　种植磁附着全口覆盖义齿戴入患者口内

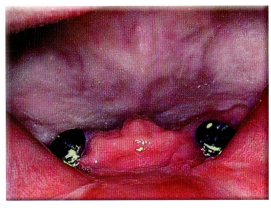

图 9-27　下颌无牙颌患者，植入两只 MDIC 种植磁附着体，基台设计为齐龈

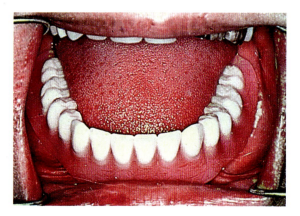

图 9-28　种植磁附着全口覆盖义齿戴入患者口内

出牙龈约 3mm，再接上软磁合金衔铁，总体高出牙龈约 4mm（图 9-29、图 9-30）。这种方式可利用基台和衔铁的高度，对抗义齿在功能活动中的水平向移位，增加义齿的稳定性。

在 ITI、3I、Ankylos 等品牌的种植磁附着体，其基台高度是设计在齐龈，而其衔铁设计

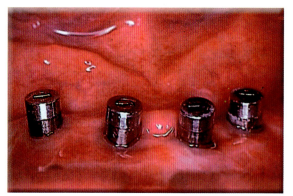

图 9-29　下颌无牙颌患者植入 4 只 MDIC 种植磁附着体，基台高出牙龈

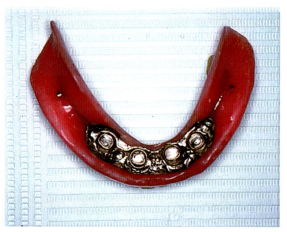

图 9-30　种植磁附着全口覆盖义齿（组织面观）

为台状，高度为 2-4mm 不等，由螺丝固定于基台上，起到高基台的作用。这些种类的种植钉植入应采用平齐牙龈的方法。

与其他机械上部结构的种植体相比，种植磁附着体的植入手术要更简单一些，由于磁附着体为平面吸附式上部结构，因而对几只种植体间的平行度和义齿的共同就位道，并无严格的要求，这就大大减低了植入手术的难度，即使几只种植体间相互不很平行，无严格的共同就位道，也不明显影响义齿就位和义齿就位后的固位，作者曾采用磁附着上部结构替代机械式上部结构的方法，解决了早期因种植体间无共同就位道导致无法修复的问题（图 9-25，图 9-26）。

（四）制取印模

种植磁附着体植入手术后 2 周，待种植体周围水肿及炎症完全消退后，将磁性附着体的闭路磁体准确吸附在种植磁附着体的顶端，以自凝塑料制做个别托盘，采用功能印模法，制取精确的无牙颌功能印模（参见本书第六章第三节），灌制硬质人造石模型。

（五）制做义齿

全口义齿的制做循前述磁附着式全口义齿的方法进行。在应用种植磁附着体的上、下颌总义齿，通常需制做金属支架、特别是在有种植体的部位需做加强防止因局部应力集中而引起义齿折断。支架的设计制做亦可循前述方法进行。

在平齐牙龈基台的病例，通常无需填倒凹，而在高基台的病例，则应采用导线仪检查几只基台的平行度，划出导线，对倒凹部分要做充填处理，以便使义齿获共同就位道便于取戴。

由于种植磁性附着体的应用，使得全口义齿的主要固位力依赖磁性吸附力，因而义齿基托的固位作用就大大减低，基托面积只要满足支持力的要求即可，故可显著减小基托面积，在上颌总义齿，通常将基托设计为马蹄铁形，去除腭顶部基托，使患者更为舒适。义齿基托面积的大小依所采用的磁性附着体的固位力而定，

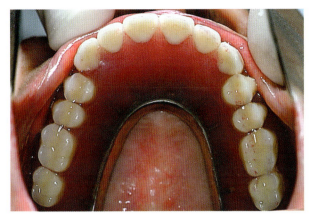

图 9-31　磁附着力足够时的上颌义齿基托设计

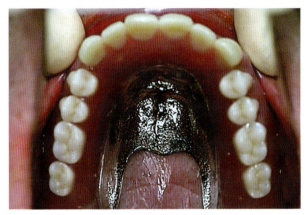

图 9-32　磁性附着力不足时的上颌义齿基托设计

如磁性附着体可提供足够的固位力，则基托可做成无腭顶或小腭顶式（图 9-31、图 9-32）。

（六）戴牙

义齿完成后，将义齿戴入患者口内，检查其正中咬合、侧向及前伸咬合，调整咬合，修整基托边缘。调𬌗修整完毕即准备粘固闭路磁体，闭路磁体的设置与粘固也有下列两种方法：

闭路磁体在塑料基托上的粘固：将义齿基托上预留的磁体窝扩大少许，在窝的舌（腭）侧开一直径为 2mm 的小孔；将闭路磁体吸附在调拌刀上，将其粘接面进行喷砂处理后，涂一层金属-树脂偶联剂，待其干后备用；调拌少许自凝塑料，于湿砂期放置于磁体窝中，体积应小于磁体窝；将闭路磁体准确吸附于种植磁附着体的衔铁上，将义齿戴入患者口内，嘱患者做正中咬合，此时多余的自凝塑料从舌（腭）侧小孔中溢出，以蘸有单体的棉签拭去多余的自凝塑料，数

分钟后，自凝塑料结固，闭路磁体便被牢固地固定于磁体窝中，取下义齿，用磨头修去多余的自凝塑料，打磨抛光，修复即完成。

闭路磁体在金属基托上的粘固：在应用金属基托（支架）的病例，通常是金属基托上直接铸造出了磁体窝。在常规进行义齿试戴和调𬌗后，将金属基托上的磁体窝和闭路磁体的粘接面进行喷砂处理后，分别涂以金属-树脂偶联剂，待其干后，调拌少许 Superbonding 等金属粘接剂，将其置于磁体窝中，用钛制镊钳挟闭路磁体，将其准确放入磁体窝中，轻轻加压，使其就位后，用单体棉签拭去多余的粘接树脂，而后将义齿戴入患者口内，嘱其做正中咬合，数分钟后树脂结固，即将闭路磁体牢固粘接在义齿的磁体窝中，修复即完成。

（七）种植磁附着体固位的全口义齿的使用

由种植磁附着体固位的全口义齿的使用与其他磁附着式全口覆盖义齿基本相同，同样是要进行定期的临床检查，特别戴牙一年后，要进行常规的印模料衬垫检查，如发现在基托下方有空隙，应及时进行基托衬垫，确保基托与粘膜组织间有均匀的接触，以免因种植体负荷过重导致种植修复失败。

另外两点应特别注意：

1. 采用特制牙刷，每天清洁种植磁附着体，保持种植磁附着体与龈边缘接触部位的卫生，防止种植体周围炎的发生。

2. 定期检查衔铁的动度。由于软磁合金衔铁通常以螺丝固定于种植体的基台上，由于义齿取戴和咀嚼活动中𬌗力的作用，可有力矩作用于衔铁的固定螺丝上，久而久之，固定螺丝可能松动，导致衔铁松动。衔铁松动会带来三个方面的问题：一是衔铁松动后，与闭路磁体间的密切贴合关系被破坏，使两者不能密切接触，部分磁通量损失，导致磁吸附力下降，义齿固位力下降；二是衔铁松动后，会在此部形成局部高点，一方面导致义齿不稳定，另一方面，导致种植体局部受力过大，易造成种植体

骨界面的损伤，导致种植体松动；三是衔铁松动脱落、丢失。作者早期的患者中即有因未定期做动度检查，衔铁松动后未及时紧固，导致衔铁脱落，甚至使种植体松动的情况发生，值得引起高度重视。

对应用种植磁附着体的患者应为其配一专用螺丝刀，以便发现松动后及时紧固螺丝，使衔铁保持在原位（图9-33、图9-34）。

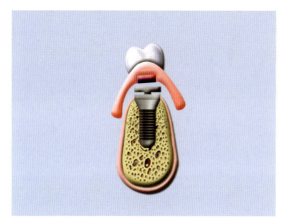

图9-33　种植磁附着体应用一段时间后，出现衔铁松动影响义齿就位

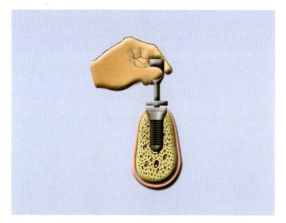

图9-34　用专用螺丝刀紧固螺丝，使衔铁恢复原位

二、种植磁附着体固位的全口义齿的适应证与禁忌证

种植磁附着体的适应证广泛，凡牙槽嵴条件能适于种植体的患者均可采用。但患者的上、下颌关系应基本正常，人造牙可排于牙槽嵴顶，颌间距离适当，单颌义齿的颌间距离不应低于6mm，以便有足够的空隙设置磁性附着体，以及

有一定厚度的塑料覆盖磁性附着体。

如同其他种植体系统一样，患有严重全身系统性疾病者不能进行植入手术，颌骨有炎症、肿瘤等病变，有重度骨质疏松症的患者不宜行种植磁附着义齿修复。进行过放射治疗的患者应慎行种植磁附着义齿修复。有研究表明，颌骨照射累计量在5000Rd以上的患者，不宜行种植体植入，照射累计量在5000Rd以下的患者，需在放射治疗一年以后方可行种植体植入，但其骨结合成功率通常只有未照射组的70%。

三、种植磁附着体固位的全口义齿的优缺点

种植磁附着体固位的全口义齿具有以下优点：

1. 应用种植磁附着体的全口义齿可获得良好的固位与稳定。固位力测试结果表明具有两只MDIC种植磁附着体的上颌全口义齿实际固位力为2400g-2700g，较装置固位体前平均增加1500g；装有同样固位体的下颌义齿的实际固位力约为1390-1850g。作者采用同一仪器相同方法对固位良好，可满意地行使各种口腔功能的下颌总义齿的实际固位力的初步测试结果为1120g左右。因此，应用种植磁附着体可以为全口义齿提供足够的固位力，即使对那些因牙槽嵴严重吸收，义齿本身已无固位力者，采用此法也能使义齿获得满意的固位。在作者的一项研究中两位患者的下颌义齿固位力仅60g和30g，无法行使咀嚼等功能，各加用两只MDIC种植磁附着体后，使它们的固位力分别达到1600g和1620g，可以满意地行使各种口腔功能。

2. 应用种植体-磁附着体可显著缩短总义齿的适应时间。作者的研究以咀嚼效率为指标，评价磁附着全口义齿的效果及患者的适应程度。而义齿的固位和稳定是影响咀嚼效率的主要因素。磁附着下颌全口义齿固位力明显增加，均值达到1643g，使义齿获得良好的固位与稳定，从而保证了咀嚼运动的正常进行，使咀嚼效率也随之增加，平均吸光度值达到0.45，较前增

加了 0.11，即相当于其咀嚼效率较装磁性附着体前增加了 1/3 以上（37.55%），此结果充分证明义齿的固位与稳定在恢复咀嚼功能中的作用。值得注意的是咀嚼效率的这个显著变化是发生在一小时之内，叶秀芬等（1989）以同样方法测定了 40 名戴常规全口义齿患者的咀嚼效能，其结果为，戴牙后一周，吸光度均值为 0.32，两周后达到 0.38，四周后达到 0.49，此表明戴常规总义齿患者的咀嚼效率提高相应的幅值，需要三周左右的时间。此外，临床观察也表明，大部分戴用了种植磁附着义齿的患者戴牙当天即可咀嚼食物，而大部分戴常规总义齿的患者则需一段较长的适应期方可咀嚼食物。以上事实均表明，应用种植磁附着体的全口义齿可以使患者较快地恢复咀嚼功能，显著缩短义齿适应时间，较常规全口义齿具有显著的优越性。

3. 应用种植磁附着体较单纯应用种植体的全口义齿可显著减少种植体的数量，通常只需两只种植磁附着体即可使义齿获得足够的固位力，较单纯种植体义齿所需的种植体数量（4-6 只），减少 1/2 或 2/3，这样既可减少手术的难度和创伤，又可大大降低费用，使患者更易于接受。

4. 采用种植磁附着体的全口义齿由于患者可以方便地自行取戴，不需专门就诊进行清洁和修理，这就显著减少了医师用于处理复诊的工作量，节省了患者的复诊时间。

5. 由于应用种植附着体的全口义齿的咬合力主要由基托下组织承担，而且在螺钉状衔铁和闭路磁体之间留有缓冲间隙，故咬合力对种植体不会产生过大的应力。衔铁表面设计为平面，当义齿受到较大的侧向力时，可沿衔铁表面轻微滑动，使应力中断，不使侧向力传递到种植体上，从而利于种植体与骨组织界面的牢固结合。

6. 应用种植磁附着体，无严格的就位道要求，可简化手术难度，并使种植体定位有更大的自由度。种植磁附着体为平面吸附式接触，故对几只种植磁附着体间无严格的平行要求，

不像其他机械式上部结构要求非常精确的对位关系和严格的共同就位道。对于那些因植入种植体间不平行、不能获得严格的共同就位道的病例，种植磁附着体具有特殊的作用和极好的效果（图 9-35，图 9-36，图 9-37）。

与采用种植体螺丝固定和粘接式固位的全口义齿相比，应用种植磁附着体的全口义齿属于

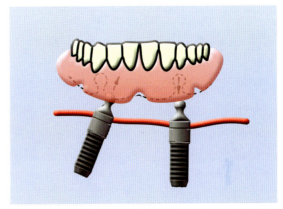

图 9-35 种植体间不平行，无法取得共同就位道，不能应用杆臼式附着体等机械式附着体

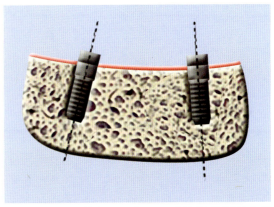

图 9-36 种植体间不平行，无法取得共同就位道时，采用磁性附着体是最佳选择

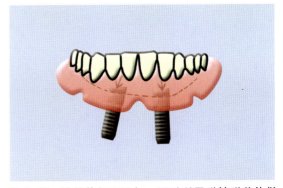

图 9-37 种植体间不平行，可以利用磁性附着体做上部结构，可获得较好固位效果

可摘义齿，因而在义齿的稳定性上不如前者；而且由于该义齿的咬合力主要靠基托下组织承负，因而要求有较大的支持面积，与完全由种植体承负咬合力的种植义齿相比较，其有基托，故仍有一定的异物感。

第三节　种植磁附着体固位全口义齿的生物力学研究

The biomechanic study for complete overdenture retained with implant-magnetic attachments

种植体表面的结构形态、种植体的骨结合状态、种植体上部结构与义齿的连接方式、种植体在义齿功能活动中的受力方式等都将影响到种植义齿的远期效果，因而有大量的生物力学问题有待探讨和证实，学者们围绕这些问题进行了大量的研究，本节将简述与种植磁附着技术相关的研究。

一、种植全口覆盖义齿生物力学研究的概况

种植义齿的特点在于种植体不同于普通义齿的基牙，种植体植入颌骨内以后，会和周围骨组织结合，这种结合方式虽与天然牙与颌骨的结合方式不同，但一旦形成骨结合后能为义齿提供支持和固位。另一方面，种植义齿依靠种植体的上部结构维持义齿部分和种植体间的连接关系，在义齿的固位方式、咬合力的传导等方面，种植义齿也和普通义齿有明显区别。

天然牙根与周围组织的连接方式是一种特殊的纤维骨性结合，依靠牙周韧带悬吊于牙槽窝内，而牙周膜内有本体感受器，具备生物反馈调节功能。种植体表面通常制作有纹理、螺旋、倒凹、网眼、穿通孔等固位结构，借助于种植体表面的这些固位结构，植入骨组织后形成了骨和种植体相互锁结的复合体，这就是物理性结合；某些种植材料具有生物降解性，能够参与骨代谢而且获得骨置换，种植材料与组织形

成化学键，某些具有生物活性、不降解的种植材料和骨组织也能形成化学性结合，使种植体与种植窝壁形成骨性结合。骨性结合的种植体与骨壁之间无种植体周围膜存在，𬌗力经过种植体直接传导到颌骨，种植体和周围骨组织无相对运动，𬌗力不能得到缓冲。这种特殊性，使其对𬌗力的承受、分散、传导与天然牙有本质的区别。骨结合界面是一种硬对硬的结构，缺乏将压力转化为牵拉力的组织结构，并且缺乏大量存在于牙周膜中的本体感受器，所以种植体骨界面对受力和位移的感觉是比较迟钝的，不能对过大𬌗力和复杂的外力通过反射进行有效的调节，因此种植体骨界面易受到损伤。围绕着种植全口覆盖义齿的生物力学问题，学者们展开了深入研究。张少锋等的一系列三维有限元研究表明：种植体—杆卡式附着体全口覆盖义齿骨界面的最大应力值出现在远中种植体的颈部皮质骨层处，种植体内部的最大应力值出现在远中种植体内，基托应力则高度集中于距加载点最近的种植体处；后牙加载的游离距越长，骨界面和基托的应力越小，粘膜应力增大；骨界面应力与种植体长度呈负相关关系，而与种植体直径关系不大。张铁等采用三维光弹冻结切片法进行研究得出以下结论：种植覆盖义齿的种植体周围骨界面的应力值比种植固定义齿低，无论是哪种形式的种植义齿都易发生远中种植体受力过大而松动；种植覆盖义齿牙槽骨及种植体骨界面的应力随着种植体数目的增加而减小，两者成负相关关系；种植体不同的表面形态对支持组织应力分布有较大影响，圆柱形种植体比圆锥形种植体，带螺纹种植体比光滑种植体其牙槽骨及骨界面应力值小。另外一些学者研究了种植体上部结构与应力分布的关系，不同的上部结构对种植全口覆盖义齿的生物力学形式有着明显的影响。张少锋的研究表明：种植全口覆盖义齿不使用金属支架后，最有害的种植体骨界面应力值减小，而粘膜、基托、种植体的应力均增加；球帽式附着体固

位的种植全口覆盖义齿较螺丝固定的种植全口固定义齿种植体骨界面应力和义齿基托应力小，利于支持组织健康和义齿长期使用。骆小平用三维有限元方法比较天然牙根支持与种植体支持的覆盖义齿在采用不同固位装置、不同咬合力状态下，支持组织应力分布的差异。发现无论天然牙根支持还是种植体支持的覆盖义齿，在采用杆卡式或按扣式附着体时，骨组织应力分布有差异（图9-38，图9-39）。在相同载荷下，20°斜向加载时基牙周围骨皮质层最大应力值是垂直加载的2.2-3倍；种植体支持的覆盖义齿在杆式、按扣式附着体两种上部结构设计，4种不同载荷条件下，种植体颈部周围骨质皮层最大应力值是天然牙支持覆盖义齿的2.5倍-4倍，其主要原因是天然牙具有牙周膜，能有效地缓冲侧向力。研究提示在种植覆盖义齿设计

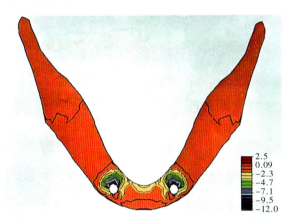

图9-38　按扣式附着体下颌全口覆盖义齿功能状态下骨组织内应力分布

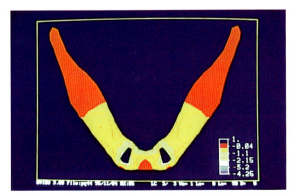

图9-39　杆卡式附着体下颌全口覆盖义齿功能状态下骨组织内应力分布

时，一方面应避免产生过大的侧方咬合力，另一方面应考虑在种植义齿上部结构中采用缓冲设计，必要时也可增加种植体数量。

因此，有学者进行了种植体上部结构缓冲设计的研究。Chapman等设计了一种内部缓冲装置，把带缓冲结构的种植体与义齿相连接，与普通种植体做对比，结果发现两者有显著性差别，前者可以减少种植体所承担的咬合力；Charkawi在种植体上部结构下面使用一层弹性材料，种植体不动，而上部结构可动，结果发现这种改进使种植体的应力以及位移分布和天然牙相类似；在对种植覆盖义齿上部结构的研究中，也表明具有缓冲作用的附着体与硬性附着体相比，能够减小种植体周围骨组织的应力，可以更均匀地将应力分散到支持组织中。

磁性附着体的最大特点是可以缓冲侧向力，闭路磁体与衔铁两者皆为平面，依靠两者间磁力而吸附于一起，当义齿受到侧向力时，义齿会沿着衔铁的平面作轻微的滑动，使侧向应力中断，而不能直接传递到基牙或种植体上，从而有利于支持组织的健康。但是在垂直方向上，磁体与衔铁之间为硬性接触，无法起到缓冲作用，由于牙齿、种植体和牙槽嵴粘膜受压后可让性不同，在义齿行使功能时所产生的下沉、旋转等运动，易使应力集中在基牙及种植体上，使之负担过重，损伤支持组织。针对此问题，学者们又进一步开发出了具有应力缓冲装置的磁性附着体，其代表产品为日本爱知制钢生产的Magsoft磁性附着体。Magsoft是在闭路磁体上方设计了一只硬质树脂制作的帽，帽与闭路磁体之间设计了软质树脂制作的缓冲球（cushion ball），这种特殊装置在受殆力作用时可以向下压缩0.2mm，帽可向四周倾斜±6℃，使得基牙与种植体受到的应力得到缓冲，当压力去除后又自动恢复原状。这种缓冲结构尤其适用于种植体支持的，或种植体与自然基牙共同支持的覆盖义齿，使种植体亦具有牙周膜一样的缓冲功能。

二、缓冲与非缓冲装置对种植磁附着体固位全口义齿应力分布的影响

在种植体上加缓冲结构以增加种植体对殆力的缓冲作用，保持种植体骨界面的健康，是学者们一直在探讨的一个问题。在种植磁附着体上加用缓冲结构能否实现这一目的呢？作者采用三维光弹实验的方法对这一问题进行了研究。

（一）研究目的及方法

本研究在种植体支持的下颌全口覆盖义齿的修复中，采用两种不同的磁性附着体即缓冲型与非缓冲型磁性附着体作为固位体，利用光弹应力分析法分别比较在垂直和斜向加载时种植体周围以及基托下牙槽嵴内的应力分布规律特点。探讨应用磁性附着体及不同种类的磁性附着体对基牙、种植体以及牙槽嵴的可能影响，评价缓冲型磁性附着体在缓冲咀嚼压力中的作用，为其临床应用提供理论依据。

按照三维光弹模型制做的规范要求，采用E44环氧树脂灌制多副标准下颌无牙颌模型，于双侧尖牙部各模拟植入一只MDIC纯钛螺纹磁附着式种植体，于模型表面制做2mm厚的硅橡胶粘膜层。以此模型为基础制做下颌全口义齿。选择固位力接近、形状接近的日本爱知制钢公司生产的Magsoft750和Magnedisk 800闭路磁体，分别做为缓冲型磁性附着体和非缓冲型磁性附着体的实验样本。按照临床常规方法，将两类磁性附着体分别设置在下颌义齿的基底面（图9-40，图9-41）。

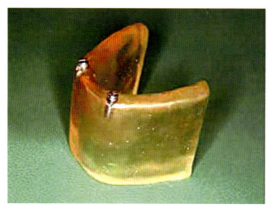

图9-40　下颌无牙颌光弹模型，双侧尖牙区各植入一只种植体

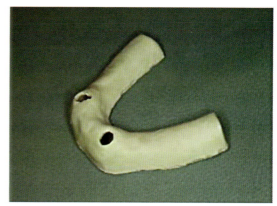

图9-41　硅橡胶粘膜层

将完成的义齿复位在光弹模型上，将模型固定于光弹仪的观测台上，使需观测部位与偏振光的透射方向垂直（图9-42）。将加载点设在第一磨牙处，根据平行光透射式光弹仪的加载原理，按拟观察载荷量的1/10比例，在砝码盘上加载荷，从1kg开始，每次增加1kg直至5kg，此即代表最大载荷为50kg。每增加一次载荷即要进行一次观测。于温控箱中，按照规范的应力冻结程序控制冻结温度，进行模型的加载应力冻结。冻结完成后进行光弹模型的切片。于偏振光下观测各切片中冻结的应力状况，以观

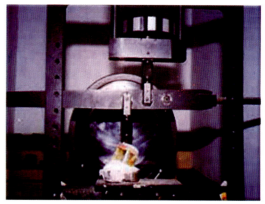

图9-42　模型固定于光弹仪的观测台上进行加载观测

察到的等差线代表模型上各点的主应力差值。

用相同方法分别观察垂直向和倾斜45°条件下不同载荷量下的光弹模型的应力分布状况。

（二）实验结果

1. 普通型与缓冲型磁性附着体固位的种植体支持全口覆盖义齿在单侧垂直向加载下，支持组织应力值大小测量结果见表9-2。

表9-2　应用两种种植磁附着体全口覆盖义齿左侧垂直向载荷状态下的应力分布（条纹级数n）

观测部位		载荷（kg）				
		10	20	30	40	50
缓冲型	左侧种植体周围	1.0724	1.4167	1.6499	1.9502	2.0831
	左侧远中牙槽嵴	0.3831	0.6609	0.9834	1.2613	1.5167
	右侧种植体周围	0.0000	0.0000	0.0000	0.0778	0.1611
	右侧远中牙槽嵴	0.0000	0.0000	0.0000	0.0000	0.0000
非缓冲型	左侧种植体周围	1.1613	1.7612	2.1997	2.5941	2.9389
	左侧远中牙槽嵴	0.2725	0.5167	0.8109	1.0389	1.2833
	右侧种植体周围	0.0000	0.0000	0.0000	0.0000	0.0723
	右侧远中牙槽嵴	0.0000	0.0000	0.0000	0.0000	0.0000

根据表9-2中的结果可以看到如下特点：

（1）随着加载力量的增大，支持组织应力也在增大。在应用两种磁性附着体固位的种植覆盖义齿，于相同载荷下，缓冲型较非缓冲型的加载侧种植体周围应力要小，但加载点下的牙槽嵴应力较大；

（2）两种磁性附着体在垂直加载时，对侧牙槽嵴内均未观察到有应力变化；在加载力量较小时，均未发现对侧种植体周围应力的变化，直到加载力量逐渐增大时，对侧种植体周围才出现应力改变；

（3）与采用自然牙根所做的同样实验所获相应的数值比较，种植体周围的应力较牙根周围的应力大，但种植体支持的义齿牙槽嵴内的应力较小。

实验过程中可观察到，缓冲型较非缓冲型其种植体周围应力分布更均匀（图9-43）。与

牙根支持者相比，本实验中种植体周围应力更早地向根尖近中集中，而且种植体颈部应力也较明显。

2. 普通型与缓冲型磁性附着体固位的种植体支持全口覆盖义齿在单侧斜向加载下，支持组织内应力值大小测量结果见表9-3。

根据表中的结果可以看到如下特点：

（1）随着加载力量的增大，支持组织应力也在增大。在应用两种磁性附着体固位的种植覆盖义齿，于相同载荷下，缓冲型较非缓冲型的加载侧种植体周围应力要小，但加载点下的牙槽嵴应力较大；

（2）侧向加载时，一开始即可观察到对侧种植体周围的应力变化，而且缓冲型较非缓冲型对侧种植体周围应力要大；

（3）与采用自然牙根所做的同样实验所获得相应的数值比较，侧向加载时种植体周围的应力

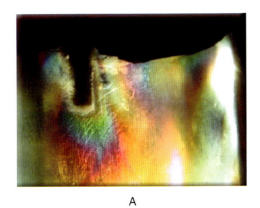
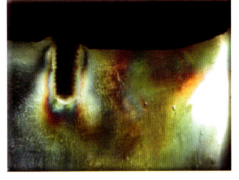

　　　　A　　　　　　　　　　　　　　　　　B

图9-43　非缓冲型（A）与缓冲型（B）磁性附着体固位的种植全口覆盖义齿在垂直向拾力作用下的种植体周围及牙槽嵴内应力分布情况

表 9-3   应用两种种植磁附着体的全口覆盖义齿单侧斜向载荷状态下的应力分布

观测部位		载荷（kg）				
		10	20	30	40	50
缓冲型	左侧种植体周围	1.3945	1.8167	2.2719	2.7612	3.0778
	左侧远中牙槽嵴	0.1722	0.2946	0.3889	0.5278	0.6505
	右侧种植体周围	0.2389	0.4336	0.7502	0.9442	1.1278
	右侧远中牙槽嵴	0.0000	0.0000	0.0000	0.0504	0.1278
非缓冲型	左侧种植体周围	1.4833	1.9614	2.4609	2.9498	3.4167
	左侧远中牙槽嵴	0.0891	0.1831	0.2835	0.3887	0.5114
	右侧种植体周围	0.2109	0.4223	0.6167	0.7945	1.0167
	右侧远中牙槽嵴	0.0000	0.0000	0.0000	0.0000	0.0445

明显高于牙根周围应力，但牙槽嵴内的应力较小；

（4）与表 9-2 中相应的数值比较，侧向加载时种植体周围的应力明显高于垂直向加载者；

实验过程中可观察到，种植体周围应力开始集中在根尖近中，但随加载力量的增大，种植体近中侧从根尖到颈部都可观察到明显的应力集中，应力范围也可扩散到对侧的切牙区（图 9-44）。

（三）缓冲型与非缓冲型两种磁性附着体对全口覆盖义齿支持组织应力分布的影响。

在所进行的两个实验中，缓冲型磁性附着体固位的全口覆盖义齿支持组织的应力分布均表现出与非缓冲型的差别，具体表现在前者的加载侧牙根或种植体周围应力值较后者小，而牙槽嵴中应力却较后者大，而且在前者中更易观察到对侧牙根、种植体及牙槽嵴内应力的改变。说明缓冲型磁性附着体由于自身结构的特殊性，

发挥了缓冲作用，使牙根、种植体周围应力减小，而且应力分布的更广泛、均匀。

磁性附着体的优点之一为可缓冲义齿受到的侧向𬌗力，起到保护基牙的作用。但对于垂直向𬌗力，由于磁体与衔铁之间为硬性接触，所以无法起到缓冲作用。早期在使用普通磁性附着体时，为了弥补与粘膜可让性的差异，避免义齿承受𬌗力时，𬌗力过度集中于基牙而引起基牙损伤，以及避免义齿翘动，会在粘固闭路磁体时，在衔铁与磁体间加一厚度为 0.1mm 左右的缓冲垫片。但是这样不但会影响磁体与衔铁的密切接触，降低磁性附着体的固位力（大约为 10%），而且实践表明经过一段时间的使用，此间隙也会消失，可能是由于磁力作用，使牙根逐渐向上伸出所致。基牙负荷过大，导致基牙牙根或种植体骨界面损伤，是磁性附着

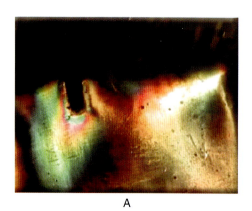
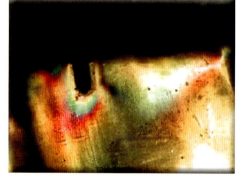

A B

图 9-44   非缓冲型（A）与缓冲型（B）磁性附着体固位的种植全口覆盖义齿在侧向𬌗力作用下，种植体周围及牙槽嵴内应力分布情况

体应用中必须考虑的问题。

设计具有垂直向缓冲能力的磁性附着体可以通过其缓冲结构减轻基牙受力，在磁性附着体原有的缓冲侧向𬌗力的基础上，实现垂直向𬌗力的缓冲，可进一步起到保护基牙或种植体的作用。Magsoft 在闭路磁体上方设计了硬质树脂制作的帽，帽与闭路磁体之间设计了软质树脂制作的缓冲球（cushion ball），这种特殊装置使义齿在行使功能时允许上下缓冲 0.2mm，向四周倾斜±6°。当受到垂直向作用力时，由于树脂的弹性起到了缓冲作用，补偿了牙根、种植体支持与粘膜可让性之间的差距，因而使分布在牙根、种植体上的作用力与分布在粘膜、牙槽嵴上的作用力得到了平衡，即在增加牙槽嵴应力的同时使牙根、种植体周围的应力得到降低，起到了保护牙根或种植体的作用。同时由于缓冲作用，使作用力能够传递到对侧，使应力的分布在整个牙弓上更加广泛、均匀。

从图 9-45 中可以看出缓冲型磁性附着体对应力的缓冲作用，垂直向加载比斜向加载更明显，这是由于非缓冲型磁性附着体本身具有缓冲侧向力的作用。缓冲型磁性附着体在受到侧向力作用时，不但有磁体在衔铁表面的滑动，

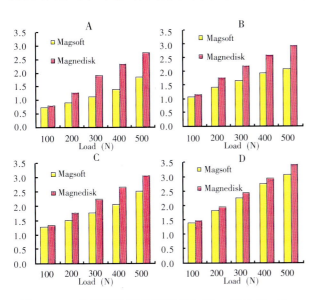

图 9-45　应用两种磁性附着体加载，根尖周（A、C）与种植体周（B、D）应力比较，A、B 垂直加载，C、D 斜向加载

而且固定于义齿基板中的硬质树脂帽，可以围绕其与磁体间的软质树脂球轻微转动，转动角度为±6°，因而缓冲型磁性附着体比非缓冲型在缓冲侧向力的能力上也有了提高。从图 9-45 中还可以看出，在加载力量较小的情况下，两种磁性附着体所产生的种植体周应力差距不是很大，而当应力增大到一定水平才可看出显著差别。这也是由于非缓冲型磁性附着体本身即具有应力缓冲作用，在加载力量较小的情况下，与缓冲型磁性附着体所发挥的缓冲作用差距不大，只有当力量增大到一定水平，前者的缓冲作用已达到极限，即磁体在衔铁表面的滑动已达到极限时，后者仍能发挥其缓冲作用，才可体现出显著差别。由表中可看出，这一临界点垂直加载时在 10-20kg，斜向加载时在 20-30kg。

缓冲型磁性附着体由于在垂直向与斜向上的应力缓冲能力均高于非缓冲型，所以较后者更能起到缓冲牙根或种植体所受应力的作用，并通过增加牙槽嵴所承担的应力以及将应力更好地分散到对侧牙根或牙槽嵴，而使整个支持组织的应力分布更加均匀。同时这也是所有具有缓冲作用的附着体与硬性附着体的差别。

在试验过程中可以观察到应用缓冲型磁性附着体，根尖或种植体周围应力的分布较均匀，而应用非缓冲型磁性附着体更易观察到应力在根尖近中的集中。垂直加载在力量较小时，两种磁性附着体都可以起到应力缓冲作用，因而根尖部应力分布的较均匀；随着加载力量增大，根尖的近中区开始出现应力集中，但是还可以观察到两者间的差别，即应用缓冲型者其分布更均匀些。在斜向加载时，也可以观察到同样的现象。这些也都是由于缓冲型磁性附着体的特殊结构设计而产生的。由于其不但利用了磁体在衔铁表面的滑动，还可以让义齿在磁体上作轻微的转动，使得侧向力更多的转化为垂直作用力，因而使牙根、种植体周围应力分布更均匀，减轻了侧向力对基牙、种植体的扭力。Thayer 认为合理的覆盖义齿支持组织的应力分布

不仅是𬌗力在基牙与牙槽嵴间的均匀分布，而且还应该沿着长轴的方向传递到基牙上，避免扭力引起的应力集中。从本实验结果看，缓冲型磁性附着体在这两方面均要优于非缓冲型磁性附着体，它的保护基牙、种植体的作用比后者更明显，支持组织中的应力分布更加合理。

Labaig 将临床中覆盖义齿的支持组织分为以下几种类型：第一类，基牙与牙槽嵴条件均较好，这种情况下，任何修复设计均可获得满意效果；第二类，基牙条件较差而牙槽嵴条件好，这种情况下需要设计具有应力中断作用的附着体，来减轻基牙承担的𬌗力，并且需要制取功能性印模，以保证在非功能状态时基牙可以得到休息；第三类，基牙条件较好而牙槽嵴条件差的，这种情况下需要使用硬性附着体，让基牙承担大部分𬌗力；第四类，基牙与牙槽嵴条件均不好，这种情况是临床中最棘手的，要综合运用各种技术来尽量减少对支持组织的损伤，但是远期效果一般都不理想。由于缓冲型磁性附着体的特点，使其具有更广泛的适应证，在临床工作中，在各种条件下应用均对支持组织有利。唯一需要注意的是当牙槽嵴条件非常差时，应慎重考虑它的应用。对于牙槽嵴丰满，粘膜弹性好的患者，尽量应用缓冲型磁性附着体，利用牙槽嵴来多承担一些𬌗力，从而达到保护基牙，提高覆盖义齿远期效果的目的。临床上进行长时间的观察，可以进一步证实缓冲型磁性附着体的应力缓冲作用。

从本研究的结果中还可以看出，当义齿受到斜向载荷时，在牙根和种植体周围产生的应力都要比垂直载荷时大。而且在种植体支持的方式下应力值更大。本研究的结果还表明，与非缓冲型磁性附着体相比，缓冲型磁性附着体能进一步地减弱侧向力对基牙、种植体的伤害。由于特殊的结构设计，在受到侧向力作用时不仅磁体能够在衔铁表面轻微滑动，而且整个义齿能够围绕磁体上方的树脂球轻微转动。因而在侧向力作用时，缓冲型磁性附着体固位的牙根或种植体周

围应力分布的更加均匀，避免了局部过大的应力集中，减小了侧向力对支持组织的损伤。

根据生物力学的观点，力的传导沿轴向传递是比较有利的，此时力在整个牙根和种植体上均匀分布。当力不能够沿轴向传递时，不可避免地要在局部产生应力集中，过大的应力会造成牙槽骨的吸收，从而导致牙根、种植体松动。但由于人工牙的排列位置关系和下颌的运动特点，产生水平向力不可避免，尽可能减少加给牙根、种植体及周围骨组织的水平向力是临床上所追求的目标。

骆小平、Meijer 均认为加载方向是影响种植体骨界面应力分布的重要因素，斜向加载者应力值大于垂直和水平向加载者。这些都与本研究的结果一致。在目前应用于临床的各种附着体中，磁性附着体对侧向力的缓冲作用最明显，因而从这一角度考虑，磁性附着体要优于其他各类附着体，在临床设计中需特别注意避免侧向力对基牙的损伤时，可以优先考虑应用磁性附着体，特别是缓冲型磁性附着体。

作者等利用光弹性应力分析法通过对垂直向和斜向载荷条件下，应用缓冲型与非缓冲型磁性附着体固位的牙根与种植体支持的下颌全口覆盖义齿支持组织应力分布特点的研究，得出以下结论：

1. 缓冲型磁性附着体由于其特殊的结构设计，在非缓冲型磁性附着体对侧向力缓冲的基础上，可以进一步缓冲垂直向𬌗力，减轻基牙或种植体的𬌗力负担，并可通过将基牙、种植体承担的一部分𬌗力分散到牙槽嵴，而使应力在支持组织中分布更均匀。

2. 缓冲型磁性附着体用于全口覆盖义齿，具有明显的应力缓冲作用，能使保留牙根周围的应力减小，分布更均匀，利于保持基牙健康。

3. 种植体由于与骨组织为硬性连接，与牙根支持相比周围骨组织更易在不当𬌗力下受到损伤。在种植覆盖义齿修复时，上部结构的缓冲设计非常重要。缓冲型磁性附着体用于种植

全口覆盖义齿，具有明显的应力缓冲能力，能使种植体周围的应力减小，分布更均匀，利于保持种植体骨界面的健康。

4.无论是牙根还是种植体支持，应用缓冲型磁性附着体，基牙、种植体的负荷减小，而牙槽嵴负荷则相应增加。此提示，缓冲型磁性附着体具有更广泛的适应证，在各种条件下应用均对组织有利，唯一需要注意的是当牙槽嵴条件非常差时，应慎重考虑。

5.侧向力对基牙、种植体的不利影响较大，在义齿设计与制作时，应考虑避免产生过大的侧方咬合力。从此角度出发，覆盖义齿修复设计中可以优先考虑应用磁性附着体尤其是缓冲型磁性附着体。

以上实验结论充分肯定了缓冲型磁性附着体的优点。但必须指出的是，上述实验均是在缓冲型磁性附着体初期使用的条件下完成的，此时的尼龙缓冲帽无变形、无老化，因而具有缓冲能力。然而，作者将缓冲型磁性附着体设置在部分覆盖义齿上，将义齿固定于模拟颌骨上，在 40kg 的模拟𬌗力下，以 60 次/分的速度进行重复载荷实验，观察结果表明，经过 20,000 次的重复载荷实验，缓冲型磁性附着体的尼龙帽部分出现了永久性变形，压力去除后不能再恢复原形状，此即表明其已失去了缓冲能力。而 20,000 余次的重复载荷却仅相当于一个人 6-7 天的咀嚼活动量。本实验提示我们在选用缓冲型磁性附着体时必须考虑其远期效果，现有的缓冲型磁性附着体尚不具备持久的缓冲能力，仍需要从材料和设计上予以改进。

第四节　种植磁附着体在部分义齿修复中的应用

The application of implant-magnetic attachment in partial dentures

除全口义齿外，种植磁附着体也被广泛应用于部分义齿上，用以解决部分义齿的固位稳定和支持。应用种植磁附着体的部分义齿有两类，一类是种植磁附着体固位的部分覆盖义齿，另一类则是由种植磁附着体固位和支持的部分半固定义齿，以下分别介绍。

一、种植磁附着体固位的部分覆盖义齿

这类义齿通常用于缺牙数较多，缺牙区较大的单、双侧游离端牙列缺损，利用种植磁附着体解决义齿的固位支持和稳定问题。

（一）种植磁附着体固位和支持部分覆盖义齿的设计

在缺牙区大的游离端牙列缺损患者，由于余留牙和粘膜组织间支持力的差异，会在义齿的功能活动中造成义齿下沉，翘起等不稳定；由于基牙的位置和数量所限，亦可引起义齿的固位力不足，影响义齿的功能活动，要使这类缺损得到良好修复，使义齿具有良好的固位与稳定，有更高的咀嚼效率，需采用种植磁附着体。

在部分牙列缺失的患者，种植体宜植入颌骨的主要支持和稳定部位即双侧的尖牙和第二磨牙区，在这些关键部位建立支持和固位结构，通常可以最少的数量而实现最佳的效果。

一般情况下，在缺牙区的中部或游离端设计种植磁附着体。在双侧游离端缺牙，仅余留前牙的患者，如前牙区不能设计卡环和支托，则应将种植磁附着体设计在第二前磨牙处，行使支持和固位功能；如前牙可设计卡环和支托，则应将种植磁附着体设计在第一磨牙或第二磨牙处，重点是起支持作用兼顾固位（图9-46，图9-47）。

对一侧牙列缺失，或一侧仅余留后牙的患者应在颌弓的关键部位如尖牙或第二磨牙处设计种植磁附着体，在紧邻缺牙区的A基牙上设置支托。如伴有多数前牙缺失，则可将种植磁附着体由尖牙向切牙方向移动，也可在前牙区增加一只种植磁附着体（图9-48，图9-49）。

在仅余留尖牙或个别磨牙的患者，应在缺牙区的尖牙和第二磨牙等关键部位设计2-3只种

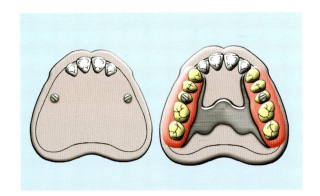

图 9-46 $\frac{76543|34567}{\quad}$ 缺失，前牙区不能设计卡环，种植磁附着体植入在第二前磨牙处

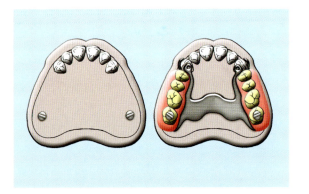

图 9-47 $\frac{7654|4567}{\quad}$ 缺失，前牙可设计卡环和支托，种植体植入在第二磨牙处

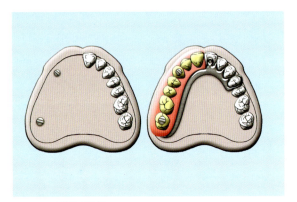

图 9-48 $\frac{7654321|}{\quad}$ 缺失，在尖牙和第二磨牙处植入种植磁附着体，A 基牙上设计支托

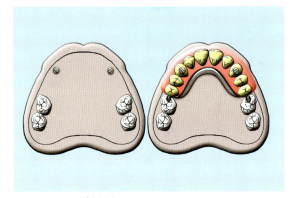

图 9-49 $\frac{54321|12345}{\quad}$ 缺失，两侧尖牙处植入种植磁附着体，A 基牙上设计支托

植磁附着体，使义齿的支持力和固位力保持相对均衡，以保证义齿的功能（图 9-50）。

实际上种植磁附着体固位的部分覆盖义齿的固位体设计原则基本上同可摘部分义齿的固位体设计，最好呈三角形、四边形；在只能有两

只固位体的情况下，应将种植磁附着体设计在颌骨中段，即第二前磨牙区。

（二）种植磁附着体固位的部分覆盖义齿的制做

种植磁附着体固位的部分覆盖义齿的制做方法并无特殊，其为种植磁附着全口覆盖义齿的制做方法与部分义齿、支架制做方法的结合。按照前文所述的种植磁附着体植入的方法植入种植磁附着体，按照可摘部分义齿支架的设计规律设计义齿支架，在制做方法上需强调以下几点：

1. 按照游离端可摘义齿的印模方法，分两步制取义齿的功能性印模，以保证义齿基托能获得有效的粘膜支持，以免在功能活动中，应力过度集中于种植磁附着体上。

2. 利用义齿支架连接体的弹性或刚性设计将支持组织的应力调节至最适位置。在种植磁附

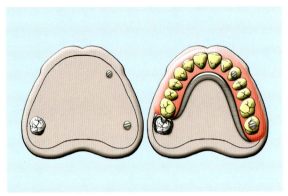

图 9-50 $\frac{654321|1234567}{\quad}$ 缺失，$\frac{|}{37}$ 处植入种植磁附着体

着体固位的部分义齿仍然存在着基牙支持和粘膜组织以及种植体三种支持形式、支持结构的差异，一方面可造成义齿的不稳定，另一方面可以造成局部支持组织的损伤。然而通过义齿的正确设计，利用三种支持组织支持力的差异，恰当地分配殆力，则可有效地保护支持组织。

连接体有弹性和刚性之分。弹性连接体细而小，有一定弹性，适用于需做应力缓冲，需牙槽嵴承担较大殆力的情况，如缺牙区大，缺牙数多，余留基牙支持力差，而缺牙区牙槽骨较丰满，种植体数量相对多的情况。利用弹性连接体形成应力缓冲，将主要殆力分配到缺牙区的黏膜和种植体上，而有意减小传递到基牙的应力（图9-51）。

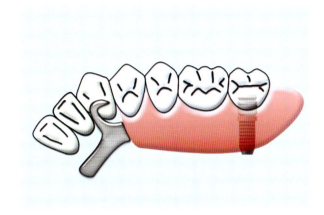

图 9-52　刚性连接

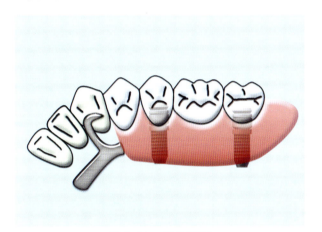

图 9-51　弹性连接

刚性连接体粗而大，无弹性，适于力的传递，适用于基牙有较大支持力的情况。如缺牙区小，缺牙数较少，或余留基牙支持力好，缺牙区牙槽嵴吸收严重，种植体数量相对少的情况，则应制做较粗大、坚强的刚性连接体使义齿所受的殆力主要传递到基牙上，从而减小缺牙区粘膜及种植体所受的殆力（图9-52）。

3. 合理分配殆力。本着基牙强，牙槽嵴弱，种植体少，殆力重点偏基牙；基牙弱，牙槽嵴强，种植体相对多，殆力重点偏牙槽嵴；两者都弱，减少殆力的原则来分配调节殆力。这种殆力调节是通过义齿与对殆牙接触的密切程度来实现的（图9-53，图9-54）。

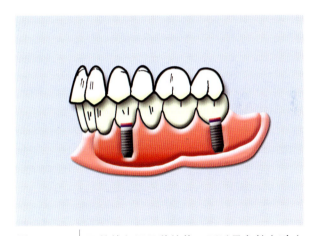

图 9-53　┬7 处植入两只种植体，可以承负较多殆力

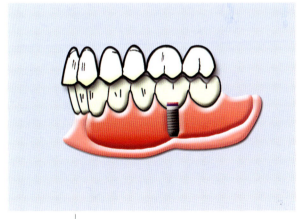

图 9-54　┬6 处植入一只种植体，可通过减少义齿与对颌牙接触的密切程度来减轻殆力

二、种植磁附着体与其他固位体共同固位的部分义齿

如同普通的磁性附着体一样，种植磁附着体亦可与卡环等其他固位体一同应用作为部分义

齿的固位体。将种植磁附着体植入缺牙区的关键部位起固位或支持作用，特别是在原由机械式附着体固位或卡环固位的部分义齿基牙被拔除后，替代原来的基牙及固位体，来支持固位

部分义齿（图 9-55~图 9-60）。

与完全由种植磁附着体固位的部分覆盖义齿不同的是，卡环及机械式附着体都有其就位道要求，因而当设计种植磁附着体与其他固位体

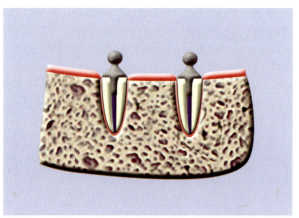

图 9-55　由两只设置在保留牙根上的杵臼式附着体为义齿提供固位

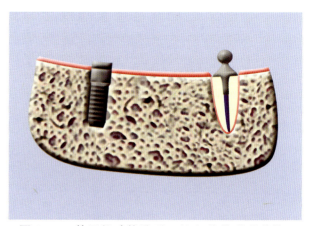

图 9-56　基牙松动拔除后，植入种植磁附着体，与另一只杵臼式附着体共同为义齿提供固位

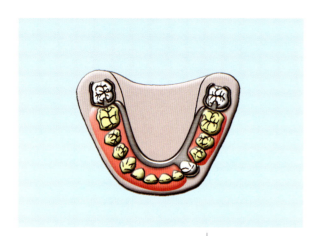

图 9-57　下颌活动义齿，由 7⌋37 卡环固位

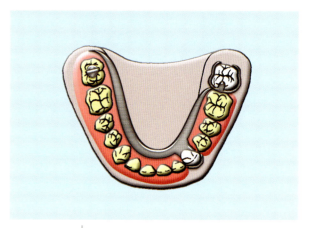

图 9-58　⌈7 拔除后，植入种植磁附着体，与卡环共同为义齿提供固位

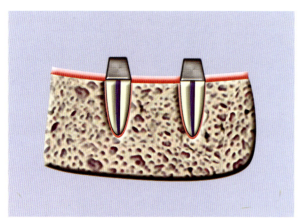

图 9-59　套筒冠固位活动义齿

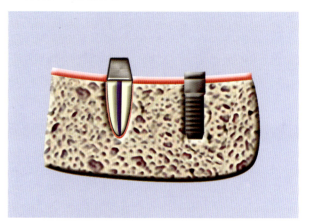

图 9-60　基牙拔除后，植入种植磁附着体与套筒冠共同为义齿提供固位

共同固位时，就必须考虑义齿的就位道问题。义齿的就位道应以卡环或其他机械式附着体的就位道方向为准，但无需考虑种植磁附着体的就位方向问题。

由种植磁附着体与其他固位体共同固位的部分义齿的制做方法，是种植磁附着体植入及应用技术与其他各种固位体固位义齿制做技术的结合，作者已在前述章节中分别予以介绍，并无其他显著差异，本节不再赘述。

三、种植磁附着体固位的半固定部分义齿

种植固定义齿修复后的一个重要问题是种植体周围龈组织的健康，保持这一部位的清洁、维护龈组织健康，是种植固定义齿修复后必须解决的一个重要问题。有多位学者的随访研究表明，在种植固定义齿修复后的并发症中，种植体周围炎发生率较高，其是导致种植义齿失败的重要原因。及时清洁种植体周围，保持种植体周围组织的卫生是防止种植体周围炎的最有效手段。然而，种植固定义齿一经固定不能轻易取下，特别是粘接式固定，则无法取下，这就必然会有一些难以清洁的部位成为死角，成为种植体周围炎的易发部位。近年来，种植体周围龈组织成形技术的发展虽显著地降低了种植体周围炎的发生，但其仍是需予以关注的问题。

如果将种植体支持固位的义齿做成半固定的，其一方面具有良好的固位和稳定，像固定义齿一样的高咀嚼效率，像自然牙列一样的自然外观形态，另一方面又像可摘部分义齿一样，可以随时取下来，以便进行种植体周围及义齿的清洁，这样就可以满意地解决种植固定义齿的清洁护理问题，显著降低种植体周围炎的发生机率，应用种植磁附着体可以实现这一目的。

（一）磁附着式半固定种植义齿的设计

田中贵信等（1998）提出一种梯形接圈的种植磁附着体设计，在基桩的上方设置内聚角为6°的钛金属接圈，其顶端为软磁合金衔铁，衔铁

就位后，与接圈一起形成了固定义齿的"基台"，在此基础上制做冠、桥，在冠、桥与基台相对应的部位设置闭路磁体，依靠闭路磁体与衔铁间的磁吸附力使义齿获得固位，当需要时又可容易地取下义齿进行清洁，被称为种植磁附着体固位的半固定义齿（图9-61，图9-62）。这种修复方式较满意地解决了固定种植义齿清洁维护困难的问题，即其有固定义齿的功能又具有可摘部分义齿方便取戴，便于清洁维护的特点，是一种较理想的修复形式。

但是由于这种磁附着半固定种植义齿的牙冠与基桩的连接部在龈上，因而在牙冠与牙冠之间的邻接间隙较大，易形成"黑三角"区

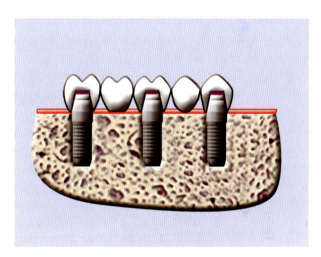

图9-61　磁附着式半固定种植义齿设计

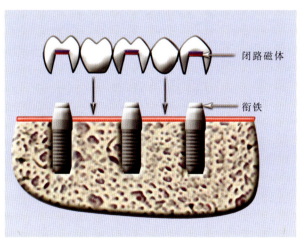

图9-62　种植体接圈内聚角为6°，顶端设置衔铁，冠内与衔铁相对应的部位设置磁体

（图9-63），不够美观，故不适用于前牙，只能用于后牙。且由于设置磁性附着体需要一定的空间，因而单颌殆龈距应大于8mm，方能应用这种修复方式（图9-64）。

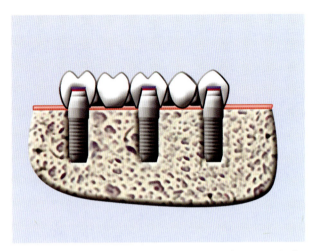

图9-63 磁附着半固定种植义齿，牙冠与牙冠之间邻接间隙较大，形成"黑三角"区，故只能用于后牙

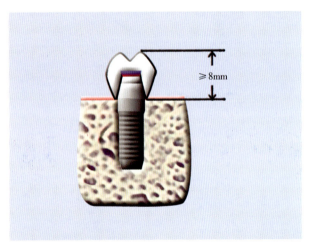

图9-64 单颌殆龈距大于8mm，方能应用磁附着半固定种植义齿

（二）磁附着体固位的半固定种植义齿的制做

1. 种植体植入　种植体的植入方法与普通种植体相同，但种植体的植入深度与基台高度需精确计算；由于磁附着体固位的半固定种植义齿的基台高度为平齐牙龈或略高于牙龈（应在0.5mm之内）。如基台平面低于牙龈，则在义齿功能活动中很易将食糜挤入龈缘下，更易引起炎症。因此在种植体植入时要精确计算种植

体的植入深度和选择基台的最适高度，以满足基台平齐或略高于牙龈的要求。此外，各种植体间应有严格的共同就位道。

2. 安装钛合金接圈和衔铁　二期手术后，基台固定完毕，将钛合金接圈设置于基台顶端，再将软磁合金衔铁设置于钛合金接圈的顶端，以软磁合金制做的小螺丝，将衔铁和接圈固定于基台上（图9-65）。

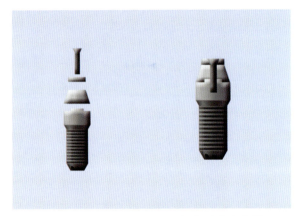

图9-65 安装钛合金接圈与软磁合金衔铁

3. 制取印模　取模前，先将闭路磁体吸附于种植体顶端的衔铁上，注意在做三只以上的联冠修复时，无需每只种植体均需用做固位体，作者经验表明三只联冠时，只需设置两只固位力在600g以上的闭路磁体即可；四只联冠时则无需多于3只闭路磁体，否则会带来取下困难的问题。采用硅橡胶或聚醚印模料精确制取种植体及余留牙列印模。用人造石灌制模型。

也可以在取模时不将闭路磁体吸附在衔铁上，直接制取种植体和余留牙列的印模。待人造石模型完成后，将闭路磁体的人造石替代体，用502胶粘接在模型的衔铁部表面上。

4. 制做硅橡胶牙龈　参照第六章第三节所述的方法制做硅橡胶牙龈（图9-66）。

5. 分割工作模，制做人造石代型　取下硅橡胶牙龈层，用常规方法在人造石模型底部打钉孔，粘接固位定位钉，灌制石膏底座后，用切割锯将人造石模型切割成几个工作代型（图9-67）。

6. 制做底冠蜡型　分别取下人造石代型，

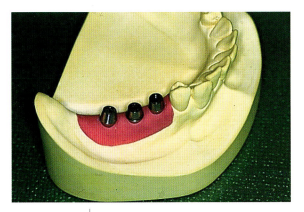

图 9-66　765｜植入三只种植磁附着体，基桩上设置钛金属接圈，顶端为衔铁

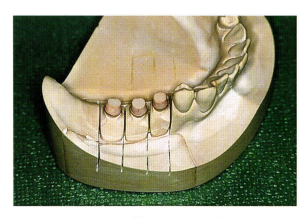

图 9-67　制取模型后制作可卸代型

于表面涂分离剂后，用滴蜡法制做义齿的底冠蜡型，当几只底冠蜡型完成后，将其分别取下再复位，保证蜡型易于取戴和复位。蜡型检查完毕，将各蜡型分别复位到各代型上，将代型准确插回到石膏底座上，在相邻的蜡型之间加蜡，将几只蜡型连接成一整体（图9-68）。如为种植体支持的桥，则用蜡制做桥体，用蜡将桥体与两侧的种植体的底冠蜡型连接成一整体。注意蜡型间的连接部应有足够的强度，一般厚度为2mm，高度为3mm。蜡型整体连接完成后，将其整体取下，将硅橡胶牙龈复位在模型表面，再将蜡型整体复位于代型上，仔细检查蜡型与"龈粘膜"间的关系，看是否有悬突，是否压迫"牙龈"，注意在需包瓷的部位，应留出足够的空间，以保证包瓷的厚度。检查后，取下蜡型修改后，再次复位于模型上进行检查，确认无问题后，精修喷光，设置铸道，常规包埋铸造（图9-69）。

7. 烤瓷　常规烤瓷，完成义齿。

8. 戴牙　联冠或桥完成后，仔细检查冠内有无小瘤及残留包埋料，确认已清除干净后，将闭路磁体吸附在种植体顶端的衔铁上，而后将联冠或桥戴到患者的种植基牙上。按照固定种植义齿的标准仔细检查冠边缘、邻接及桥体与粘膜间的接触关系，咬合情况和义齿的稳定情况，一般情况下，此时的义齿除在垂直方向可脱位外，应有良好的稳定性。此时如发现义齿不稳定或咬合高，应取下义齿，取下闭路磁体，再次检查，如此时义齿稳定咬合不变，则提示冠底有小瘤或空间不足，应予磨改。检查调𬌗完毕，将备用的闭路磁体背面和冠内设置闭路磁体处，用笔式喷砂机进行喷砂处理。采用 Superbonding 等金属粘接树脂，粘接固定闭路磁体。先在粘接部位涂布偶联剂，待其干后，调少许粘接树脂置入冠内底部，用钛镊或不导磁材料的镊子将闭路磁体夹起，准确放入冠底部（图9-70），用探针将

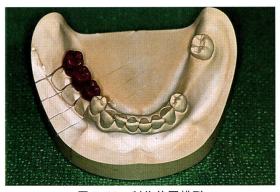

图 9-68　制作外冠蜡型

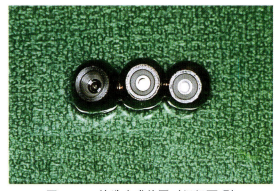

图 9-69　铸造完成外冠（组织面观）

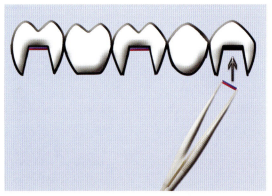

图 9-70 用钛镊挟持磁体，准确地放入冠底预留的磁体窝中，进行粘固

其调整到最佳位置，并做挤压，使闭路磁体完全就位，用蘸有单体的小棉签仔细擦去挤出的多余的粘接树脂后，将联冠或桥戴到患者的种植基牙上，嘱患者做正中咬合，数分钟后，树脂结固，闭路磁体就被固定在冠内（图9-71，图9-72）。用力向就位方向的反方向拉义齿，即可取下义齿。仔细清除粘在冠内壁上的树脂，修复即完成（图9-73，图9-74）。粘接前为了防止多余树脂将冠与接圈与衔铁粘在一起，可在衔铁和接圈表面涂少许凡士林。

9. 使用与维护　应教会患者使用和维护的方法，首先是学会取戴，嘱患者从义齿的中心部位向上（下颌）、或向下方（上颌）拉义齿，即可取下，而不能采用侧向用力或撬动的方式来取义齿。嘱患者养成在进食后漱口的习惯，每日正常刷牙，每晚或间隔3-5天，可将义齿取下清洗干净，仔细拭去表面粘附的软垢及菌斑后，再戴上义齿。

（三）种植磁附着固位的半固定义齿的适应证及问题处理

种植磁附着体固位的半固定义齿，主要适用于后牙区的多个牙缺失的游离端，或非游离端缺失，缺牙区骨质应符合种植体植入要求，缺牙区𬌗龈距应不少于8mm。除上述要求外，无特殊禁忌证。

这种义齿的常见问题有两种，一是闭路磁体脱落，二是衔铁松动。

义齿使用一段时间后，受粘接剂或粘接条件等因素的影响，闭路磁体可能松脱，这种情况

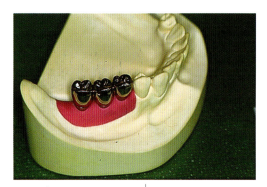

图 9-71 将磁体粘固在 6̲5̲ 外冠内面与衔铁相应的部位

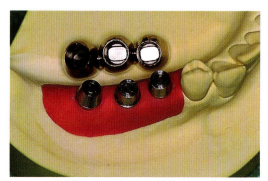

图 9-72 通过接圈顶端的衔铁与外冠内面的磁体使义齿获得固位

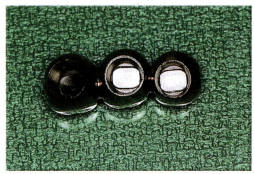

图 9-73 完成后的修复体（组织面观）

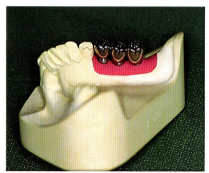

图 9-74 完成后的修复体（舌面观）

下，常见问题是义齿出现固位不良，取下义齿时，闭路磁体常吸附于衔铁上，仔细清除冠内的余留树脂后，对冠内面和闭路磁体粘接面要行喷砂处理，采用前述方法重新粘接即可。

义齿在功能活动中所产生的各种应力可作用于衔铁上，使固定衔铁的螺丝出现松动。此时义齿会出现咬合高，不稳定等症状，取下义齿，检查确为螺丝松动后，用小螺丝刀重新拧紧螺丝即可。

参考文献

1. Ampil JP, Wegmann CS, Gambrell K. Use of magnets for staple mandibular implants. J Prosthet Dent. 1986 Mar;55 (3) :367-9.

2. Carlyle LW, Duncan JM, Richardson JT, Garcia L. Magnetically retained implant denture. J Prosthet Dent. 1986 Nov;56 (5) :583-6.

3. Gillings B. Magnet retained overdentures using the Astra dental implant system. Br Dent J. 1993 Sep 11;175 (5) : 157.

4. Highton R, Caputo AA, Kinni M, Matyas J. The interaction of a magnetically retained denture with osseointegrated implants. J Prosthet Dent. 1988 Oct;60 (4) :486-90.

5. Ishii J, Yoshida T, Yokoo S, Komori T. Use of magnetic abutments for short endosseous implants following a fibula bone graft in an oral cancer patient: a case report. J Oral Implantol. 2003;29 (6) :289-92.

6. Jackson TR. The application of rare earth magnetic retention to osseointegrated implants. Int J Oral Maxillofac Implants. 1986 Fall;1 (2) :81-92.

7. McCartney JW. Osseointegrated implant-supported and magnetically retained ear prosthesis: a clinical report. J Prosthet Dent. 1991 Jul;66 (1) :6-9.

8. Minoru Ai, Yuh-Yuan Shiau: New Magnetic Applications in Clinical Dentistry Quintessence Publishing Co, Ltd. Tokyo. 2004，171-173.

9. Naert I, Gizani S, Vuylsteke M, Van Steenberghe D. A 5-year prospective randomized clinical trial on the influence of splinted and unsplinted oral implants retaining a mandibular overdenture: prosthetic aspects and patient satisfaction. J Oral Rehabil. 1999 Mar;26 (3) :195-202.

10. Nestle B, Lukas D, Schwenzer N. Retention force of magnets in endosteal implants used for facial prosthesis. Int J Oral Maxillofac Surg. 1999 Feb;28 (1) :41-4.

11. Nishimura RD, Roumanas E, Moy PK, Sugai T, Freymiller EG. Osseointegrated implants and orbital defects: UCLA experience. J Prosthet Dent. 1998 Mar;79 (3) :304-9.

12. Rubenstein JE. Attachments used for implant-supported facial prostheses: a survey of United States, Canadian, and Swedish centers. J Prosthet Dent. 1995 Mar;73 (3) : 262-6.

13. Sendax VI. Magnetic retention system for implant prosthodontics. J Oral Implantol. 1987;13 (1) :128-55.

14. Setz JM, Wright PS, Ferman AM. Effects of attachment type on the mobility of implant-stabilized overdentures-- an in vitro study. Int J Prosthodont. 2000 Nov-Dec;13 (6) :494-9.

15. Strassl H. Replacement of the auricle by an implant-supported prosthesis with a cast magnetic splint bar for retention: a case report. Int J Oral Maxillofac Implants. 1988 Summer;3 (2) :141-4.

16. Tokuhisa M, Matsushita Y, Koyano K. In vitro study of a mandibular implant overdenture retained with ball, magnet, or bar attachments: comparison of load transfer and denture stability. Int J Prosthodont. 2003 Mar-Apr; 16 (2) :128-34.

17. Yimin Zhao，Baolin liu，Lisheng He，Xuanxiang Ma. Functional rehabilitation of bilateral total maxillary defects with implants and magnetic attachments. J Maxillofacial prosthetics 2001；2（4）:42-48

18. Yimin Zhao，T.Tanaka. The stress analysis of different restorative designs of implant prostheses for edentulous maxillary defect. J Maxillofacial prosthetics 2001；3 (2) : 21-26.

19. 藍稔，平沼謙二編著.磁性アタッチメントの臨床応用.クインテッセンス出版株式会社.東京，2000，80-85.

20. 白石柱,赵铱民,张铁,邹石泉.两种磁性附着体固位的种植全口覆盖义齿光弹应力分析.实用口腔医学杂志,2004, 20 (6) , 733-736.

21. 简波,宋应亮.种植覆盖义齿中几种附着体的临床应用进展.口腔医学研究.2009,25 (1) .103-105.

22. 汪厚希,丁仲鹃,林云红,周屹立,谢静.种植磁附着体在全口义齿修复中的临床应用.华西口腔医学杂志.2005,23 (6) .515-517,521.

23. 徐世同,程祥荣.磁固位与杆固位种植全口义齿的三维有限元应力分析.中华口腔医学杂志.1997,32 (2) .105-107.

24. 赵铱民,E Roumanus,刘宝林,吴国锋,白石柱,李德华,宋应亮.种植体-研磨杆-附着体在下颌骨缺损修复中的应用.实用口腔医学杂志,2004,20 (4) ,397-402.

25. 赵铱民,刘宝林.MDIC 骨融合式种植磁附着体的研制及在口腔颌面修复中的应用.实用口腔医学杂志.1993,9 (4) .278-280.

26. 赵铱民,刘宝林.应用种植体和磁性固位体修复全上颌骨缺失.中华口腔医学杂志.1994,29 (6) .381-381.

27. 赵铱民,刘宝林.种植磁附着体固位的全口义齿.实用口腔医学杂志.1994,10 (3) .186-188.

28. 赵铱民,刘宝林.种植磁附着体在口腔颌面缺损修复中的应用.中华口腔医学杂志.1996,31 (3) .143-146.

29. 赵铱民,刘宝林.种植磁附着体在义耳修复中的应用.口腔医学纵横.1994,10 (3) .146-148.

第十章　磁性附着体在颌面缺损修复中的应用

The application of magnetic attachments in restoration of maxillofacial defects

颌面部缺损的赝复治疗是口腔修复学的一个重要组成部分。颌面赝复体的固位是长期困扰修复医师的一个难题。颌面赝复体的固位有两个基本要求，一是要在颌面部复杂的功能活动（如咀嚼、语言、表情）中，能始终保持良好的固位与稳定；二是要能方便地取戴，以利于赝复体的清洁与维护。良好的固位设计必须同时满足这样两项基本要求。此外，由于颌面部缺损的复杂性，常使修复体不能按单一的就位方向就位，给就位道的设计带来了许多困难，这就要求颌面赝复体的固位体不能受就位道的严格限制。对于这些要求,以前采用的粘贴固位、镜架固位、弹簧固位，以及卡环、机械式附着体固位等都存在着这样那样的缺陷和不足，难以达到满意的临床效果。

磁性附着体的出现，为颌面赝复体的固位提供了非常有效的手段。它同时具备固位力可靠，便于取戴和无严格就位道要求这样三个优点，此外还具有广泛的适应证，特别是其与种植体结合后形成的种植磁附着体，进一步拓宽了其适应证，因而已成为颌面赝复体最重要的固位形式，通常被用于解决那些采用常规固位技术难以解决的赝复体固位问题。

磁性附着体在颌面缺损修复中的应用通常有以下四种形式：

1. 设置于颌骨上余留的牙根上，使颌骨赝复体保持在颌骨上。

2. 设置在阻塞器或分段赝复体上，使分段赝复体连接成一整体。

3. 设置于由种植体固定的铸造支架上，以固定颌骨、眼眶、鼻、耳等赝复体。

4. 种植磁附着体植于缺损区的骨组织中，直接固位赝复体。其中第一种形式在本书的多个章节中已有详细介绍，这里不再赘述。本章重点介绍后三种应用形式。

第一节　磁性附着体在分段式赝复体上的应用

The application of magnetic attachments on sectional prostheses

分段式赝复体最常用于无牙颌患者上颌骨缺损的修复。无牙颌患者的上颌骨缺损（edentulous maxillary defect），是上颌骨缺损中的一种特殊类型，发生率在第四军医大学口腔医院治疗组中为5.88%。这类缺损中原发性患者（即先为无牙颌而后切除部分上颌骨的患者）较少，约为1%；绝大多数患者是继发性，即由于上颌骨缺损后戴用设计不当的上颌赝复体，导致余留牙逐渐脱落，形成无牙颌上颌缺损。

这类缺损由于已无可利用的固位基牙，又无足够的颌骨面积来获得足够的大气压力和吸附力，且由于修复体与缺损腔间难以形成良好的边缘封闭，因而无法形成有效的负压腔。所以无牙颌上颌缺损的修复，通常因固位困难而难以获得有效的修复。

无牙颌上颌缺损修复的关键问题是解决修复体的固位和支持。Davenport（1984）提出分段式上颌赝复体的方法，将弹性阻塞器置入缺损腔中，在阻塞器和上颌义齿上分别设置磁性附着体的衔铁和磁体；利用磁引力与上颌全口义齿连接，以增加赝复体的固位。这种方法显著改善了上颌赝复体的固位。成功的无牙颌上颌骨缺损的修复设计可以分为两类，一类是应用硅橡胶阻塞器的分段式设计；一类是应用种植体技术的种植式设计，以下以最具有代表性的第 5 亚类为例介绍分段式赝复体的设计与制做。

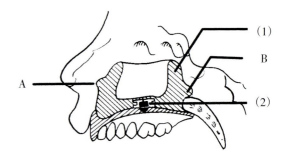

图 10-1 硅橡胶阻塞器、磁性附着体修复Ⅶ₅类缺损（矢状面观）

（1）硅橡胶阻塞器   （2）磁性附着体衔铁
A. 口唇上方倒凹   B. 软腭上方倒凹

一、分段式上颌赝复体的设计

无牙颌的一侧上颌骨缺损，在八类法分类中为第七类第 5 亚类，此亚类在各亚类中发生率最高，是无牙颌上颌骨缺损修复中的重点问题。这类缺损区大，修复设计的重点首先解决固位。

在无牙颌患者上颌骨缺损区存在着三个大的软组织倒凹区：一个是鼻底上方的倒凹区，一个是余留软腭上方的倒凹区，另一个是在缺损区颊侧疤痕组织索上方的倒凹区，这些倒凹区可被用于固位硅橡胶阻塞器。即将硅橡胶阻塞器的形状做成与缺损腔一致。利用硅橡胶阻塞器的弹性变形进入缺损腔的上方、软腭上方、颊侧疤痕组织索上方的倒凹区内，实现阻塞器的固位，再于阻塞器上设置两只磁性附着体衔铁，在全口义齿组织面相应位置设置两只闭路磁体，磁性附着体的设置应靠近中线处。阻塞器的腭面外形应与腭顶形态相似，以阻塞器恢复腭部的正常外形，即使患者不戴义齿，也有正常的腭部外形和良好的口鼻腔封闭（图10-1，图10-2，图10-3）。

当戴上全口义齿时，通过设置在阻塞器上的衔铁与义齿基板上的闭路磁体间的磁引力，将义齿牢固吸附在阻塞器和余留的上颌骨上，使义齿获得良好的固位（图10-4）。

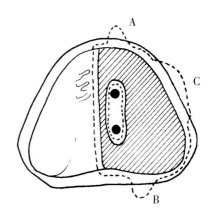

图 10-2 应用硅橡胶阻塞器、磁性附着体修复Ⅶ₅类缺损（腭面观）

A. 口唇上方倒凹区   B. 软腭上方倒凹区
C. 颊侧疤痕组织索上方倒凹区

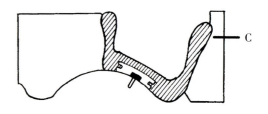

图 10-3 硅橡胶阻塞器伸入颊侧疤痕组织索上方的倒凹区。

C. 为颊侧疤痕组织索上方倒凹区

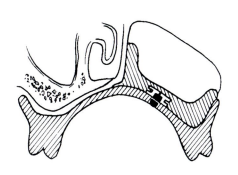

图 10 - 4　应用硅橡胶阻塞器、磁性附着体修复Ⅶ₅类缺损（冠状面观）

这种设计经过变异可以适用于无牙颌上颌骨缺损的各种类型，只是需根据具体缺损的部位、大小、倒凹状况，对阻塞器的大小、形状，以及磁性附着体数量的多少进行相应的调整变化。

这种设计固位可靠，修复技术较简单，可显著改善患者的语言和吞咽功能，但由于缺损侧缺乏骨支持，因而缺损侧无咀嚼功能。这一设计主要用于年高体弱和因各种原因不能行种植体植入修复术的无牙颌上颌骨缺损的患者（图10-5，图10-6，图10-7，图10-8）。

二、分段式上颌赝复体的制做

分段式上颌赝复体的制做程序如下：

（一）口腔准备

无牙颌患者的口腔准备较为简单，主要是对尖锐骨尖、嵴进行修整和对开口度小的患者进行开口训练。

（二）制取印模

印模是这种修复能否获得成功的关键步骤，要求能完整准确地制取缺损腔印模。对倒凹区大的缺损应采用分区—分层联合印模法。即以红蜡片或印模膏软化后分别制作缺损腔的软腭上方、上唇上方和颊侧疤痕组织索上方三个主要

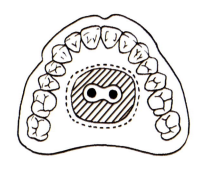

图 10 - 5　应用硅橡胶阻塞器—磁性附着体—总义齿修复Ⅶ₁类缺损。虚线所示为阻塞器进入倒凹区的部分

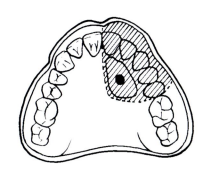

图 10 - 6　应用硅橡胶阻塞器—磁性附着体—总义齿修复Ⅶ₂类缺损。虚线所示为阻塞器进入倒凹区的部分

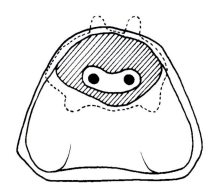

图 10 - 7　应用硅橡胶阻塞器、磁性附着体修复Ⅶ₃类缺损。虚线所示为阻塞器进入倒凹区的部分

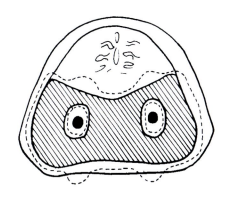

图 10 - 8　应用硅橡胶阻塞器、磁性附着体修复Ⅶ₄类缺损。虚线所示为阻塞器进入倒凹区的部分

倒凹区的小托盘；用分区小托盘加印模料依次制取软腭上方，上唇上方和颊侧疤痕组织索上方三个倒凹区的印模，并将各分区印模保持在缺损腔内，待其结固后，再以适合的公用托盘，取全上颌印模。以取模的相反顺序取出各印模，将其准确复位在全上颌印模上，用大头针固定，灌注石膏模型，即可获得完整的上颌及缺损腔模型。也可采用分层注射法制取上颌缺损印模。对倒凹小的缺损则可采用分层印模法取模。

（三）模型修整

模型脱模后，用色笔标出阻塞器的边缘设计线和缓冲区。一般硅橡胶阻塞器的高度在 2cm 左右，按照设计线，磨去模型的缺损腔顶端，使余留的工作模高于边缘线约 2mm，此时模型即成一上下交通的环状模型腔。调人造石填去过深的倒凹，使软腭上方倒凹保持在 6mm，上唇上方倒凹约为 5mm，颊侧疤痕组织索上方的倒凹一般不需要填。

（四）制作连接扣

用基托树脂制做设置磁性附着体的连接扣。连接扣的形状与缺损腔口腔侧形状相似，但大小应与缺损区边缘有 5mm 左右的距离，厚度约 3mm，截面形状为"工"字形。根据固位需要，将 1~2 只磁性附着体的衔铁嵌入连接扣的口腔侧，位置在前后向应尽可能分开，而近远中向应尽可能接近中线，以便发挥更好的固位作用。连接扣的鼻腔面打上多个小孔（图 10-9，图 10-10）。

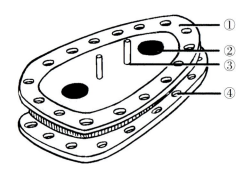

图 10-9　连接扣
①连接扣　②衔铁　③定位桩　④连接孔

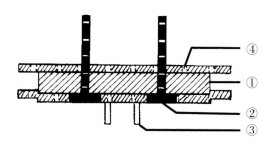

图 10-10　连接扣断面图
①连接扣　②衔铁　③定位桩　④连接孔

（五）阻塞器蜡型制作

用软蜡封闭缺损腔的口腔端开口，并参照健侧的牙槽嵴形态，用蜡恢复缺损侧的腭部外形，但牙槽嵴不宜过高。将阻塞器的近中侧和后边缘伸展到缺损区边缘外 3mm~5mm 的余留组织上部，并形成羽状边缘，与健侧腭黏膜成自然衔接。将连接扣嵌在阻塞器蜡型的腭面，注意连接扣的位置基本在缺损区的中心，可略偏向近中，务必使连接扣上带孔的边缘部分被蜡包盖，只留出装有衔铁的部分，而连接扣的背面则应完全为蜡覆盖；腭面完成后，从模型的上端用软蜡充填缺损腔中的倒凹部分。再沿阻塞器的边缘，以 2mm~3mm 厚的软蜡片均匀贴附在缺损腔壁上，加热固定后，即形成阻塞器的腔壁。所形成的阻塞器蜡型腔中不能有大的倒凹，必须保证在烫盒后上半盒的石膏部分能顺利从缺损腔中取出。阻塞器腔壁的厚度可以不均匀，但最薄处不能薄于 2mm；阻塞器腭面的厚度一般以 4mm~5mm 为宜。最后将阻塞器蜡型的腭面及缺损腔面喷光。

（六）阻塞器的装盒、充填与热处理

先将模型不需要的部分磨去，在下半盒底浇上一层调拌好的石膏，用石膏刀仔细将石膏铺于蜡型的腭面上，在震荡器上轻轻震动，防止气泡产生，而后再将模型腭面向下压在下半盒中，常规装上、下半盒。注意阻塞器的近组织面应垂直向上，不宜倾斜，以免开盒时阻碍上半盒的脱出（图 10-11）。去蜡后，应于充填前于模型腔中涂

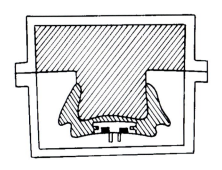

图 10-11 硅橡胶阻塞器的装盒方法

分离剂，以 KH-570 偶联剂处理连接扣表面。

热硫化型硅橡胶为面团状，可塑形、有一定的弹性，充填较困难。先以手指加压充填阻塞器的各倒凹及细小部位，再将适量硅橡胶填入型腔中，隔以玻璃纸进行试压。试压后，取出玻璃纸，修去多余的硅橡胶，盖上上半盒，在压榨器上逐渐加压，挤出多余的橡胶。将充填完毕的型盒上螺丝锁定后，置于水浴锅中，100℃保持 1h，即可完全聚合。自然冷却后，开盒取出阻塞器，修去菲边及小瘤子，阻塞器制作即告完成。将其浸泡于清水中 24h，待其硅氧烷气体消失，方可试戴。

（七）阻塞器试戴

医生用食指和拇指持阻塞器，轻施压力使阻塞器左右径变短，将阻塞器后部突起插入软腭上方的后鼻道中，上推阻塞器，使阻塞器后部进入缺损腔中；而后在阻塞器前部加压，并用手向前牵拉上唇，使阻塞器前部突起进入鼻前庭，此时，轻轻上推阻塞器，即可使阻塞器完全就位。此时上下推、拉阻塞器，检查阻塞器的固位力是否足够，局部有无压痛。如局部有压痛，可采用白矾石磨头，磨改局部；如需去除的部分较多，则可用手术刀片削去适量硅橡胶后，再以白矾石磨头进行磨改，直至压痛消失。检查口鼻腔的封闭程度，观察饮水时，是否有水从鼻腔流出；能否做鼓气动作，都可作为口鼻腔封闭程度的指标，阻塞器应严密封闭口鼻腔交通。检查发音的改善情况：如戴阻塞器患者发音沉闷不清，提示是由于阻塞器过大过高，此时可将

阻塞器上端边缘剪去一圈，戴入缺损腔，再次检查发音，直至发音接近正常。注意不可一次剪除过多，如一旦剪多，则无法修补。如戴阻塞器后鼻音过重，则说明阻塞器过小或过低。由于硅橡胶材料一经聚合后，则无法增补，故在阻塞器试戴过程中，如发现阻塞器与组织不密合，阻塞器过低，倒凹区伸展不足，固位力不足的情况，则只能重新取模制作阻塞器，别无它法。

（八）上颌义齿的制作

阻塞器试戴合适后，将闭路磁体吸附在阻塞器的衔铁上。以常规方法制取上下颌印模，取模后仍将闭路磁体从阻塞器上取下备用。于上颌模型上制作恒基托，利用恒基托作颌位记录，并在口内排列前牙。前牙排列完毕，将上下颌关系转移至拾架上，按照此颌位关系排列后牙，完成蜡型，并常规充填，热处理，磨光。

（九）戴上颌义齿

义齿完成后，将阻塞器和义齿依次戴入患者口内，检查咬合、外形及义齿边缘等，确认义齿合适后，将义齿基托预留的放置闭路磁体的小窝扩大少许，于其底部开一 2mm 的小孔，调少许自凝塑料置于小窝中，将磁性附着体准确吸附于阻塞器的衔铁上，戴上义齿，嘱患者作正中咬合，多余的自凝塑料即从基板上的小孔处挤出。数分钟后，自凝塑料结固，闭路磁体则牢固地嵌于义齿基板上，磨去溢出的自凝塑料，修复即告完成。此时患者可以方便地摘戴上颌义齿和阻塞器（图 10-12，图 10-13，图 10-14，图 10-15，图 10-16）。

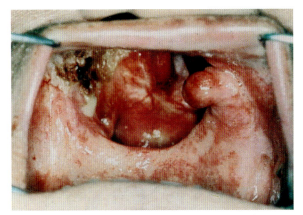

图 10-12 上颌骨前部缺损的无牙颌患者

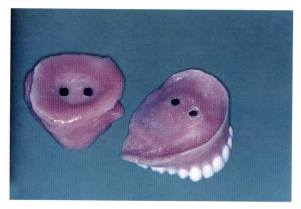

图 10-13 为其设计制作硅橡胶阻塞器及磁性附着体固位的组合式上颌赝复体（组织面观）

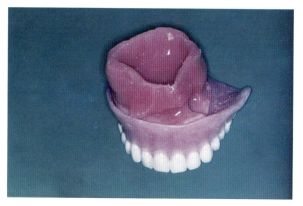

图 10-14 利用磁性附着体将硅橡胶阻塞器与上颌赝复体连接成一整体（组织面观）

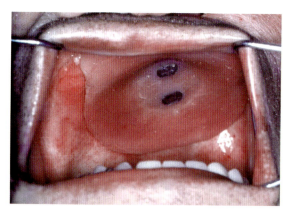

图 10-15 将硅橡胶阻塞器戴入缺损腔内，利用组织倒凹使其获得固位，利用阻塞器恢复腭部正常形态

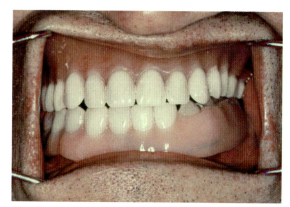

图 10-16 患者戴上赝复体后（正面观）

第二节 磁性附着体在种植体固定的支架上的应用

The application of magnetic attachments on framwork retained with implants

磁性附着体用于颌面赝复体的另一种形式是设置在由种植体支持固定的支架上，这种形式可用于颌骨、耳、鼻、眼眶及颜面部缺损的修复，本节以全上颌骨缺损和眶缺损修复为例介绍其应用方法。

一、磁性附着体在全上颌骨缺失修复中的应用

全上颌骨的缺失，是最严重的颌面部缺损之一。全上颌骨缺失常见于双侧上颌骨的次全切

除，即采用类似 Le-Fort Ⅱ型骨折的手术方法，在颧骨体与齿槽突之间向上经额突下方（通常保留鼻骨）向后经上颌结节后方，即上颌骨与蝶骨翼板之间的融合处，切除上颌骨但保留眶底部骨板和上颌骨的颧突部分。这样就在上颌区从上鼻道到口腔前庭，形成了一个顶小口大的锥形缺损腔，口腔与鼻腔甚至咽腔完全贯通。在此缺损区中，无明显的软硬组织倒凹和可利用的支持骨组织。最邻近缺损区周边的硬组织为颧骨和残余的部分上颌骨颧突。邻近缺损区的颧骨截面积约为 10 mm×22 mm，骨质较为致密、坚实，是上颌骨缺失后唯一可以利用为上颌赝复体提供支持和固位的骨组织结构。

（一）修复设计

在全上颌骨缺失的修复设计中，最重要的是解决修复体的固位，其次是修复体的支持。

在患者双侧颧突上各植入 2 只螺旋形种植

体，并使同侧的 2 只种植体尽可能的分开。二期手术后接出龈接圈，在种植体上设计 1 只椭圆形金属支架，支架上尽可能分散设置 4 只磁性附着体的衔铁，以便与修复体连接，将椭圆形支架固定于种植体顶端，使支架与腭顶部间留出一定的间隙作为通气道。在支架的基础上，制作全上颌赝复体，如缺损腔深，则设计中空式赝复体，如缺损腔较低，则直接设计上颌全口义齿式的赝复体。在基托与支架上磁性附着体衔铁相对应的部分设置 4 只闭路磁体，利用支架上的衔铁与修复体上的闭路磁体间的磁引力使修复体保持固位；利用支架将修复体所受𬌗力传递到种植体，经种植体传递至颧突上，实现赝复体的支持（图 10-17）。需要强调的是：由于颧骨近口腔处可植入种植体的区域较小，而在口腔前、后方再无可植入种植体的部位，这样，环状支架的固定点，便形成了一个狭长的面支撑，易使赝复体出现翘动，且义齿前部及后部所受的咬合力，便有可能成为一种作用于种植体的杠杆力，处理不当便可损坏种植体的骨界面，引起种植体松脱，导致修复体失败。其解决办法是：在做全上颌切除手术时，即应考虑今后的修复问题，在手术中尽可能多保留一些上颌骨的颧突，一方面可增加植入区的骨面积，另一方面又有更厚的骨组织以植入更长的种植体。在植入种植体时，除应尽可能增加

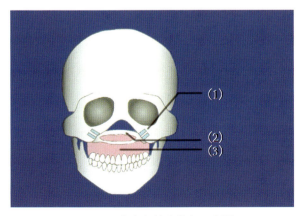

图 10-17　全上颌缺失修复示意图
（1）MDIC 骨融合螺旋种植体　（2）带衔铁的椭圆形支架
（3）全上颌修复体

同侧颧骨上的两个种植体间距离和采用较长的种植体外，环状支架的前后径也不宜设计过大，以 30mm 左右为宜。此外，将主要咬合力安排在前磨牙和第一磨牙上，而在义齿前牙和第二磨牙则应减轻𬌗接触或排成小开𬌗，以免增加对种植体的杠杆扭力。当赝复体受到过大的外力时，则赝复体可以环架为支点翘起，使外力被缓冲，而保护种植体。这种设计可以满意地解决全上颌骨缺失后赝复体的固位与支持，从而能比较有效地恢复患者的咀嚼功能。作者对采用此方法进行修复的患者的实际咬合力和赝复体在口腔中的固位力进行测量，赝复体的平均固位力达到 3kg，足以保证赝复体完成各种口腔功能；修复体各牙位上咬合力达到 6.1kg，能满足患者进食普通食物的需要。

临床观察表明，这种方式充分利用了种植体有良好的生物相容性，可与骨组织形成骨结合，使用灵活，只要有足量骨组织均可种植，固位可靠及磁性附着体具有摘戴方便，操作简单等优点。通过环形支架，将种植体和磁性附着体两者的功能结合起来，从而可以获得满意的修复效果，是目前较理想的全上颌骨缺损修复方法。

（二）修复方法

1. 检查与口腔准备　检查的重点是患者的全身状况有无种植禁忌证，是否适于植入种植体。拍颅骨正侧位片或曲面断层片，观察余留颧骨的骨质密度和颧突部的长度及厚度，如可能应做螺旋 CT 检查，即可准确地确定颧骨各断面厚度。此外，还需检查口腔内有无感染，颧骨部的黏膜有无溃疡，如有感染及溃疡，需待其控制和愈合后方可行种植术。由于种植术最适于植入咀嚼粘膜覆盖的区域，因而最好在行颧骨种植术前，从软腭部或余留牙颧嵴部取小片粘膜移植在颧突表面，待其成活后，再在此区行种植术，这样就可防止种植体周围炎，又可使种植体–粘膜间形成良好结合。

2. 种植体的定位与设计　上颌骨截除后，余留的颧骨及颧突，矢状断面为近似椭圆形，

上方较宽，而下方较窄（图10-18）。根据牛学刚和作者（2000年）对36副国人成人头颅骨的测量统计：上下径平均为18mm，最大值为22mm，而最小值为15mm；前后径平均为10mm，最大值为12mm，而最小值为7mm，可见患者的个体差异较大，但一般情况下，足以植入两只种植体。由近中至远中向的可利用颧骨长度约15-20mm，平均为17mm，适于选用15-18mm长的种植钉。由于这种赝复设计，要求种植体负载较大的拾力和力矩，故在种植术中应尽可能选用较长的种植体。

由于颧骨区种植术受视野、空间的限制，难以使用定位导板，故种植体的定位较为困难，只能由手术医师来把握，其基本位置，应是由颧骨截面的内下方斜向外上方，以不穿出骨质为度。同侧两只种植体应尽可能分开，即上方者尽可能靠近颧骨的前上方，而下方者则尽可能靠近后下方，以便增加支持面积，增加赝复体的稳定性。

3.种植体植入　由口内入路，翻开患者颧骨内下方表面的黏骨膜瓣，在患者两侧颧骨内下方向外上方常规各植入2只螺旋型种植钉，每侧的两只种植钉间距应不小于1.5cm。拧上封闭帽，严密缝合黏膜，术后4个月进行二期手术以环形刀切除种植体顶端黏膜，拧下封闭帽，选择长度适宜的龈接圈，即使龈接圈露出黏膜1-1.5mm为宜。注意应适当修剪种植体周围的黏膜下组织，不能使种植体的基台过长，接上龈接圈，并以中心螺丝固定。

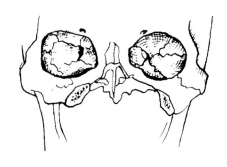

图10-18　双侧上颌骨切除术后颅局部余留的骨性结构

4.取模及赝复体支架制作　将种植体取模柱接于种植体顶端，采用分区及分层印模法，以水粉剂印模料或硅橡胶印模料制取缺损腔印模（图10-19），而后将种植体替代物接于取模柱上，以人造石灌制模型。用填模法在模型上留出鼻腔空隙，将种植体桥架接圈用螺丝固定在种植体替代体上端，于此模型上制作椭圆形钴铬合金支架（图10-20），支架厚2mm-2.5mm，支架的前后径以30mm左右为宜，将4只磁性附着体衔铁分散固定于椭圆形支架蜡型上，常规包埋铸造、抛光。

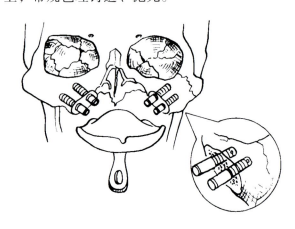

图10-19　用个别托盘制取颧骨种植体印模

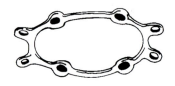

图10-20　带有磁性附着体衔铁的环形支架

（三）试戴支架

将制作好的环形支架戴于患者颧骨上的种植体顶端，用桥架螺丝加以固定，仔细检查支架是否完全就位，有无翘动等，如有阻挡或翘动，应及时调整。支架试戴完后，再将支架复位在石膏模型上。并将4只闭路磁体的石膏代型用快速胶粘固在支架上的衔铁上（图10-21）。

（四）赝复体制作

在此模型上，以热压法制作上颌赝复体的恒基板。将铸造的椭圆形支架和恒基板戴入患者

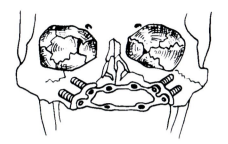

图 10-21 将环形支架固定在颧骨的种植体上

口内，按常规作颌位记录和转移；口内排前牙并修整赝复体蜡型，使之能满意地恢复患者面形，常规装盒，以常规方法制作中空式赝复体，常规热处理（图 10-22）。

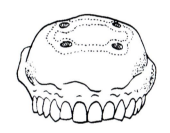

图 10-22 设置了闭路磁体的全上颌修复体

（五）戴修复体

将椭圆形支架从模型上卸下，将其复位在患者颧突上，用螺丝固定，试戴赝复体，做咬合调整。赝复体试戴合适后，将 4 只闭路磁体吸附于环形支架上的衔铁上，在修复体顶端的磁体窝中置入少许自凝塑料，戴上修复体，嘱患者作正中咬合，数分钟后，自凝塑料结固，磁体便被牢固地固定于赝复体上，修去多余的自凝塑料，整个修复即完成（图 10-23~图 10-50）

（六）赝复体的使用与维护

这种赝复体取戴很方便，应要求患者每天取下赝复体进行清洁，并用单束毛牙刷每日仔细清洁种植体部以及支架。患者每 3 个月应复诊一次，以检查是否有支架、螺丝松动。并卸下支架、对种植体部及支架进行认真清洗，洗净后再行固定，固定螺丝使用两年后，应主动予以更换。

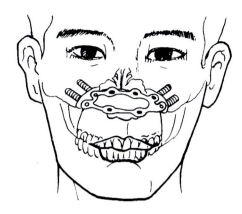

图 10-23 应用种植体—环形支架—磁性附着体修复全上颌缺失模式图

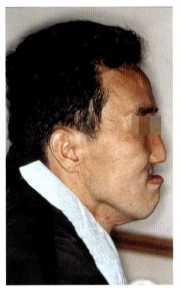

图 10-24 全上颌骨切除术后的患者（侧面观）

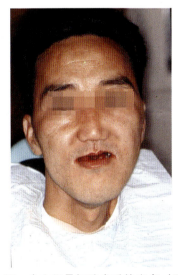

图 10-25 全上颌骨切除术后的患者（正面观）

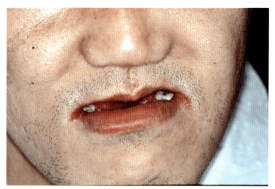

图10-26 全上颌骨切除术后的患者面下1/3容貌

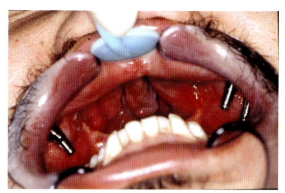

图10-27 在两侧颧弓根部各植入两只种植体

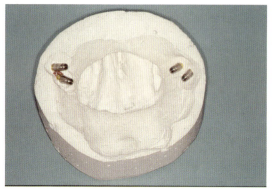

图10-28 制取全上颌及种植体印模,灌制模型,将种植体替代复制在模型上

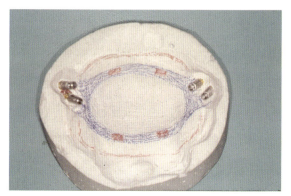

图10-29 填去模型倒凹,在模型上设计环形支架

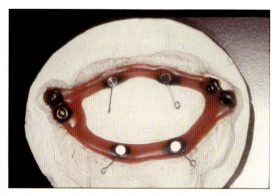

图10-30 制作环形支架蜡型,在支架蜡型上嵌入4只Z-2型磁性附着体的衔铁

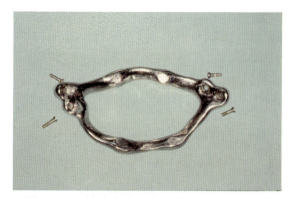

图10-31 铸造完成后的环形支架及固定螺丝

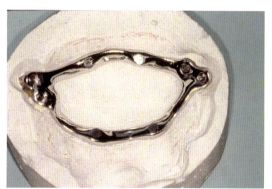

图10-32 将支架复位在模型上

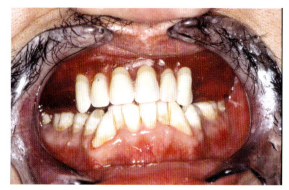

图10-33 记录上下颌关系并在口内排列前牙(正面观)

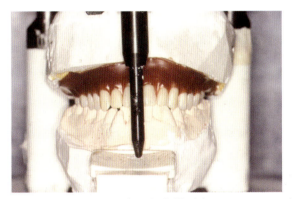

图 10-34　排列了前牙的上颌蜡型

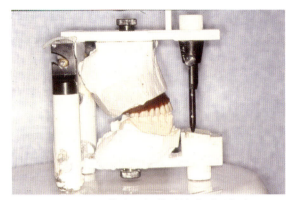

图 10-35　将上下颌关系转移到𬌗架上

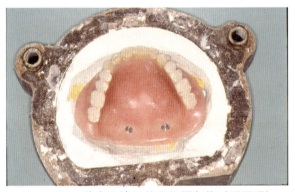

图 10-36　在𬌗架上排列人工牙

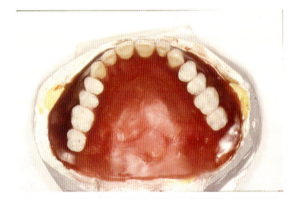

图 10-37　初步完成的上颌赝复体蜡型（腭面观）

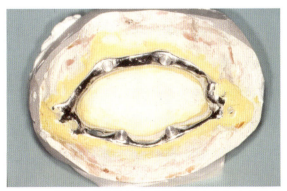

图 10-38　装盒充填后的上颌赝复体（腭面观）

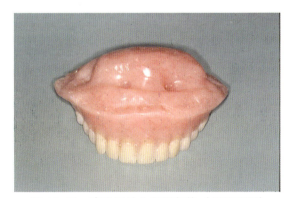

图 10-39　磨光后的上颌赝复体（组织面观）

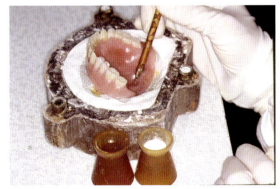

图 10-40　将磁性附着体的永磁体吸附在支架上的衔铁上

图 10-41　将上颌赝复体复位在支架上，用快速自凝塑料将磁性附着体的永磁体固定在上颌赝复体的组织面

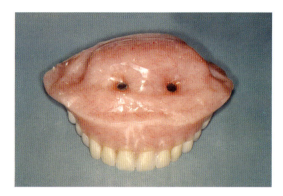

图 10-42 设置了磁性附着体的上颌赝复体（组织面观）

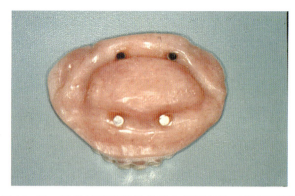

图 10-43 设置了磁性附着体的上颌赝复体（组织面观）

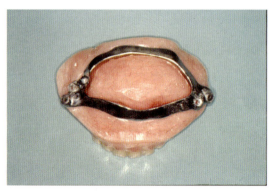

图 10-44 从模型上卸下支架，将支架与上颌赝复体吸附在一起，检查密合度

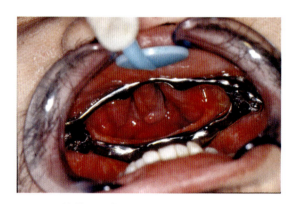

图 10-45 从模型上卸下支架，用螺丝固定在患者颧骨上的种植体顶端

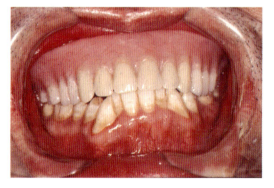

图 10-46 戴上上颌赝复体，上颌赝复体即被牢固的吸附在支架上，患者戴赝复体后（正面观）

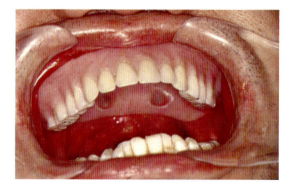

图 10-47 患者戴赝复体后的开口状态

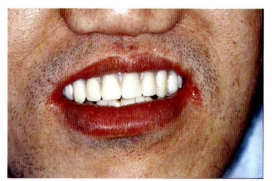

图 10-48 患者戴赝复体后的面下 1/3 容貌（正面观）

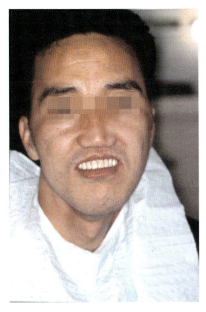

图 10-49 患者戴赝复体后（正面观）

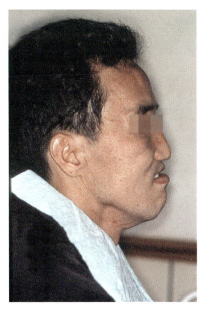

图 10-50 患者戴赝复体后（侧面观）

二、磁性附着体在颜面部器官缺损修复中的应用

颜面部器官如眼眶、鼻、耳等的缺损修复，目前主要采用两种固位形式：一种是粘贴固位，另一种则是种植体固位。由于粘贴固位对皮肤组织有一定的刺激性及使用不方便等原因，故应用种植体固位是主要趋势。应用最多的是在种植体上设置装有磁性附着体的支架，作为赝复体的固位方式。本节以眶缺损修复为例介绍这类设计与修复方法。

眶缺损指眼球及眼眶内容物以及眼睑部均被切除。眶缺损后缺损区常呈一底小口大的锥状空腔，有时还伴有眶底或眶内侧壁的孔道与鼻腔交通，眶缺损修复的目的在于恢复颜面部容貌的完整性。

（一）修复设计

于缺损区的眶上缘、眶外侧缘下 1/2 部位，以及眶下缘的外侧 1/2 部，共植入 3 只颅面部种植体。在种植体的顶端设置铸造杆式支架，在杆式支架上设置 2~3 只磁性附着体衔铁，在眶赝复体的相应部位设置闭路磁体，使眶赝复体固位（图 10-51）。这种设计有固位可靠，摘戴

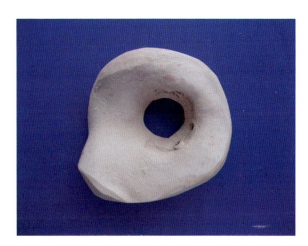

图 10-51 缺损区的眶上缘，眶外侧缘下 1/2，眶下缘的外侧 1/2 部共植入 3 只颅骨种植体

方便，便于清洁等优点，适用于手术创面完全愈合，肿瘤无复发迹象，眶周骨组织健康，有适宜骨质、骨量的患者。

1. 种植体的定位与设计　首先为患者制取面模，并在模型上做义眼定位后，完成义眶蜡型。根据义眶的外形和义眼的位置，确定种植体及固位支架的位置。种植体的长轴方向均应朝向眶中心，切忌种植体及未来的支架超出眶缘。由于眶修复体保持在眶腔中，很少受到侧向力的作用，且眶赝复体必须便于摘戴，因而更适于使用磁性附着体。如果缺损区超出眼眶

的范围，则可加用杆卡式固位体以对抗侧向力。一般情况下，无论是采用杆卡固位体还是采用磁性附着体，均应在种植体上设置杆式支架，再在杆上设置磁性附着体的衔铁。种植体位置确定后以透明塑料制作定位导板，打出定位孔备用。

2. 植入种植体　采用二期手术法植入种植体，选择适当长度的皮肤接圈，使接圈穿出皮肤 1mm，并以中心螺丝固定。修剪皮下组织，减少皮肤组织厚度以减少软组织的移动性和增加皮肤与种植体的附着，建立良好的皮肤-种植体界面。

3. 制作支架　二期手术后 2 周，将取模柱接于种植体顶端，制取准确的缺损区印模。将取模柱与种植体替代物连接起来，复位于印模中，灌制出带有种植体替代物的人造石工作模。将模型上眼窝的背面磨开成直径 20mm 的孔，以便于雕刻蜡型背面。将桥架接圈固定于种植体顶端，以铸型蜡条连接包裹各种植体接圈，制作连接支架，并将磁性附着体衔铁固定于支架上，周边加蜡包裹。支架应宽 3mm，厚 2mm，并距皮肤约 1.5mm-2mm，有足够的强度和清洁间隙。注意支架的位置应距眶缘后 5mm 左右，以便为赝复体留出足够的空间。支架上通常设置 3 只衔铁，位置尽可能分散，最好是三角形分布（图 10-52）。取下支架蜡型常规包埋、铸造，抛光。

4. 制作眶赝复体　将支架用螺丝钉固定于缺损区的种植体顶端，用人造石填去支架下方的倒凹，将闭路磁体替代体粘固在衔铁上，调少量自凝塑料涂布于闭路磁体替代体的背面，厚度约为 1mm，并将几只闭路磁体连成一体形成设置闭路磁体的塑料基板。基板形成后，取下进行磨改，使其体积小巧，并有一定的强度。磨改完毕，将其复位于支架上。取一红蜡片覆盖在基板及缺损腔上，用以固定义眼。

取红蜡片加热后折叠成 2 层，围在眼球周围，然后用雕刻刀雕刻出眼裂、上、下眼睑及其周围组织（图 10-53）。眼睑的突度、内外眦的距离，应与健侧相对称；上下眼睑间的距离，以健侧平视时的距离为准。蜡型边缘应与缺损区周围组织贴合，并成一平面，无过于突出或凹陷现象。边缘应尽量止于皮肤皱纹内，以隐蔽修复体边缘（图 10-54）。装盒去蜡后，于塑

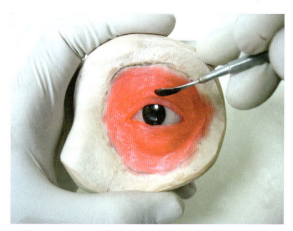

图 10-53　用雕刻刀进行眶赝复体蜡型的雕刻

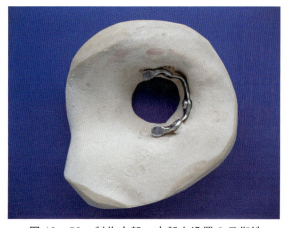

图 10-52　制作支架、支架上设置 2 只衔铁

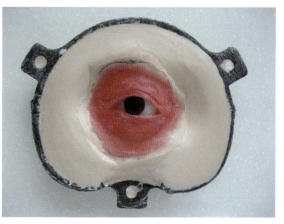

图 10-54　雕刻完成的眶赝复体蜡型装盒

料基板上涂塑料-硅橡胶偶联剂。调配硅橡胶颜色，使之尽量与缺损区周围皮肤和健侧皮肤的颜色相近。充填硅橡胶，加热加压固化后取出（图10-55）。按照健侧局部皮肤颜色特征，用稀释的硅胶粘接剂加入颜料作赝复体的外着色。修剪边缘，眶修复体即制成。如在上眼睑的边缘转角处植入睫毛，则外形更为逼真。可用手术刀片在上眼睑的边缘转角处切开一条细缝，

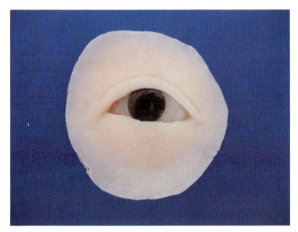

图 10 - 55 未进行外着色的赝复体（正面观）

深约 1.5mm-2mm，斜向上后，与眼球成30°。取幼儿头发剪为小段长约6mm-8mm，用硅橡胶或胶水将头发依次排列并粘在上眼睑的刀缝内，眶赝复体即告完成（图10-56，图10-57）。

5. 戴赝复体 从模型上卸下支架，将其用螺丝固定在种植体顶端，将闭路磁体吸附在衔铁上，给赝复体基板上的磁体窝中加入少许自

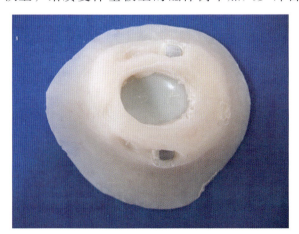

图 10 - 56 未进行外着色的赝复体（背面观）

凝塑料，戴上赝复体，待自凝塑料结固，闭路磁体便被固定在基板上。取下赝复体时，用一塑料片从一侧插入赝复体与皮肤之间，轻轻撬动，破坏衔铁与闭路磁体间的磁回路，即可方便地取下赝复体。

第三节 种植磁附着体在颌面缺损修复中的应用

The application of implant-magnetic attachments in restoration of maxillofacial defects

将种植磁附着体植于缺损区或邻近的骨组织中，直接固位赝复体是磁性附着体在颌面缺损修复中应用的另一种形式，其较多用于颌骨缺损修复、眶缺损修复，鼻缺损修复，也可用于耳缺损修复。

一、全上颌骨缺失的修复

（一）修复设计

在双侧颧突的下方、由内下斜向外上，每侧各植入两只种植体，二次手术时，接上磁附着体上部结构，即形成四只种植磁附着体，制取缺损腔及种植磁附着体印模后，即可在此基础上制作全上颌修复体，而不再制作支架，在修复体的上方与鼻腔顶部之间留出适当空间作为气道。使修复体基板与颧突部及种植磁附着体密切接触，并在基板与种植磁附着体相对应的

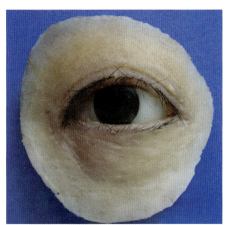

图 10 - 57 外着色完成的眶赝原体

部位设置四只闭路磁体，依靠种植体顶端的衔铁与修复体基板上的闭路磁体间的磁引力使修复体获得固位；依靠双侧颧突部分直接支持修

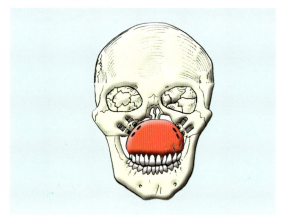

图 10-58　应用种植磁附着体固位的全上颌修复体设计（正面观）

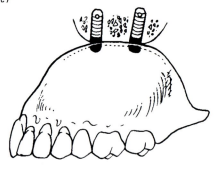

图 10-59　应用种植磁附着体固位的全上颌修复体设计（侧面观）

复体（图 10-58，图 10-59）。

这种设计中的种植体排列仍在一个狭小的区域中，因而对修复体前牙及后牙的支持力较小，故也应将主要咬合力设计在颧突下方即第一、二前磨牙和第一磨牙上。而前牙则应设计成小开𬌗。

这种设计要求使用尽可能长的种植体和使种植体的位置尽可能分散。由于没有支架来重新分布𬌗力和增加稳定性，因而这种设计的支持力和稳定性较应用支架的设计差。特别是由于磁性附着体的一个特性是垂直向固位力强而侧向固位力弱，因而仅使用磁性附着体，当修复体前牙受到𬌗力作用时，就会引起修复体的移位、出现不稳定，从而影响修复体功能行使，

此外缺损区中覆盖于颧突表面的均为较脆弱的黏膜组织，不能承受大的压力，否则易引起压伤，而在此设计中修复体的基板则直接压迫该区黏膜，并由此区获得主要支持力。这也就决定该设计不能为赝复体提供足够的支持力，影响了咀嚼功能的恢复。

但此设计仍不失为一种功能性赝复体，仍可部分恢复丧失的咀嚼功能。特别是在患者可以行种植修复，而又无条件制作支架式修复时可以采用这种设计。这种设计具有制作技术简单便于清洁护理的优点，但所能恢复咀嚼功能明显低于应用了环形支架的设计。

（二）修复方法

这种赝复体的修复方法在检查与口腔准备，种植体设计与定位上以及一期手术均与前述的种植体-环形支架-磁性附着体方法一致，只是在二期手术时与修复体制作方法上有所差异。

1. 接软磁合金衔铁螺丝　二期手术时，以环形刀切除种植钉顶端之黏膜，拧下封闭帽，选择与黏膜厚度相应的黏膜接圈，接圈长度以就位后平齐黏膜为最适，和相应长度的软磁合金衔铁螺丝。黏膜接圈就位后以软磁合金制作的衔铁螺丝加以固定，衔铁螺丝完全就位后，仅留衔铁部分突于黏膜之上，约高于黏膜 1mm 左右。最好在接黏膜接圈时，修去部分黏膜下组织，使黏膜尽可能贴附于骨组织上，采用碘仿纱条捆扎压迫。从而减小黏膜接圈长度，即减小种植磁性附着体的冠/根比例，利于种植体骨界面健康（图 10-60，图 10-61）。

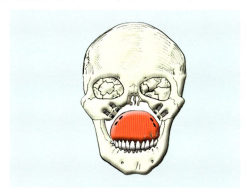

图 10-60　应用种植磁附着体固位的全上颌修复体（就位前）

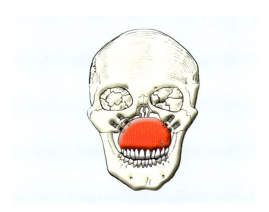

图 10-61　应用种植磁附着体固位的全上颌修复体（就位后）

2. 取模　应用种植磁附着体的全上颌赝复体取模时不需采用取模桩，及种植体替代体，而只需将闭路磁体吸附于种植体顶端的衔铁上，以个别托盘直接制取上颌印模。注意取模时，应将上唇向前方牵拉，以便取全整个缺损区印模（图 10-62）。取模完毕，将闭路磁体取下备用。

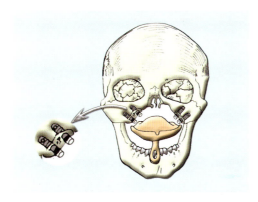

图 10-62　应用个别印模法制取颧骨上颌种植磁附着体（含闭路磁体）的印模

3. 模型处理　将灌制好的模型浸水后，以人造石将缺损腔顶部填去 5-8mm，作为气道，再填去模型上的明显倒凹。全上颌骨切除后，鼻腔顶部可有部分鼻甲及骨嵴余留，在这些结构表面，应采用填人造石的方法进行缓冲，使修复体不与这些部位直接接触。

4. 恒基板制作　在模型上制作上颌修复体的恒基板蜡型。用 2mm 厚的红蜡片，加热后铺于模型上，蜡型与颌骨缺失后的口鼻腔相适应，成穹窿状、高度约 20mm-30mm。常规装盒，采

用热凝树脂充填，出盒、磨光，形成上颌修复体的恒基板。

5. 颌关系记录　将恒基板戴入口内试戴合适后，在恒基板的前缘和双侧缘上加软蜡条，与下颌牙弓相对应，并将蜡条烫在恒基板上，戴入患者口中，按原先测量好的面下 1/3 高度，嘱患者做正中咬合。记录上、下颌间关系（图 10-63）。

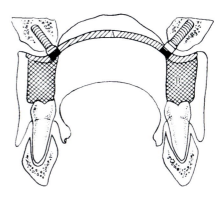

图 10-63　采用塑料恒基板做颌关系记录
A. 为恒基板　B. 加蜡殆堤

6. 排列人造牙　在口内恒基板殆托上排列人造牙并修整蜡型，也可以在排列好前牙，并修整蜡型后，将恒基板殆托所记录的上、下颌关系转移到殆架上，在殆架上排列后牙。

7. 完成蜡型　按照恢复患者面容的要求修整蜡型，参照患者余留软腭的高度，和正常硬腭形态和高度恢复上腭形态，完成蜡型（图10-64）。

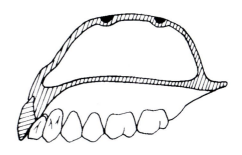

图 10-64　种植磁附着体固位的全上颌修复体（矢状面观）

8. 制作中空赝复体　采用腭盖粘接法，或填石膏法，制作中空式修复体。

9. 戴赝复体　将四只闭路磁体分别吸附在种植磁附着体的衔铁上，在高出黏膜的衔铁四

周，缠数圈细纱条或加一圈软蜡，以免在磁体粘接过程中，自凝塑料结固后卡在衔铁或接圈侧面。注意纱条或软蜡不能缠在闭路磁体周围。将恒基板上的四只磁体窝扩大少许，装入适量自凝塑料，戴上赝复体，数分钟后，自凝塑料结固，则闭路磁体即被固定于上颌赝复体上。清除多余的自凝塑料，修复即完成。

10. 赝复体的使用　这种赝复体固位可靠，取戴很方便，能有效地恢复患者的面形及语言、吞咽功能，但大部分依靠较薄弱的黏膜组织支持，易产生压痛，咀嚼功能也差于种植体—环形支架—磁性附着体支持固位的全上颌修复体。修复体需每日取下清洗，可进食较软食物。

11. 赝复体的常见问题及处理　这种赝复体最常见的问题是局部黏膜压痛，常常是局部磨改后，其他部位又反复出现压痛。这种情况下，可将赝复体顶部除气道外的接触面均匀磨去一层，经涂偶连剂后，用硅橡胶软衬材料进行衬垫。另一常见问题是，前牙咬合时，易出现赝复体翘动，可将前牙调成水平开𬌗或小开𬌗，而将𬌗力重点安排在第一、二前磨牙及第一磨牙区，嘱患者养成后牙咀嚼的习惯。

二、眶缺损的修复

将 3 只颅面部种植磁附着体分别植入眶缺损区的眶上缘，眶外侧缘和眶下缘的外侧 1/2 部位，使其呈三角形分布。种植体的基台应与皮肤平齐。注意与种植体接触的周边皮肤的皮下组织应予修减，减少皮肤的移动性。二次手术时，直接接上软磁合金衔铁中心螺丝，此时衔铁高于皮肤约 1mm，将闭路磁体分别吸附于种植磁附着体的顶端，制取印模。在模型上制做塑料基板，完成义眶赝复体，戴义眶时，用自凝塑料将闭路磁体固定于义眶的塑料基板上，依靠磁引力使眶赝复体保持在眶腔内（图 10-65，图 10-66）。

这种方法较前述的在支架上设置磁性附着体的方法更为简单，但由于所植入的种植体顶端衔铁面均朝向缺损腔中心，而非朝向前面，使

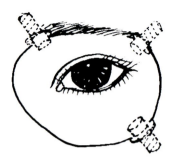

图 10 - 65　种植磁附着体用于修复眶缺损时，种植体植入部位

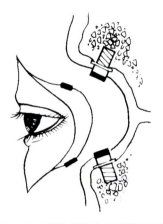

图 10 - 66　利用磁引力使眶赝复体获得固位

磁性附着体在对抗脱位力时不能达到磁吸附力的最大值，这样磁性附着体的固位效果将低于前述的支架法。故通常在眶缺损区较深，固位条件较好时使用此方法。

三、鼻缺损修复

在鼻底部的基骨上植入两只种植磁附着体，使其衔铁部高于皮肤 1mm。将闭路磁体吸附于衔铁上，制取印模。制做用以设置和连接闭路磁体的塑料基板。在制做义鼻时，应充分利用鼻缺损腔上方的倒凹，将义鼻上方内侧边缘深入到鼻缺损腔上方的倒凹中，以阻止义鼻上方脱位。义鼻的下方则依靠种植磁附着体固位，起到一个"锁"的作用，两者结合，使义鼻获得良好的固位（图 10-67，图 10-68，图 10-69）。同样因为种植磁附着体衔铁面朝向缺损腔，抗义鼻脱位的力量较弱，故其固位效果也弱于支架式的方法。

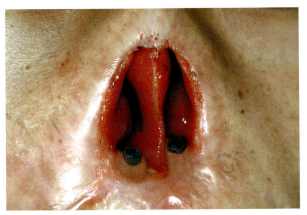

图 10-67　鼻底部基骨植入两只种植磁附着体，修复鼻缺损

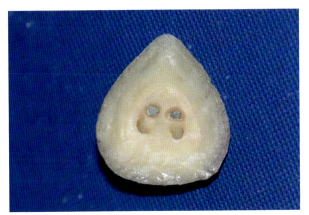

图 10-68　带有闭路磁体的义鼻（组织面观）

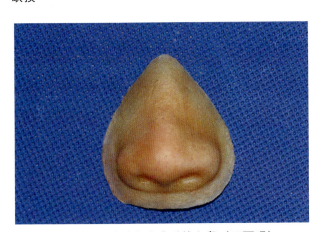

图 10-69　外着色完成后的义鼻（正面观）

四、耳缺损的修复

耳缺损的修复亦可直接采用种植磁附着体固位。在距外耳道孔 15mm 的 12 点、2 点、4 点（左侧），或 12 点、10 点、8 点（右侧）的位置分别植入种植磁附着体。由于义耳在使用过程中，所遇的侧向脱位力大，故必须增加抗侧向力的措施。因而用于义耳的种植磁附着体的基台，应高于皮肤 3mm 左右（或在基台上再接 3mm 高的接圈），再在其上方设置衔铁。使种植磁附着体的上部结构高出皮肤约 4mm，利用此高度对抗义耳的侧向脱位力，增加义耳的稳定性。这种设计也可以被认为是套筒冠和磁性附着体的联合应用。将闭路磁体吸附于衔铁上，常规制取印模。在模型上制做用于设置和连接闭路磁体的塑料基板，在此基础上制做义耳。

义耳完成后在椅旁用自凝塑料将闭路磁体固定于义耳的塑料基板上（图 10-70，图 10-71）。值得注意的是，由于基桩较高，必须将种植体设计在耳廓的适合部分，以免基桩在耳廓部暴露，或使耳廓畸形。

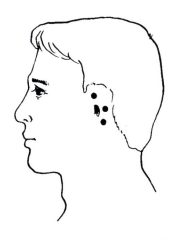

图 10-70　植入 3 只种植磁附体的耳缺损模式图

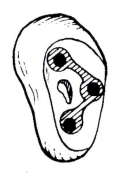

图 10-71　应用 3 只闭路磁体的义耳

　　义耳由磁引力被吸附在种植体上，凸起于皮肤上的基桩可以有效地抵抗侧向力，这样使义耳

获得良好的固位与稳定（图 10-72，图 10-73）。

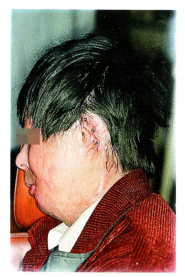

图 10-72　植入 3 只种植磁附着体修复外耳缺失

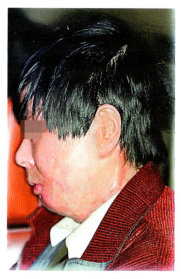

图 10-73　患者戴用义耳

参考文献

1. Al-Salehi SK, Calder ID, Lamb DJ. Magnetic retention for obturators. J Prosthodont. 2007 May-Jun;16 (3) :214-8.

2. Alvi R, McPhail J, Hancock K. Closed-field titanium magnets for the retention of complex craniofacial prostheses. Br J Plast Surg. 2002 Dec;55 (8) :668-70.

3. Boice GW, Kraut RA. Maxillary denture retention using rare earth magnets and endosteal implants. Int J Oral Implantol. 1991;7 (2) :23-7.

4. Brignoni R, Dominici JT. An intraoral-extraoral combination prosthesis using an intermediate framework and magnets: a clinical report. J Prosthet Dent. 2001 Jan;85 (1) : 7-11.

5. Chandra TS, Sholapurkar A, Joseph RM, Aparna IN, Pai KM. Prosthetic rehabilitation of a complete bilateral maxillectomy patient using a simple magnetically connected hollow obturator: a case report. J Contemp Dent Pract. 2008 Jan 1;9 (1) :70-6.

6. Chung RW, Siu AS, Chu FC, Chow TW. Magnet-retained auricular prosthesis with an implant-supported composite bar: a clinical report. J Prosthet Dent. 2003 May;89 (5) :446-9.

7. Cortes AL, Smith C, al-Saleh K. An intraoral-extraoral combination appliance. A maxillofacial prosthetic device. J Dent Technol. 1996 Jul-Aug;13 (6) :13-7.

8. Davenport JC. A magnetically retained sectional prosthesis for the rehabilitation of the maxillectomy patient. Quintessence Dent Technol. 1985 Jun;9 (6) :391-6.

9. David RA: A magnetically retained interim maxillary obturatos. J Prosthet Dent 1976; 36 (6) :671.

10. De Sousa AA, Mattos BS. Magnetic retention and bar-clip attachment for implant-retained auricular prostheses: a comparative analysis. Int J Prosthodont. 2008 May-Jun;21 (3) :233-6.

11. Desjardins RP. Obturator prosthesis design for acquired maxillary defects. J Prosthet Dent. 1978 Apr;39 (4) : 424-35.

12. Federick DR. A magnetically retained interim maxillary obturator. J Prosthet Dent. 1976 Dec;36 (6) :671-5.

13. Goiato MC, Fernandes AU, dos Santos DM, Bar?o VA. Positioning magnets on a multiple/sectional maxillofacial prosthesis. J Contemp Dent Pract. 2007 Nov 1;8 (7) : 101-7.

14. GR Parr, et a1: Prosthodontic principles in the framework design of maxillary obturator prostheses. J Prostht Dent.1989; 62 (2) :205.

15. Javid N: The use of magnets in maxillofacial prosthesis. J Prosthet Dent 1971; 25 (3) :334.

16. Lemon JC, Martin JW, Chambers MS, Wesley PJ. Tech-

nique for magnet replacement in silicone facial prostheses. J Prosthet Dent. 1995 Feb;73 (2) :166-8.

17. Lerner TH, Huryn JM. Orbital prosthesis with a magnetically retained ocular component supported by osseointegrated implants. J Prosthet Dent. 1993 Apr;69 (4) :378-80.

18. McCartney JW. Osseointegrated implant-supported and magnetically retained ear prosthesis: a clinical report. J Prosthet Dent. 1991 Jul;66 (1) :6-9.

19. Nestle B, Lukas D, Schwenzer N. Retention force of magnets in endosteal implants used for facial prosthesis. Int J Oral Maxillofac Surg. 1999 Feb;28 (1) :41-4.

20. Nishimura RD, Roumanas E, Moy PK, Sugai T, Freymiller EG. Osseointegrated implants and orbital defects: U.C.L.A. experience. J Prosthet Dent. 1998 Mar; 79 (3) :304-9.

21. Oh WS, Roumanas E. Dental implant-assisted prosthetic rehabilitation of a patient with a bilateral maxillectomy defect secondary to mucormycosis. J Prosthet Dent. 2006 Aug;96 (2) :88-95.

22. Parel SM, Branemark PI, Jansson T. Osseointegration in maxillofacial prosthetics. Part I: Intraoral applications. J Prosthet Dent. 1986 Apr;55 (4) :490-4.

23. Rees RT, Harkness R. Implant retained ear prostheses. Br J Oral Maxillofac Surg. 2000 Dec;38 (6) :658.

24. RJ martin: Framework retention for maxillary obturator prostheses. J Prosthet Dent.1984; 51 (5) :669.

25. Rubenstein JE. Attachments used for implant-supported facial prostheses: a survey of United States, Canadian, and Swedish centers. J Prosthet Dent. 1995 Mar;73 (3) : 262-6.

26. Sasaki H, Kinouchi Y, Tsutsui H, Yoshida Y, Karv M, Ushita T. Sectional prostheses connected by samarium-cobalt magnets. J Prosthet Dent. 1984 Oct;52 (4) :556-8.

27. Seals RR Jr, Bohnenkamp LG, Parel SM. Intranasal prostheses, splints, and stents. J Prosthet Dent. 1988 Nov;60 (5) :595-601.

28. Stephen M. Parel, P-I. Branemark, Anders Tjellstrom, Greg Gion. Osseointegration in maxillofacial prosthetics. Part II: Extraoral applications. J Prosthet Dent 1986; 55 (5) ,600-606.

29. Strassl H. Replacement of the auricle by an implant-supported prosthesis with a cast magnetic splint bar for retention: a case report. Int J Oral Maxillofac Implants.

1988 Summer;3 (2) :141-4.

30. Takahashi T, Fukuda M, Funaki K, Tanaka K. Magnet-retained facial prosthesis combined with an implant-supported edentulous maxillary obturator: a case report. Int J Oral Maxillofac Implants. 2006 Sep-Oct;21 (5) :805-7.

31. VA Roase: Fabrication of hollow extraoral prostheses to enhance retention. J Prostht Dent.1985; 53 (4) :557.

32. Wang RR. Sectional prosthesis for total maxillectomy patients: a clinical report. J Prosthet Dent. 1997 Sep;78 (3) :241-4.

33. Yimin Zhao，Baolin liu，Lisheng He，Xuanxiang Ma. Functional rehabilitation of bilateral total maxillary defects with implants and magnetic attachments. J Maxillofacial prosthetics 2001；2 (4) :42-48.

34. Yimin Zhao，T.Tanaka. The stress analysis of different restorative designs of implant prostheses for edentulous maxillary defect. J Maxillofacial prosthetics 2001; 3 (2) : 21-26.

35. 田中貴信著. 磁性アタッチメント——磁石を利用した新しい補綴治療. 医歯薬出版株式会社. 東京，1992，20-23.

36. 李秉鸿,伊哲,李继龙,杨晓东,艾红军.上颌骨缺损伴张口受限的磁性附着体分段式赝复体修复.口腔医学. 2008,28 (9) .452-454.

37. 于一心,杜如林.应用磁性附着体及无顶式阻塞器修复半侧上颌骨缺损.第三军医大学学报.1994,16 (5) . 377-378.

38. 赵铱民,E Roumanus,刘宝林,吴国锋,白石柱,李德华,宋应亮.种植体-研磨杆-附着体在下颌骨缺损修复中的应用.实用口腔医学杂志, 2004, 20 (4) , 397-402.

39. 赵铱民,高元.硅橡胶阻塞器与新型磁性固位体用于伴有上颌骨缺损的无牙颌患者的修复.实用口腔医学杂志.1989,5 (4) .199-199.

40. 赵铱民,高元.应用硅橡胶与新型磁性固位体修复颊、面、颌联合缺损.临床口腔医学杂志.1990,6 (3) .173-175.

41. 赵铱民,刘宝林.全上颌骨缺失的功能性修复.华西口腔医学杂志.1995,13 (4) .251-254.

42. 赵铱民,刘宝林.应用种植体和磁性固位体修复全上颌骨缺失.中华口腔医学杂志.1994,29 (6) .381-381.

43. 赵铱民,刘宝林.种植磁附着体在口腔颌面缺损修复中的应用.中华口腔医学杂志.1996,31 (3) .143-146.

44. 赵铱民,刘宝林.种植磁附着体在义耳修复中的应用. 口腔医学纵横.1994,10 (3) .146-148.

第十一章 磁性附着体应用中的相关问题

The related problems in application of magnetic attachments

磁性附着体为口腔及颌面修复体提供了一种有效的固位方式，也将是一种很有前途的固位体，随着人们对它的认识和了解的深入，其应用范围也将会越来越普遍。那么磁性附着体的发展是否已达到完美的地步呢？磁性附着体是否已无暇疵呢？回答是否定的。正如人们对世界的探求是无止境的，对磁附着技术的探求也在不断地深化。随着科学技术的发展和人们认识水平的提高，关于磁性附着体对核磁共振检查图像（MRI）的影响、磁性附着体应用的远期效果、磁性附着体抗腐蚀及抗磨损等问题都被提了出来，本章将尝试通过作者及课题组成员的研究工作来回答关于磁性附着体应用中的一些问题。

第一节 磁性附着体应用对MRI图像的影响

The influence of application of magnetic attachments to MRI image

目前磁性附着体唯一的缺点是对磁共振（Magnetic Resonance Imaging, MRI）成像的影响。MRI是目前常用的精确的医学诊断设备，因其具有无损伤性、无放射性和软组织显示清晰等优点，所以在临床医疗中应用较多。它的基本原理如下：人体组织的70%是水，在外加静磁场中，这些生物氢质子群受到相应频脉冲激后，产生磁共振，当射频脉冲停止后，即开始产生核磁弛豫过程，横向磁矩矢量将按指数衰减。磁矢量的这种变化，可使环绕在人体周围的接收圈产生感应电流。将该电流放大即为特定组织的MR信号。经计算机处理MR信号，即可获得磁共振图像——MRI。如在被测者的受检部位有铁、铬、钴、钼、钨等磁性材料，则MR过程中易产生涡流，金属异物局部形成强磁场，从而干扰主磁场均匀性，局部强磁场可使周围旋进的质子很快丧失相位，而在金属物体周围出现一圈低信号盲区或图像出现空间错位而失真，即伪影（artifact），使局部MRI图像模糊不清或不显示。此外由于磁共振仪所产生的强大磁场可以使磁性附着体中磁体分子的极向发生改变，因而也可以使磁性附着体磁力下降。磁性附着体的永磁体部分被包埋在义齿基托组织面内，进行MRI摄影时可将其取下来，但衔铁一般被固定在基牙根面上，不容易拆除。虽然衔铁本身并无磁性，但它是由软磁合金制作的，故在强磁场中很快成为一块继发磁体，影响磁场的均匀性。消除或减弱磁性附着体衔铁对磁共振成像的影响是磁性附着体应用中应予重视的一个问题。

一、不同金属材料对磁共振成像的影响

1988年，田中贵信等首次报告磁性附着体影响MRI影像的病例。之后很多学者围绕各种

金属材料、衔铁的设置位置、体积、形态及 MRI 成像方法等对 MRI 的影响程度进行了研究。田中贵信、鳟见森户等报告：用于口腔修复材料的各种材料中金（Au）、银（Ag）、白金（Pt）合金、钯（Pd）合金等属于对 MRI 不影响或影响甚微的金属。钴铬合金（Co-Cr）、钛（Ti）、铜（Cu）、铝（Al）、镍铬（Ni-Cr）为对 MRI 有轻度影响的金属。镍（Ni）、铁（Fe）、钯钴镍（Pd-Co-Ni）合金、钐钴（Sm-Co）合金、钕铁硼（Nd-Fe-B）合金等是对 MRI 影响较大的金属。石上吉田报告将磁性附着体设在离脑干较近的双侧上颌第二磨牙上，则伪影主要出现在舌、软腭、硬腭、眼窝后方、延髓、脊髓的一部分，而未涉及到脑干部。正木等报告衔铁的厚度越薄，伪影范围越小，且衔铁的体积和伪影的范围大致呈正比关系。

林丽红、赵铱民（2002）对几种不同衔铁对 MRI 成像的影响进行了比较研究。

实验按照临床实际应用的衔铁形式和尺寸，用不同金属制做衔铁：

1. 由铁铬钼软磁合金制做的预成钉帽状衔铁。

2. 由钴铬合金与 Magfit EX600 衔铁制做的铸接式衔铁。

3. 由钛合金与 Magfit EX600 衔铁制做的铸接式衔铁。

4. 由金合金与 Magfit EX600 衔铁制做的铸接式衔铁。

5. 由钛合金制做的铸接式衔铁座（即在铸接式衔铁蜡型完成后，取出衔铁，用钛合金铸造剩余的蜡型部分）。

选一口腔内无金属充填物及修复物、MRI 影像正常的男性志愿者，取上颌印模，灌制石膏模型。在石膏模型上做左上 567 处蜡基板，并将预成的铁铬钼钉帽状衔铁、与钴铬合金铸接的衔铁、与钛合金铸接的衔铁、与贵金属合金铸接的衔铁及钛桩（衔铁钉核蜡型完成后，取下衔铁，剩余部分用钛合金铸造而成），分别用蜡包埋在蜡基

板的 6 腭侧位置上，用标准 SE 序列进行头颅磁共振轴向位扫描，每个样本获得 12 层断面图像，从中选择造成最大伪影的一层进行比较。

由图 11-1 至图 11-5 可见，预成钉帽状衔铁、与钴铬合金铸接的衔铁、与钛合金铸接的衔铁及与贵金属合金铸接的衔铁所形成的伪影均较大，其中预成铁铬钼钉帽状衔铁所造成伪影最大，后三者伪影相差较小，三者中钴铬合金铸接衔铁的伪影大于贵金属铸接衔铁和钛合金铸接的衔铁。而钛桩对 MRI 几乎不形成任何伪影。

这是因为前四者中均包括由软磁合金制作的衔铁，且伪影区的大小与软磁合金的量成正比，

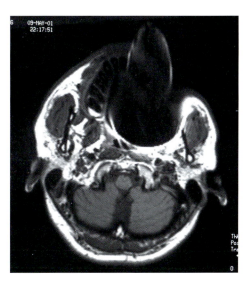

图 11-1　预成铁铬钼钉帽状衔铁对 MRI 形成的伪影

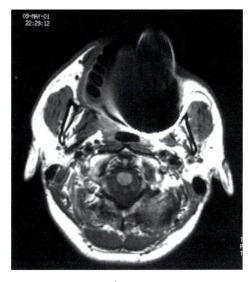

图 11-2　钴铬合金铸接式衔铁对 MRI 形成的伪影

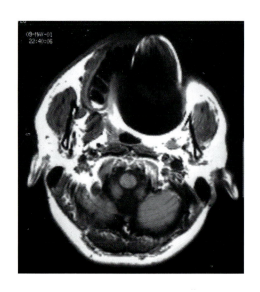

图 11-3　钛合金铸接的衔铁对 MRI 形成的伪影

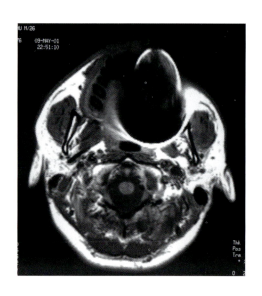

图 11-4　贵金属合金铸接的衔铁对 MRI 形成的伪影

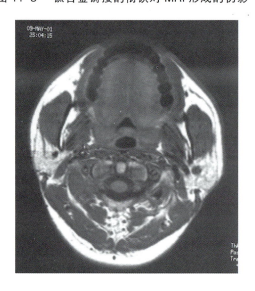

图 11-5　钛桩对 MRI 形成的伪影

由于预成钉帽状衔铁所含铁铬钼软磁合金含量最多，所以伪影亦最大；钴铬合金由于钴铬二种元素，均为磁性材料，而金合金、钛合金均为低磁性材料，因而钴铬合金铸接式衔铁伪影大于金合金及钛合金铸接式衔铁。而钛桩在制作蜡型时已经取下了衔铁，完全没有软磁合金，所以几乎无伪影形成。由此可知，欲解决磁性附着体的应用对 MRI 影像造成伪影的问题，最好的方法为设计可卸式衔铁，即可根据需要，在进行 MRI 检查时将衔铁卸下来，检查结束后又可方便地将衔铁复位的一种形式。

二、可卸式衔铁的研制

针对固定于口腔内的衔铁影响 MRI 成像这一问题，很多学者提出了相应的对策。中村等提出用超声波洁牙机头去除水门汀拆除粘固的衔铁及制做螺钉状可卸式衔铁等方法。鳟见等用成品衔铁做了旋转式、滑动式等可卸式衔铁。大川、佐佐木等提出衔铁下方附带一段螺丝，在根管钉上端设置内螺纹，装置衔铁时，先将根管钉粘入根管中，再将衔铁拧在根管钉上，在需做 MRI 检查时，可将衔铁拧下来的方法。田中也开发出了 MACS 可卸式衔铁。目前其研究焦点集中在可卸式衔铁上，即衔铁可根据需要方便地卸下来，检查完毕后又可准确复位，这种方法既可防止对 MRI 的影响，也不影响磁性附着体的应用。

林丽红、赵铱民（2002）研制成 Z-4 型可卸式衔铁的磁性附着体。其基本设计是包括三个部分：一是采用对 MRI 成像无影响的钛合金制做一带有内螺纹的钉帽状衔铁座，钉长 6mm，其中带内螺纹的部分较粗，直径为 2mm，长度为 3mm，内径为 1mm；衔铁座的盘状部分直径 4mm，厚度 0.3mm；二是直径 4mm，厚度 0.6mm 的软磁合金衔铁，衔铁的中央有上径为 1.5mm，下径为 1mm 的漏斗状螺丝孔；三是一只软磁合金制做的顶端直径 1.5mm，钉直径为 1mm 的小螺丝钉，螺丝钉的顶端平面上开有螺丝刀口（图 11-6）。

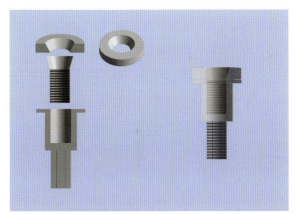

图 11-6　z-4 型磁性附着体可卸式衔铁的示意图

这种可卸式衔铁配有特殊的根管钻。应用时，先采用特制的根管钻预备根管，将根管预备成上粗下细的两段式根管腔；再用平面金刚砂钻打磨牙根面，形成与根管垂直的平面；插入衔铁座，试戴合适后，调少许树脂粘接剂，将钛合金的衔铁座粘固在预备好的牙根中，用树脂严密封闭暴露的牙根面，注意清除衔铁座表面的树脂，以免其结固后影响衔铁就位。树脂固化后，即将衔铁座牢固地粘接在牙面上，将圆盘状衔铁准确复位于衔铁座上，用小螺钉加以固定，小螺钉旋紧后其顶端与衔铁表面共同构成一衔铁平面（图 11-7、图 11-8、图 11-9、图 11-10、图 11-11）。当患者需做 MRI 检查时，用小螺丝刀拧下固定螺丝，卸下圆盘状衔铁，即可进行 MRI 检查。保留在口腔内的钛合金衔铁座，不会对 MRI 成像构成影响。检查完毕，将衔铁装回衔铁座上，仍可继续使用由磁性附着体固位的修复体（图 11-12）。

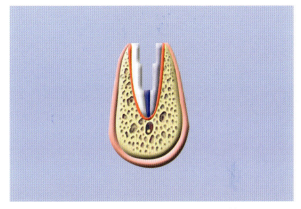

图 11-8　根管预备成上粗下细的两段式根管腔，根面打磨成与根管垂直的平面

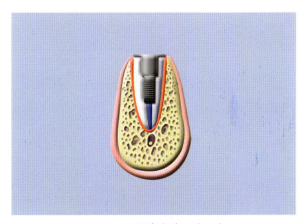

图 11-9　将衔铁座粘固在牙根上

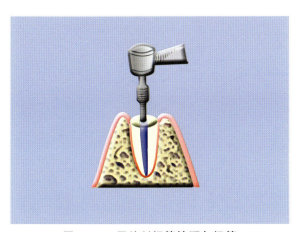

图 11-7　用特制根管钻预备根管

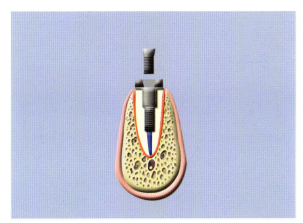

图 11-10　将盘状衔铁置于衔铁座上，插入小螺钉

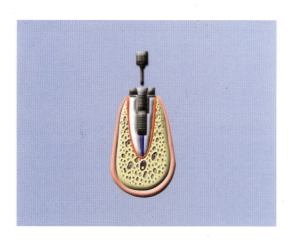

图 11-11　小螺钉拧紧后，顶端与衔铁表面共同构成衔铁平面

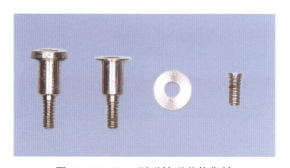

图 11-12　Z-4 型磁性附着体衔铁

田中讓治还提出了在铸造钉帽上制做可卸式衔铁的方法。他将欲设置磁性附着体的基牙根管上部预备的较大，在牙根上常规制做铸造钉帽的蜡型，用小固定螺丝将盘状衔铁固定在钉帽蜡型上。再在衔铁周边加蜡，形成带衔铁的钉帽蜡型。待蜡型完成后，卸下固定螺丝，将盘状衔铁小心地取下，再将蜡型包埋铸造。铸件完成后，经仔细清理螺丝孔后，再将盘状衔铁复位在预留出的衔铁腔中，以小螺丝固定。然后将带有可卸式衔铁的钉帽常规粘固在基牙牙根上，常规制做义齿。在患者需做 MRI 检查时只需卸下小螺丝，就可方便地卸下衔铁，待 MRI 检查完毕，再将衔铁复位，用螺丝固定，即可恢复义齿原来的状态（图 11-13~图 11-16）。这种方法亦不失为一种应对 MRI 检查的有效方法。需注意的是，这种钉帽的铸造金属应该是

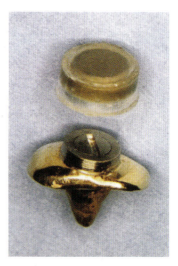

图 11-14　制做的带有可卸式衔铁的铸造钉帽

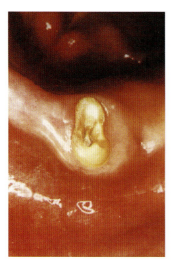

图 11-13　经预备的基牙根管和牙根面

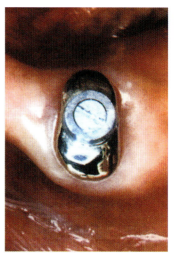

图 11-15　带有可卸式衔铁的铸造钉帽粘固到基牙根上

注：图 11-13~图 11-16 引自田中讓治论文"MRI 对策キーパー"，在此致谢。

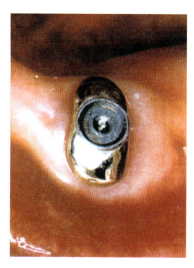

图 11-16 做 MRI 检查时卸下衔铁

金合金或钛。

三、MRI扫描序列对钛制衔铁座伪影的影响

MRI 检查有几种不同的扫描序列，不同的序列对金属材料的成像影响不同。由于进行 MRI 检查时，可卸式衔铁在取下由软磁合金制作的盘状衔铁及中心螺丝后，根管内仍留有钛合金衔铁座，作者采用临床上常用的几种 MRI 扫描序列对钛合金衔铁座所造成伪影大小进行了比较，以确定在临床 MRI 检查时，拟采用的最佳扫描序列。

将 $\phi 5 \times 2mm$ 钛片放置于水模中，用磁共振诊断中较常用的 TSE 序列（快速自旋回波 T2 加权成像）、标准 SE 序列（自旋回波脉冲序列 T1 加权成像）、快速小角度激发成像 FLASH2D、稳态进动快速成像 FISP2D 分别对其进行 MRI 扫描，并比较所造成伪影的大小，其结果见表 11-1。

实验结果表明采用不同的 MRI 扫描序列对钛片所造成的伪影大小不同，以 FLASH2D 序列为最大，而以标准 SE 为最小。

表 11-1 不同 MRI 扫描序列对钛片所造成伪影的比较

扫描序列	TSE 序列 (T2)	标准 SE 序列 (T1)	FLASH2D	FISP2D
伪影大小 (mm)	12.7	7.7	19.7	15.6

本实验是将钛材样本放在水模中进行 MRI 扫描，水模是由对放射线具有与人体组织等同感应强度的物质组成的模型，主要用于线性测定、均匀性的性能评价及扫描装置的性能测试。它分为单纯均匀性质的和根据不同脏器由不同材料组成的不均匀水模。常用的水模材料有硫酸镍水溶液、硫酸铜水溶液、琼脂凝胶体等。本实验所采用的是硫酸镍水模。

磁共振诊断中常用的序列有自旋回波（Spin Echo, SE）脉冲序列、快速自旋回波（Turbo Spin Echo, TSE）序列、梯度回波序列（Gradient Echo, GRE）。梯度回波序列又包括快速小角度激发成像 FLASHI 与稳态进动快速成像 FISP。自旋回波脉冲序列是目前临床磁共振成像中最基本、最常用的扫描技术，同时也是理解 MR 成像对比度最常用的方法。但它的缺点是成像时间相对长一些，一般需几分钟甚至更长时间。快速自旋回波序列是一种具有真正 SE 对比特征的快速成像技术，最大优势为成像时间短，可以在短时间内获得与 SE 成像相同质量的图像。梯度回波序列也是一种快速扫描序列，这种序列空间分辨率、信噪比等与 SE 序列相比无明显区别。从图 11-17 及表 11-1 中可见几种不同扫描序列所造成伪影大小不同，这是因为不同扫描序列的射频脉冲及相位不同造成，其中标准 SE 序列所造成伪影最小。

戴有设置磁性附着体义齿的患者进行 MRI 检查时需注意以下事项：第一，不管有无磁性附着体，活动义齿最好卸下来后再进行 MRI 检查，因为活动义齿的金属部分也会导致伪影。如义齿卸下来后颌位不太稳定，则使用咬合垫等固定下颌。第二，如磁性附着体等可能引起伪影的修复物被设置在下颌，则最好在开口状态下进行 MRI 扫描。第三，伪影的形态因射频脉冲、相位不同而变化，所以因观察对象不同，而应灵活变换扫描条件。如患者口内为钛合金的衔铁座式桩核等，则以采用标准的 SE 序列扫

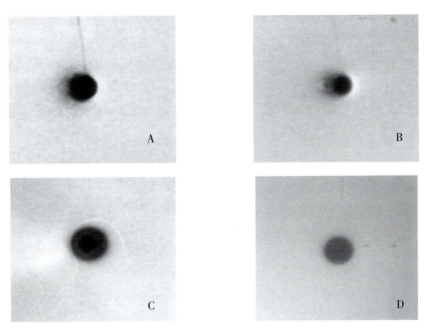

图 11-17　不同 MRI 扫描序列对钛所造成伪影比较

（A:TSE 序列（T2），B:SE 序列（T1），C:FLASH2D，D:FISP2D）

描为佳，其成像中产生的伪影最小。

　　作者认为，对于一般患者无需应用可卸式衔铁，因绝大多数患者无需做头颅部的磁共振检查。对于颅脑部有疾患和需定期做脑部 MRI 检查的患者方有应用可卸式衔铁的必要，因而普通型衔铁仍是最主要的应用形式。

第二节　磁性附着体固位力的稳定与持久性

The stability and endurance of retentive force of magnetic attachments

一、磁体磁力的稳定性和持久性

　　理论上来讲，永磁体的磁性是永久的。其磁力稳定而持久，但并不意味着一个永磁体的磁性是一成不变的。实际上，磁体磁性的持久性会受到由磁性材料本身成分、结构所形成的矫顽力、所处环境温度、腐蚀，甚至形状的影响。矫顽力是反映磁体保持磁性能力的标志。一种磁体的矫顽力越大，则其保持磁性的能力就越强，如：钐钴磁体（$SmCo_5$）的矫顽力为 40 千奥，而钕铁硼磁体（NdFeB）的矫顽力为 12 千奥，那么钐钴磁体保持磁性的能力就优于钕铁硼磁体。另一方面，磁体的工作环境对磁体磁力的稳定性和持久性也有显著影响。不同的磁性材料其质量温度（即居里温度 Curie temperature）不同，即退磁温度不同，在 130℃ 的温度下应用钐钴磁体，其磁力可保持稳定，而应用钕铁硼磁体其固位力则将迅速下降。强磁场会对磁体内部的磁矩产生影响，使有序的取向发生改变，出现紊乱，从而降低磁力。因此 MRI 检查有可能引起磁性附着体磁力下降。在平时如将磁性附着体放在有强大磁力的磁铁、电磁铁周边或将多个闭路磁体堆放在一起都可引起退磁，导致磁力下降。此外，在易腐蚀环境中使用磁体，也可因磁体腐蚀改变其成分而使磁力下降，铂钴磁体因耐腐蚀故可以保持较稳定而持久的磁力，而钕铁硼磁体因其抗腐蚀能力较低而磁力的持久性不如铂钴磁体。

二、磁性附着体固位力的稳定性与持久性

对磁性附着体来说，在研制过程中，已被充分考虑了成分、结构和应用环境对其磁力稳定性、持久性的影响，并尽可能选用磁能积高，退磁温度高的磁体，此外，还在磁体外采用特殊防腐蚀处理，因而磁性附着体的固位力应是相对稳定的，但是磁性附着体在口腔中经长期应用后，其磁性固位力是否会发生变化，能否为修复体提供稳定持久的固位力呢？这是广大患者和修复医师所关心的问题。作者对此问题进行了长期随访观察。2003年作者陆续对5位戴用磁附着义齿满7年的患者的7只磁性附着体的固位力进行了复测。其方法是从义齿上拆下闭路磁体，从牙根上拆下预成衔铁或铸接式衔铁，将闭路磁体和衔铁精确对位后固定于拉力试验机上，采用拉力脱载试验，测量其固位力，将结果与应用前所测的固位力进行比较。此外，采用同法测量同批号保存于口外同样时间的磁性附着体的固位力。结果如表11-2，表11-3。

表中的观察结果表明，所有观察的经临床应用的磁性附着体的固位力均出现了明显的下降，固位力降幅介于23%-60%之间，而保存于口外同批同类磁性附着体的磁力却仅出现很小的变化，平均磁力下降仅2%。此结果表明，磁性附着体的临床应用导致了磁力的下降。显然，这种结果与磁性附着体生产者和医生、患者的愿望大相径庭，更与磁性附着体磁力衰减规律不相符合，那么具体是什么原因造成了固位力的下降呢？作者认真检查和分析了所有被测标本，发现所有被测标本的闭路磁体和衔铁的吸附面，都出现了不同程度的磨损，有边缘磨损也有面磨损（图11-18~图11-21），这种磨损面的大小与固位力的下降率间呈正相关关系，即磨损面越大，则磁性固位力下降越明显。吸附面的磨损，直接造成了闭路磁体和衔铁间接触面积的下降，同时在两者间造成了空隙，使得闭路磁体的磁力不能最有效地传递到衔铁上，而需通过空气这种大磁阻的物质，使其磁力衰减。在由磁性附着体固位的半固定义齿，虽经七年的使用，无论是衔铁还是永磁体均未出现明显的磨损。这是因为这类义齿均设计有导面导板，起到稳定的作用，控制义齿的侧向移位，因而能使义齿稳定地保持在一个位置上，基本上不在𬌗力的作用下发生侧向及前后向的滑动，较

表 11-2　应用 7 年后磁性附着体固位力变化比较表

编号	磁性附着体	应用方式	观察时间	初始固位力	现测固位力	下降率
1	MagfitEX 600	全口覆盖义齿	7 年	460g	280g	39.13%
2	MagfitEX 600	全口覆盖义齿	7 年	456g	300g	34.21%
3	MagfitEX 600	部分覆盖义齿	7 年	455g	350g	23.08%
4	MagfitEX 400	全口覆盖义齿	7 年	310g	220g	29.03%
5	MagfitEX 400	全口覆盖义齿	7 年	305g	120g	60.00%
6	MagfitEX 600	可摘部分义齿	7 年	440g	310g	29.55%
7	MagfitEX 600	可摘部分义齿	7 年	450g	290g	35.56%

表 11-3　保存于口外 7 年的磁性附着体固位力变化

编号	磁性附着体	初始固位力	7 年后固位力	下降率
1	MagfitEX 600	460	450	2.17%
2	MagfitEX 600	475	470	1.05%
3	MagfitEX 400	320	310	3.13%
4	MagfitEX 400	315	310	1.59%

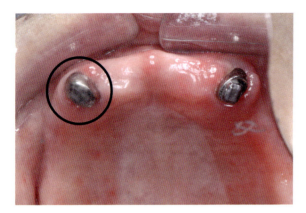

图 11-18　衔铁边缘磨损

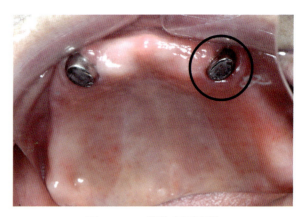

图 11-19　衔铁表面磨损

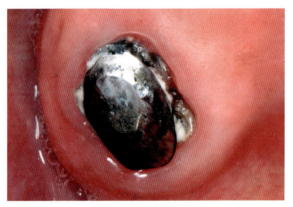

图 11-20　衔铁整体磨损

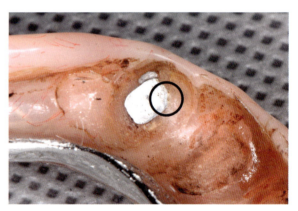

图 11-21　闭路磁体磨损

少出现衔铁和永磁体的磨损，磁性固位力保持也较好。图 11-22 所示的却为一副由磁性附着体固位的半侧游离端半固定义齿，义齿使用七年后，虽固位力有减弱，但仍有较好固位。检查衔铁及永磁体除边缘部有少许磨损外，余部磨损并不明显。由此可见，义齿良好的稳定性，是防止磁性附着体衔铁和永磁铁磨损的有效措施。作者认为修复体中的磁性附着体在长期殆力的作用下出现的磨损，是造成磁性附着体固位力下降的最主要原因。因此提高磁性附着体的耐磨性，即增加其表面强度，应是保持磁性附着体稳定的重要途径。

此外，作者在 5 号样本的观察中发现，除了磨损之外，磁体也存在着腐蚀问题。如第五章所述，目前的磁性附着体均采用耐腐蚀性较差的钕铁硼磁体，其防蚀是通过程控激光焊接的方式，将其包裹封闭在不锈钢外壳中。如果在焊接过程中出现了疏漏，留下了孔隙，那么磁性附着体在应用过程中，其磁体将暴露在口腔环境中发生腐蚀（图 11-23），这种腐蚀一经发生，其扩展是迅速的，腐蚀的结果是磁性材料的成分、性质发生改变，而失去其作用。在 5 号样本，虽然其磨损面积与 4 号样本相似，但

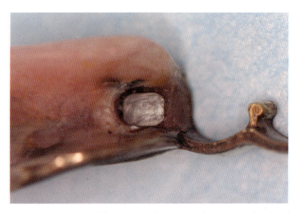

图 11-22　磁附着体固位的半固定义齿中的磁体经七年后磁体磨损不明显

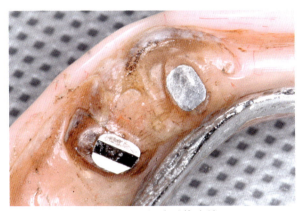

图 11-23　闭路磁体腐蚀

由于焊接中的微孔隙所导致的腐蚀的存在，其固位力下降率远大于 4 号样本。因此，磁性附着体固位力的稳定与持久，与磁体防腐蚀有着非常密切的关系，解决好磁体的防腐蚀问题，是保持磁性附着体固位力稳定的最重要因素。此外，在义齿中的磁体，会在咀嚼活动中受到𬌗力的持续作用。按照磁学理论，这种力的作用也会影响到磁体内部的磁矩排列，使磁体的磁力下降。

作者认为磁性附着体的固位力能在 5-6 年中保持基本稳定，即保持在原设计固位力的 80% 左右，便可认为达到了目的。由于磨损，以及口腔组织的改变等因素，一副可摘部分义齿或全口义齿的使用寿命通常为 5-6 年，即需重新制做义齿，当然磁性附着体亦需随之更换。磁性附着体固位力更长时间的稳定并无太大意义。基于这一观点，目前应用的磁性附着体已能够满足这一要求。然而，如能提高衔铁的耐磨性能，减少其在应用过程中的磨损，以便在制做新义齿时无需更换衔铁，无论是对医生还是对患者，无疑都将是有利的。

2002 年，孙世尧、赵铱民等将氮化钛表面处理技术引入磁性附着体的研究，以提高磁性附着体的耐腐蚀、耐磨损能力。他们采用离子束辅助沉积技术，在铁铬钼软磁合金表面获得了与基体结合力达 70N 的厚度为 2 微米氮化钛纳米膜。实验表明经氮化钛镀膜处理，衔铁表面的显微硬度显著高于表面未经处理的衔铁。

材料学家一致认为：金属材料的显微硬度越高，其耐磨损性能也越高。此表明氮化钛表面膜可以显著提高衔铁的耐磨损性，随后的临床应用研究证实了这一结论（图 11-24~图 11-27）。

他们的实验还表明，这种薄层纳米膜对磁性附着体的磁力无影响。此外，电化学腐蚀实验表明：由自腐蚀电位所反映的腐蚀化倾向，极化曲线反映的耐腐蚀性能，极化电阻、腐蚀电流密度反映的腐蚀速度均表明：有氮化钛纳米膜的衔铁其耐腐蚀性均显著高于未做表面膜处理的衔铁。

由此实验得知，氮化钛纳米膜能够提高磁性附着体软磁合金的耐磨损性和耐腐蚀性，且不影响其磁性能。将这一技术用于磁性附着体，可以更长时间地保持磁性固位力的稳定性，显

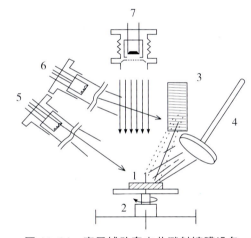

图 11-24　离子辅助轰击共溅射镀膜设备

1 试样　2 旋转工作台　3 四工位离子溅射靶　4 溅射靶　5 低能源　6 溅射源　7 高能源

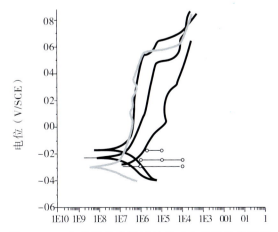

图 11-25　氮化钛纳米膜试件的动电位极化曲线图

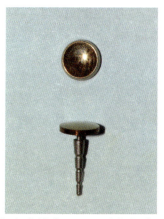

图 11-26　经氮化钛表面处理过的衔铁和闭路磁体，具有较强的抗磨损能力

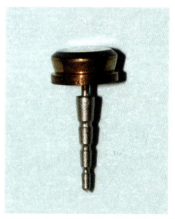

图 11-27　经氮化钛表面处理过的衔铁和闭路磁体

著延长磁性附着体的使用寿命。作者已将这一技术用于磁性附着体，通过其显著改善磁性附着体的耐磨性。

第三节　磁性附着体在临床应用中的有关问题

The related problems in clinical application of magnetic attachments

一、磁性附着体应用的相互匹配

　　一般情况下，磁性附着体都是匹配使用的，如固位力为 800g 的闭路磁体总是对应自己的厚度为 0.8mm 的衔铁，而固位力 400g 的闭路磁体总是对应自己厚度为 0.7mm 的衔铁。在一些特殊情况下，也可以非匹配方式使用，如将 400g 磁性附着体的闭路磁体与 800g 磁性附着体的衔铁相配用，这是可行的，虽衔铁较大较厚，但能保证形成完整的闭路磁场，使固位力得以保证；但反过来，如将 800g 磁性附着体的闭路磁体与 400g 磁性附着体的衔铁相配用，则是不可行的，因为每一种磁性附着体的闭路磁体的磁通量与衔铁的磁通过密度都是经过精确计算而设计出的，即衔铁的体积与闭路磁体的磁通量相适应。如衔铁的体积大于所用闭路磁体的磁通量，可以保证磁通量全部通过衔铁，形成磁迴路，无磁通量损失，故磁力无减弱（图 11-

28）；反之，如闭路磁体大而衔铁小，即磁通量超过衔铁体积所允许的最大通过量，则会有部分磁通量不能通过衔铁而构成磁迴路，因而会使磁力下降，达不到设计的固位力（图 11-29）。

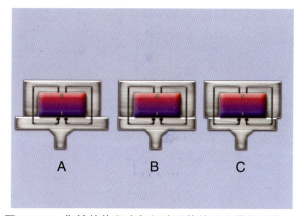

图 11-28　衔铁的体积应与闭路磁体的磁通量相适应。A、C.闭路磁体与衔铁不匹配，B 相配

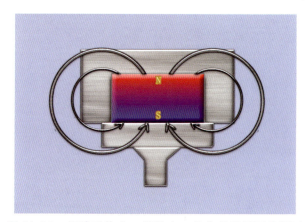

图 11-29　闭路磁体大，衔铁小，部分磁通量不能通过衔铁，达不到设计的固位力，同时造成磁通量洩露

同时还会造成磁通量泄露，形成强的外磁场，这一点在磁性附着体的应用中应予注意。

二、增加抗侧向力的措施

不传递侧向力是磁性附着体的一个主要优点，但在一些情况下，磁性附着体侧方固位力弱又是一缺点，如在牙槽嵴低平的无牙殆患者，常规使用磁性附着体不利于保持义齿的稳定。此时需采用一些特殊的能够提高义齿稳定性的设计。

1. 选用能抗侧向力的磁性附着体　（图11-30，图11-31）这种磁性附着体衔铁形成一台阶，闭路磁体部分成套状扣在衔铁上，除磁力吸附固位外，还依靠衔铁与磁体帽间的扣锁关系，形成机械的抗侧向力。

2. 增加衔铁高度　在牙根面制做衔铁蜡型时，有意增加根面蜡型高度若干毫米，将衔铁

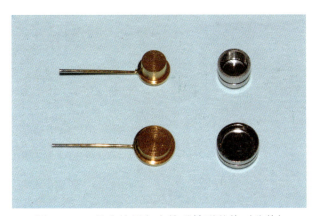

图11-30　具有抗侧向力的磁性附着体（分体）

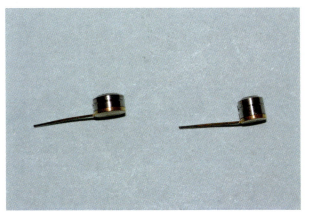

图11-31　具有抗侧向力的磁性附着体（集成）

设计在蜡型的顶端。通过加高的钉帽状结构，对抗侧向力，阻挡义齿的移位，增加稳定性（图11-32）。

3. 减小钉帽状衔铁的内聚角　制做钉帽状衔铁蜡型时，使蜡型的颊舌侧壁近于平行，减小颊舌侧壁的内聚角，增加抗侧向力的能力，阻止义齿的水平向滑动（图11-33）。

这两种方法的应用显著减小了磁性附着体的应力中断作用，因而对基牙的要求较高，通常骨内段牙根长度应在10mm以上。

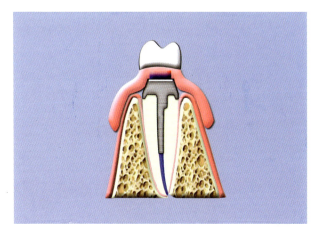

图11-32　通过增加衔铁高度来对抗侧向力，增加义齿稳定性

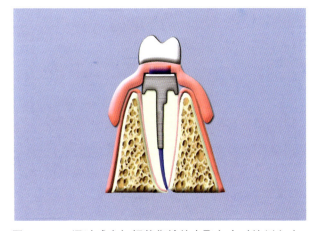

图11-33　通过减小钉帽状衔铁的内聚角来对抗侧向力，增加义齿稳定性

三、不能随意磨改磁性附着体

无论哪种磁性附着体，其衔铁和闭路磁体的厚度，尺寸和接触面积都是经过精确计算的，

是相互匹配的，使磁体的磁通量与磁轭、衔铁的尺寸达最佳状态，如果随意磨改闭路磁体及衔铁的外形、厚度和面积，都将破坏这种最佳配比状态，直接后果一是使固位力下降，二是使部分磁通量外泄，使磁性附着体的外磁场加大。

特别是如磨改闭路磁体则可能破坏磁体防腐蚀结构，从而引起磁体腐蚀。三明治式闭路磁体在磁体的外面套有一只不锈钢套，通过激光焊接将包有套的磁体与两端由软磁合金制做的磁轭部分连接成一个整体，从而将易腐蚀的磁体完全封闭在不锈钢套中，起防腐蚀作用（图11-34）。在钢帽式的闭路磁体中，磁体的一极与钢帽顶的内壁接触，另一极面则与一非导磁的不锈钢盖片相接触，通过激光焊接将盖片与钢帽的边缘焊接在一起，将圆盘状的磁体封闭在钢帽中（图11-35）。这种全封闭对保持磁性附着体的抗腐蚀性具有重要意义，如果磨改使

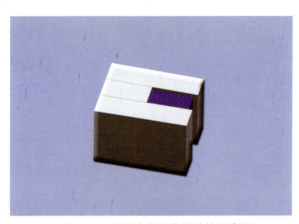

图 11-34　三明治式磁体的结构示意图

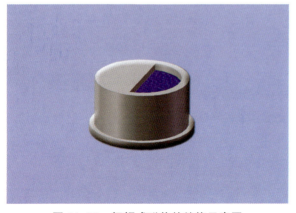

图 11-35　钢帽式磁体的结构示意图

不锈钢盖片或包壳穿漏，或使焊接缝暴露，将直接影响到磁性附着体的抗腐蚀性。

四、磁性附着体应用的禁忌证：

磁性附着体的应用没有绝对禁忌证，但是下例情况下应用应该慎重。

（一）恶性肿瘤患者在手术前或术后需经常进行磁共振（MRI）检查，对这类患者最好不设计磁性附着体，如确实需设计磁性附着体，应设计使用可卸式衔铁。

（二）骨吸收超过Ⅱ°，松动度超过Ⅱ°，不能再承负垂直向载荷的牙齿或牙根不宜设置磁性附着体。

（三）有咬合痛、叩痛的牙齿或牙根在得到完善的治疗和症状消失前不宜设置磁性附着体。

（四）对含铬元素不锈钢过敏的患者不宜应用磁性附着体。

（五）牙根折裂或有隐裂的牙齿不宜设置磁性附着体。

（六）牙周炎症未能控制的牙齿不宜设置磁性附着体。

（七）不能保持口腔卫生的患者不能应用磁性附着体。

五、在基牙数量少的情况下，减少基牙负载的方法

在支持基牙较少的情况下，如仅采用常规方法制做磁附着覆盖义齿，则可能在义齿行使咀嚼功能时，因基托下粘膜组织受压变形，而使义齿所受的咀嚼压力主要集中在设置磁性附着体的余留牙根上，导致牙根负载过大，久而久之，引起牙根的松动脱落。为解决这一问题，国内外学者进行许多努力，石上等曾提出在装置磁体时，在衔铁与磁体间设一0.1mm厚的垫片，使磁体在装置后，能与衔铁保持0.1mm的缓冲间隙，咀嚼时义齿可随粘膜的下沉而整体下沉，以减少对基牙的负载（图11-36，图11-37）。但临床应用观察表明，这种方法并不可

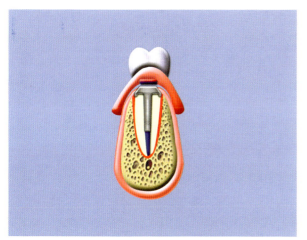

图 11-36　戴义齿初期，磁体与衔铁间有缓冲间隙

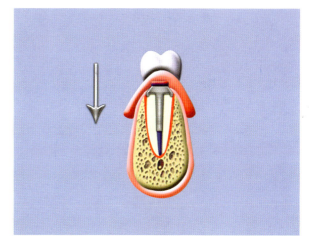

图 11-37　咀嚼时义齿随粘膜整体下沉，磁体即与衔铁吸附在一起

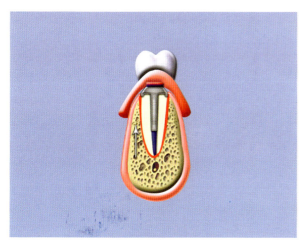

图 11-38　牙根在磁引力作用下逐渐上移，缓冲间隙逐渐消失

取，因为在患者应用义齿两周后，这个缓冲间隙就因牙根在磁引力的作用下移动而消失了，使基牙部再次成为应力集中点（图 11-38）。田中等（1995）提出，在磁体外加一弹性材料的缓冲壳，以缓冲粭力，即采用缓冲型磁性附着体设计，但要想找到一种薄层且具有长期缓冲能力的材料是不容易的，此设计正在努力实现之中。作者的经验表明，目前解决这一问题较为有效的方法是在义齿的制做中采用功能印模，即压力印模术，在粘膜受压状态下制取印模，在此基础上制做义齿，这样，当义齿行使咀嚼功能时，粘膜变形量很小，因而就可支持较大的粭力，从而避免了使基牙粭力的过载。作者

建议在基牙少的情况下，尽可能采用功能印模法来制取义齿印模。

采用功能印模法制做的义齿，在戴义齿后的咀嚼活动中，基牙与粘膜基本保持在同一种状态，故可由粘膜承负较大粭力，减小基牙负载。

参考文献

1. Behr M, Fellner C, Bayreuther G, Leibrock A, Held P, Fellner F, Handel G. MR-imaging of the TMJ: artefacts caused by dental alloys. Eur J Prosthodont Restor Dent. 1996 Sep;4 (3) :111-5.

2. Drago CJ. Tarnish and corrosion with the use of intraoral magnets. J Prosthet Dent. 1991 Oct;66 (4) :536-40.

3. Fache JS, Price C, Hawbolt EB, Li DK. MR imaging artifacts produced by dental materials. AJNR Am J Neuroradiol. 1987 Sep-Oct;8 (5) :837-40.

4. Iimuro FT. Magnetic resonance imaging artifacts and the magnetic attachment system. Dent Mater J. 1994 Jun;13 (1) :76-88.

5. Laurell KA, Gegauff AG, Rosenstiel SF. Magnetic resonance image degradation from prosthetic magnet keepers. J Prosthet Dent. 1989 Sep;62 (3) :344-8.

6. Masumi S, Arita M, Morikawa M, Toyoda S. Effect of dental metals on magnetic resonance imaging (MRI) . J Oral Rehabil. 1993 Jan;20 (1) :97-106.

7. Masumi S, Nagatomi K, Miyake S, Toyoda S. Removable magnetic dental attachment that permits magnetic resonance imaging. J Prosthet Dent. 1992 Oct;68 (4) :698-701.

8. Minoru Ai, Yuh-Yuan Shiau: New Magnetic Applications in Clinical Dentistry Quintessence Publishing Co, Ltd. Tokyo. 2004，48-50.

9. Riley MA，Williams AJ，Speight JD，Walmsley AD，Harris IR. Investigations into the failure of dental magnets. Int J Prosthodont. 1999 May-Jun;12 (3) :249-54.

10. 藍稔，平沼謙二編著. 磁性アタッチメントの臨床応用. クインテッセンス出版株式会社. 東京，2000，60-63，96-100.

11. 郭克熙,杜莉.磁性附着体衔铁耐腐蚀性能的研究进展

12. 黄元瑾,多和田泰之,畑好昭,渡边文彦.表面磨耗对磁性附着体固位力的影响.中国口腔种植学杂志.2008,13 (2) .64-66.

13. 金重勋主编：磁性技术手册. 磁性技术协会（台湾）出版. 台北，2002，481-495.

14. 林丽红,赵铱民,白石柱,邓再喜,刘满生,赵海涛.衔铁可卸式磁性附着体的研制及对 MRI 影响的对比研究.实用口腔医学杂志,2002,18 (3) ,204-206.

15. 孙世尧,赵铱民,张玉梅,高勃,李国明.氮化钛纳米膜提高磁性附着体铁铬钼合金防腐蚀性的研究.中华口腔医学杂志,2003,38 (5) ,387-390.

16. 孙世尧,赵铱民.TiN 薄膜对磁性附着体铁铬钼合金磁力影响的研究.口腔医学研究.2003,19 (6) .461-462.

临床口腔医学杂志.2007,23 (5) .315-317.

索 引

A

奥斯特　Oersted　9

B

钯钴镍软磁合金　Pd-Co-Ni soft magnetic alloy　3
饱和磁束密度　saturated magnetic flux density　50
北极　north pole　9
本体感受　proprioception　71,166
鼻缺损　defect of nose　200
闭合磁路　closed magnetic circuit　3,14
闭路磁场　closed magnetic field　14,214
标准 SE 序列　standard SE sequence　205,209
铂钴磁体　Pt-Co magnet　11,210
铂铁磁体　Pt-Fe magnet　12
部分覆盖义齿　partial overdenture　4,45

C

Cake 附着体　Cake attachment　77
Coulomb 定律　Coulomb law　18,38
超薄型磁性附着体　super thin type magnetic attachment　21
超小型化闭路磁体
　　subminiaturization closed field magnet　21
程控激光焊接　stored program control laser beam welding　22,32
杵臼式附着体　ball attachment　5,35
磁场　magnetic field　2,11
磁场强度　intensity of magnetic field　9,14
磁场生物学效应　biological effect of magnetic field　3
磁场作用剂量　dose of magnitic field effect　10
磁导率　magnetic conductivity　9,20
磁轭　magnet yoke　2,14
磁附着-套筒冠　magnetic attached telescopic crown　5
磁附着式半固定种植义齿
　　magnetic attached semi-fixed implant denture　177
磁共振　magnetic resonance imaging　3,9

D

磁化强度　magnetization intensity　9
磁回路　magnetic return path　3,14
磁极　magnetic pole　3,9
磁矩　magnetic moment　9,210
磁力　magnetic force　2,5
磁力线　line of magnetic force　9,10
磁能积　magnetic energy product　3,11
磁矢量　magnetic vector　204
磁体　magnet　1,2
磁体腐蚀　corrosion of magnet　3,31
磁体脱落　drop of magnet　100,101
磁天平法　magnetic balance method　8
磁通量　magnetic flux　14,17
磁性　magnetism　1,2
磁性材料　magnetic material　1,3
磁性附着体　magnetic attachment　1,2
磁性复合树脂　magnetic composite resin　50
磁性修复学　magnetic prosthetics　1
磁引力　magnetic pull　2,18
磁阻　magnetic resistance　9,18

DNA deoxyribonucleic acid　11
Dyna 磁性附着体　Dyna design　15,28
弹簧卡式附着体　spring-clip type attachment　35
弹性阻塞器　elastic obturator　184
氮化钛　Titanium Nitride　213,214
导磁材料　permeability magnetic material　2,179
导面板　guide plate　116,117
导面式栓道　guide plate key way　5
电化学　electrochemistry　22,23
钉帽状衔铁　pin type keeper　3,15
定位导板　location guide plate　190,196
定位杆　locating bar　30,48
定位榫　locating dowel　144
动电位极化曲线
　　electrokinetic potential polarization curve　23,24

后 记

这是一本迟到的书，从开始构思到现在，已经整整十年，其间四易其稿，2004 年已基本完成，但由于工作忙一直没有定稿。在友人们的一再催促下，2007 年我终于又拿起了笔，了却这一已久的心愿。今天这本书终于面世了，不知道能不能经得起读者朋友们的检验。

磁附着固位技术是我进入修复学研究领域的第一个课题。我对磁附着技术的关注起源于对赝复体固位技术的思考。八十年代后，传统的固位方式已远不能满足颌面赝复体的固位要求，寻找一种更为便捷、更为有效的固位形式便成了我的一个目标。最早见到磁附着修复技术的资料是在我 1986 年刚刚进入研究生学习阶段。当时我正冥思苦想希望找到一种更好的赝复体固位的方式，偶尔从《国外医学-口腔分册》杂志上读到了程祥荣教授发表的一篇题为"磁铁固位的覆盖义齿"的综述。这篇文章使我眼前一亮，这不就是一种很有前景的固位方式吗！从这个意义上讲，程祥荣老师应该是我研究磁附着固位技术的领路人。磁附着技术就这样进入了我的视野，在随后的学业中，我将磁附着技术作为自己的研究生课题，开始了漫长的探索之路。为弥补材料学知识的不足，我前往西安交通大学与工科学生们一起学习铁磁学；为解决磁性附着体所需材料，我与钢铁研究总院合作研制新的耐温型钕铁硼磁体，与陕西钢铁研究所一起研制耐蚀软磁合金。至今我还记得，寒冷的冬日，在去宝鸡工厂的长途汽车上的颠沛，酷热的夏夜，在冶炼炉前等待的焦虑，和那些在工厂四面透风的实验室里，在布满油污的机加车间里度过的一个个日日夜夜。终于，我的辛劳结出了果实，在极其困难的条件下，在没有任何实物资料的情况下，研制出了我国自己的 Z-1 型磁性附着体。当时的喜悦真的不亚于我女儿的降生。现在看来，它与国外的产品，与我们现在拥有的第二代、第三代产品相比显得那么粗陋，但它毕竟是我在磁附着研究技术中的一个可喜的开始。

Z-1 型磁附着体的初步研制成功，为解决赝复体和义齿的固位问题提供了新的手段，我和同事们将其用于临床，解决了许多用常规方法难以解决的修复体固位问题，获得了满意的疗效。此后，我把更多的关注投向解决磁性附着体的腐蚀和生物学效应等问题，在随后多年的研究中，我和我的学生们一直在探讨与磁附着相关的各种问题，虽然为此耗去了很多的心血，但是终于形成了我们自己的磁附着技术体系。

1997 年，一个机遇出现在我的面前。远在日本的同行从文献检索中得知了我们的研究，专程从日本赶到西安与我们洽谈磁附着技术合作研究，并邀请我赴日本参加国际磁附着技术研究工作。这一机会，为我深入进行磁附着技术研究提供了很好的机遇。在位于名古屋的著名的爱知学院大学齿学部，我见到了我敬爱的导师，前日本修复学会主席平昭谦二教授，这位德高望重又仁慈谦和的老人热情地接纳了我，为我创造了极好的学习、工作条件，使我对磁附着技术有了更深入的认识。我的友人田中贵信教授也向我伸出了温暖的帮助之手。这位在磁附着固位技术研究上有着精深造诣的学者将他刚刚出版的专著赠送给我，毫无保留的提供了自己的研究经验，帮我解决了许多悬而未决的问题，也拓开了我进一步研究的思路。我的另外两位工作在爱知制钢公司的友人，本藏義信博士和田蕾女士，也以极大的热情关注着我的研究工作，他们丰富的磁学知识、材料学知识为我打开了新的思路。在日本的一年多时间里，我全面考察了国际磁附着研究现状，完成了"磁性附着体设置位置、数量、方向、角度对修复体固位影响评价"等两项研究，掌握了多项临床新技术和方法。此外，我在为国际磁附着技术学会工作中，结识了很多在世界上从事磁附着技术研究的专家和学者，与他们共同交流磁附着技术研究和应用的经验，这一切都使我终身受益。我永远感激我的恩师平昭谦二教授、田中贵信教授和我的友人本藏義信先生、田蕾女士，没有他们的帮助，我的磁附着技术研究不会走到今天。

在名古屋工作的这段时间是我一生中最难忘记的时期。由于不懂日语，在日本的生活和工作颇为困难，为了尽快适应工作，我白天工作，晚上学习日语到深夜。一年之中，我的头发竟白了三分之一，然而也正是这种艰苦却在奋斗的生活使我感到充实和快乐。也就是从那个时候起，我萌发了为我们中国口腔医生写一本《磁附着修复技术》专著的想法。

我敬爱的导师欧阳官教授、高原教授和徐君伍教授几位慈爱的老师在我的成长中给予了我极大的帮助，教我用一丝不苟的精神去面对学问、用老老实实的态度面对生活。现在，他们都已辞世了，然而他们留给我的精神财富却将使我受用终身。刘宝林教授是我的老师和合作者，在种植磁附着体的研究和应用中，他给了我极大的帮助，使得这一研究终能得以完成。这里还必须提到我的另外一位老师郭天文教授，这位中国著名的全口义齿专家在我的研究起始就予以了关注，将磁附着固位技术作为全口义齿研究的重要组成部分，给我的研究工作提出了很多建设性的意见，使我能分享他的临床经验，从更深入的角度去认知磁附着技术的应用和发展，继而提出了一系列新的应用方式，使得这项技术在临床方面日趋完善。2000年郭教授领衔的"全口义齿固位技术研究"获得了中国口腔界第一个国家科技进步二等奖，磁附着技术即是这一成果的重要组成部分。

我还要深深地感谢我的助手和学生们。在磁附着固位技术的探索中，我们一起探讨课题，一起设计实验，一起完成实验，一起进行临床工作，获得了大量数据，积累了很多经验。正是由于他们的辛勤工作才使得今天这本书的内容更加富有。同学们的青春热情和创新精神也不断鼓舞着我，推动着我。今天，我的几个主要从事磁附着技术研究的学生都已不在我的身边，他们有的去了国外，有的去了国内其他城市，他们将磁附着技术带向了国外，带向了祖国各地，正如一粒粒种子，在春风的吹动下，飘向了无垠的土地，并在那里生根开花。

应该说，我是幸运的，在我的研究和成长过程中得到了许许多多师长、朋友的帮助，我将永远铭记他们，永远感恩于他们，在我今后的生涯中以更加努力地工作来回报他们。

这本书记录了我和同事们二十年来在磁附着技术领域的探索轨迹。二十年来，我们在这块土地上艰辛耕耘，研制出 Z-1，Z-2，Z-3，Z-4 型磁性附着体，并探讨了它的固位机理、应用技术、生物磁学的生物效应、磁附着修复体的生物力学规律，填补了一个又一个空白。特别令人兴奋的是，我们将此技术应用在临床，解决了多种修复体的固位问题，使它真正成为一种快捷、高效、安全的修复体的固位装置。我们先后完成了两千多病例，当看到患者使用磁附着修复体获得良好的效果的时候，我的内心充满喜悦，享受到了一个医生所能得到的最佳赞誉。当一项研究成果最终能够服务于人民，造福于人民，那将是对研究者最高的奖励。

我想以这本书作为我磁附着固位研究的小结。这本书的孕育和写作过程也正是自己在事业和生活道路上蹒跚前行的心路历程。我至今仍然非常怀念我的研究生生活，那是一段最充实和幸福的时光。我利用这段时光为我的事业奠基铺路，为我的希望田野播种耕耘。然而，更为重要的是在研究生学习结束之后的坚持，没有后来的执著，没有持之以恒的努力，再好的种子也不能结出丰硕的果实。正是有了这二十年的执著和坚持，于是有了今天，有了这本书。我时常为一些青年朋友在研究生毕业后放弃一些很好的课题和方向而痛心，我希望我的青年朋友们在选择自己的研究目标，选择自己的人生道路的时候，一旦认准了方向就要坚持，不为风向所动摇，不为利益所诱惑，耐得住寂寞，受得住清贫，能持之以恒地向自己的目标行进，十年一剑，终将磨砺。

我把这本迟到却并不完美的书献给大家，我衷心希望我的同行朋友们一起来读这本书，一起来探讨和解决书中提出的问题。把我们的磁附着固位技术发展到更加完美的程度，让它更好地为我们的患者服务。

二零零八年一月于西安

致　谢

值此书付梓之际，谨对在此书写作和出版过程中做出过贡献和给予我帮助的人们表示深切、诚挚的感谢。

感谢我的导师欧阳官教授、高元教授、徐君伍教授对我的指导与培养。

感谢我的老师平昭谦二教授、田中贵信教授在磁体附着技术研究中的指导和真诚帮助。

感谢我的老师郭天文教授、刘宝林教授、王忠义教授、周敬行教授、金同春教授、邢惠周教授、张桂云主任医师、马轩祥教授、姚月玲教授在临床技术上的指导与培养。

感谢我的友人本藏義信博士、田蕾女士、石上友彦教授、杉本太造博士在研究中的大力帮助和支持。

感谢我的学生白石柱、吴国锋、林丽红、孙世尧、潘景光、冯志宏、姜志清等，先后参加了大量的实验研究工作，为这本书的面世奠定了实验基础。

感谢王宝成主任技师、黄城外副主任技师、张春宝副教授、张艺权主管技师，帮助我完成了多种修复体的制作。

感谢陈江飞医师、张俊睿副主任医师两人合作为本书绘制的插图，为本书增色不少。

感谢世界图书出版公司的李丹编辑为本书的出版所付出的辛勤劳动。

感谢我的女儿，在遥远的大洋彼岸为这本书设计了封面和装帧。